Hefte zur Zeitschrift „Der Unfallchirurg"

Herausgegeben von:
L. Schweiberer und H. Tscherne

255

Springer

Berlin
Heidelberg
New York
Barcelona
Budapest
Hongkong
London
Mailand
Paris
Santa Clara
Singapur
Tokio

L. Kinzl G. Bauer W. Fleischmann (Hrsg.)

Diagnostik und Therapie der posttraumatischen Osteitis

Mit 110 Abbildungen und 19 Tabellen

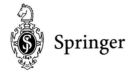 Springer

Reihenherausgeber

Professor Dr. Leonhard Schweiberer
Direktor der Chirurgischen Universitätsklinik München-Innenstadt
Nußbaumstraße 20, D-80336 München

Professor Dr. Harald Tscherne
Medizinische Hochschule, Unfallchirurgische Klinik
Konstanty-Gutschow-Straße 2, D-30625 Hannover

Bandherausgeber

Professor Dr. med. Lothar Kinzl
Professor Dr. med. G. Bauer
Dr. med. W. Fleischmann
Chirurgische Universitätsklinik und Poliklinik
Abteilung für Unfallchirurgie
Hand-, Plastische- und Wiederherstellungschirurgie
Steinhövelstraße 9, D-89075 Ulm

Die Drucklegung wurde durch das Sponsering der Firmen
Essex Pharma GmbH, München, DePuy Orthopädie GmbH, Sulzbach
und Synthese, Freiburg, ermöglicht.

ISBN 3-540-60123-6 Springer-Verlag Berlin Heidelberg New York

Die Deutsche Bibliothek – CIP-Einheitsaufnahme
[Der Unfallchirurg / Hefte]
Hefte zur Zeitschrift "Der Unfallchirurg". - Berlin ; Heidelberg ; New York ; London ; Paris ; Tokyo ;
Hong Kong ; Barcelona ; Budapest : Springer.
Früher Schriftenreihe
Bis 226 (1992) u.d.T.: Hefte zur Unfallheilkunde
Reihe Hefte zu: Der Unfallchirurg
NE: HST
255. Diagnostik und Therapie der posttraumatischen Osteitis. - 1995
Diagnostik und Therapie der posttraumatischen Osteitis / L. Kinzl ... (Hrsg.). - Berlin ; Heidelberg ;
New York ; London ; Paris ; Tokyo ; Hong Kong ; Barcelona ; Budapest : Springer, 1995
Hefte zur Zeitschrift "Der Unfallchirurg" ; 255)
ISBN 3-540-60123-6
NE: Kinzl, Lothar [Hrsg.]

Satz: M. Masson-Scheurer, D-66424 Homburg/Saar
Herstellung: PRO EDIT GmbH, D-69126 Heidelberg
SPIN: 10506684   24 /3135-5 4 3 2 1 0 - Gedruckt auf säurefreiem Papier

Vorwort

Trotz aller operationstechnischen Fortschritte während der vergangenen zwei Jahrzehnte sind wir bis heute kaum in der Lage, komplizierende posttraumatische bzw. postoperative Infektionen gänzlich zu verhindern.

Nach Infektmanifestation gelingt zwar in der Regel die Sanierung des entzündlich veränderten Weichteilgewebes, ein ossärer Infekt kann sich dagegen sowohl für Patienten als auch für Therapeuten oft zu einem zeitintensiven, extrem belastenden Problem entwickeln.

Um die Vielschichtigkeit von Knocheninfektionen (Osteitis) erkennen und die sich daraus ergebenden therapeutischen Konsequenzen richtig ziehen zu können, bedarf es einer vertieften, fortwährenden Beschäftigung mit den vielfältigen klinischen und bakteriologischen Verursachungsprinzipien.

Eine Forderung, der sich die Ulmer Unfallchirurgen im Rahmen der Reisensburger Arbeitstagung des Jahres 1993 stellten; sie versuchten, mit ausgewählten Experten Antworten zu finden auf die Frage nach den beeinflussenden Größen am Zustandekommen knöcherner Infektionen. Daß dabei die humorale wie zelluläre Immunabwehr ebenso wie neuropsychoimmunologische Aspekte Schwerpunkte der Diskussion wurden, mag ein Beweis sein für die aktuellen Denkansätze zur Pathophysiologie der Entzündung auf molekularbiologischer Ebene.

Allen Teilnehmern der Arbeitstagung war es ein besonderes Anliegen, mit dieser wissenschaftlichen Veranstaltung den international anerkannten Wegbereiter der modernen Osteitistherapie, Herrn Professor Dr. Caius Burri, zu ehren, der mit uns auf der Reisensburg seinen 60. Geburtstag begehen konnte.

Wir, als seine ihm zu Dank verpflichteten Schüler, wünschen ihm noch viele Jahre in Gesundheit sowie in der ihm eigenen Aktivität auch außerhalb der Unfallchirurgie.

Für die Ulmer Unfallchirurgen

Prof. Dr. L. Kinzl

Inhaltsverzeichnis

Mitarbeiterverzeichnis

Dr. S. Arens
Universitätsklinik Bonn
Abt. Unfallchirurgie
Sigmund-Freud-Straße 25, D-53105 Bonn

PD Dr. G. Bauer
Universitätsklinik Ulm
Abt. Unfallchirurgie
Steinhövelstraße 9, D-89070 Ulm

Dr. U. Becker
Universitätklinik Ulm
Abt. Unfallchirurgie
Steinhövelstraße 9, D-89070 Ulm

Prof. Dr. W. Becker
Nuklearmedizinische Klinik mit Poliklinik
der Universität Erlangen-Nürnberg
Krankenhausstraße 12, D-91054 Erlangen

Dr. D. Brecht-Krauß
Universität Ulm
Abt. Nuklearmedizin
Robert-Koch-Straße 8, D-89081 Ulm

PD Dr. R. Brutscher
Städtische Kliniken Darmstadt
Abt. Unfallchirurgie
Grafenstraße 9, D-64283 Darmstadt

Dr. R. W. Dahlbender
Universitätsklinik Ulm
Abt. Psychotherapie
Am Hochsträss 8, D-89081 Ulm

PD Dr. A. Ekkernkamp
Berufsgenossenschaftliche Kliniken
Bergmannsheil Bochum
Chirurgische Klinik und Poliklinik – Universitätsklinik
Gilsingstraße 14 , D-44789 Bochum

Prof. Dr. E. Faist
Chirurgische Klinik und Poliklinik
Klinikum Großhardern
Universität München
Marchioninstraße 15, D-81377 München

Dr. W. Fleischmann
Universitätsklinik Ulm
Abt. Unfallchirurgie
Steinhövelstraße 9, D-89070 Ulm

Dr. G. v. Foerster
Endo-Klinik Hamburg
Holstenstraße 2, D-22767 Homburg

PD Dr. J. M. Friedrich
Radiologische Universitätsklinik Ulm
Robert-Koch-Straße 8, D-89081 Ulm

Prof. Dr. H. Gerngroß
Bundeswehrkrankenhaus Ulm
Chirurgische Abteilung
Oberer Eselsberg 40, D-89081 Ulm

Dr. S. Glatz
Universität Ulm
Abt. Nuklearmedizin
Robert-Koch-Straße 8, D-89081 Ulm

Prof. Dr. N. P. Haas
Universitätsklinik Rudolf Virchow
Abt. Unfallchirurgie
Augustenburger Platz 1, D-13353 Berlin

Prof. Dr. M. Hansis
Universitätsklinik Bonn
Abt. Unfallchirurgie
Sigmund-Freud-Straße 25, D-53105 Bonn

Dr. E. Hartwig
Universitätsklinik Ulm
Abt. Unfallchirurgie
Steinhövelstraße 9, D-89070 Ulm

Dr. B. Jeanneret
Klinik für Orthopädische Chirurgie
Kantonspital
CH-9007 St. Gallen

PD Dr. Ch. Josten
Berufsgenossenschaftliche Kliniken
Bergmannsheil Bochum
Chirurgische Klinik und Poliklinik – Universitätklinik
Gilsingstraße 14, D-44789 Bochum

Dr. C. Jürgens
BG-Unfallkrankenhaus Hamburg
Abt. Unfallchirurgie
Bergedorfer Straße 10, D-21033 Hamburg

Dr. U. Käbler
Endo-Klinik Hamburg
Holstenstraße 2, D-22767 Hamburg

Prof. Dr. L. Kinzl
Universitätsklinik Ulm
Abt. Unfallchirurgie
Steinhövelstraße 9, D-89070 Ulm

PD Dr. B. Klosterhalfen
Orthopädische Klinik
Universtität Aachen
Pauwelsstraße 30, D-52074 Aachen

Dr. D. Klüber
Endo-Klinik Hamburg
Holstenstraße 2, D-22767 Hamburg

PD Dr. W. Knopp
Berufsgenossenschaftliche Kliniken
Bergmannsheil Bochum
Chirurgische Klinik u. Poliklinik – Universitätsklinik
Gilsingstraße 14, D-44789 Bochum

Cand. med. B. Krämer
Universitätsklinik Ulm
Abt. Unfallchirurgie
Steinhövelstraße 9, D-89070 Ulm

Dr. E. Lang
Universitätsklinik Ulm
Abt. Unfallchirurgie
Steinhövelstraße 9, D-89070 Ulm

Prof. Dr. G. Muhr
Berufsgenossenschaftliche Kliniken
Bergmannsheil Bochum
Chirurgische Klinik und Poliklinik – Universitätsklinik
Gilsingstraße 14, D-44789 Bochum

Prof. Dr. W. Mutschler
Universitätsklinken des Saarlandes
Abt. Unfallchirurgie
D-66424 Homburg

Prof. Dr. R. Neugebauer
Krankenhaus der Barmherzigen Brüder
Prüfeninger Straße 86, D-93049 Regensburg

PD Dr. K. M. Peters
Orthopädische Klinik
Universität Aachen
Pauwelsstraße 30, D-52074 Aachen

Prof. Dr. S. N. Reske
Universität Ulm
Abt. Nuklearmedizin
Robert-Koch-Straße 8, D-89081 Ulm

Prof. Dr. A. Roessner
Medizin. Fakultät Universität Marburg
Abt. Pathologie
Leipziger Straße 44, D-39120 Magdeburg

Dr. T. Rosendahl
Orthopädische Klinik
Universität Aachen
Pauwelsstraße 30, D-52074 Aachen

Dr. H. G. K. Schmidt
BG-Unfallkrankenhaus Hamburg
Abt. Unfallchirurgie
Bergedorfer Straße 10, D-21033 Hamburg

Dr. M. Schulte
Universitätsklinik Ulm
Abt. Unfallchirurgie
Steinhövelstraße 9, D-89070 Ulm

Dr. J.-H. Schultz
BG-Unfallkrankenhaus Hamburg
Abt. Unfallchirurgie
Bergedorfer Straße 10, D-21033 Hamburg

Dr. C. H. Siebert
Universitätsklinik Bonn
Abt. Unfallchirurgie
Sigmund-Freud-Straße 25, D-53105 Bonn

PD Dr. R. Stober
Kantonspital St. Gallen
Abt. Hand-/Mikrochirurgie
CH-9007 St. Gallen

Dr. J. Stollfuß
Universität Ulm
Abt. Nuklearmedizin
Robert-Koch-Straße 8, D-89081 Ulm

Dr. M. Storck
Universitätsklinik Ulm
Abt. Chirurgie II
Steinhövelstraße 9, D-89070 Ulm

Dr. W. Strecker
Universitätsklinik Ulm
Abt. Unfallchirurgie
Steinhövelstraße 9, D-89070 Ulm

PD Dr. N. P. Südkamp
Universitätsklinik Rudolf Virchow
Abt. Unfallchirurgie
Augustenburger Platz 1, D-13353 Berlin

Dr. G. Suger
Universitätsklinik Ulm
Abt. Unfallchirurgie
Steinhövelstraße 9, D-89070 Ulm

Prof. Dr. H. Tscherne
Unfallchirurgische Klinik
Medizinische Hochschule Hannover
Konstanty-Gutschow-Straße 8, D-30625 Hannover

Dr. F. Wittek
BG-Unfallkrankenhaus Hamburg
Abt. Unfallchirurgie
Bergedorfer Straße 10, D-21033 Hamburg

Prof. Dr. F. Wolf
Nuklearmedizinische Klinik mit Poliklinik
der Universität Erlangen-Nürnberg
Krankenhausstraße 12, D-91054 Erlangen

Prof. Dr. K. Zänker
Institut f. Immunologie und Experimentelle Chirurgie
Universität Witten
Stockumer Straße 10–12, D-58453 Witten

Dr. G. Zwadlo-Klarwasser
Orthopädische Klinik
Universität Aachen
Pauwelsstraße 30, D-52074 Aalen

Teil I

Grundlagen

Welche Größen beeinflussen das Zustandekommen eines Knocheninfektes?

M. Hansis

Universitätsklinik Bonn, Abt. Unfallchirurgie, Sigmund-Freud-Straße 25, D-53105 Bonn

Einleitung

Das Schicksal einer aseptischen Operationswunde bzw. einer Verletzungswunde ohne Infektion – die Frage, ob es dort zur manifesten Infektion kommt – determiniert sich aus *Anzahl*, *Virulenz* und *Pathogenität* eingebrachter Mikroorganismen einerseits und aus den systemischen und lokalen Wirtsbedingungen hinsichtlich *Infektionsabwehr* andererseits. Direkte zahlenmäßige Korrelationen zwischen Dichte des Inokulums und Schwere des örtlichen Schadens für die Extremität am Menschen wurden lediglich von Elek u. Conen (1957) in Ansätzen aufgestellt; im übrigen lassen sich die beiden Verursachungskategorien bislang nicht unmittelbar gegeneinander abwägen. Auf der anderen Seite ist es v.a. im Hinblick auf eine sinnvolle und gezielte Infektprophylaxe erforderlich, den Stellenwert einzelner infektfördernder Faktoren und damit den Stellenwert einzelner Prophylaxemaßnahmen abwägend gegeneinander halten zu können. Dies erfolgt bislang und weiterhin in Form einseitiger semiquantitativer, approximativer Validitätsabschätzungen.

Die wesentlichen, bislang bekannten und offenbar klinisch relevanten Faktoren werden im folgenden zusammengestellt; auf die Darstellung spezieller Gesichtspunkte, die in der weiteren Sequenz aufgegriffen werden, wird bewußt verzichtet.

Keiminokulation

Keimdichte

Die klinischen Erfolge von Lister und Semmelweiß sind nach wie vor wichtige Indizes für die Bedeutung des Keimeintrags und seiner Dichte (Knapp 1981). Ersterer reduzierte durch die präoperative Händewaschung die Häufigkeit des Kindbettfiebers auf ca. 1%, letzterer konnte durch Karbolbehandlung von Naht- und Verbandmaterial sowie Instrumenten den Hospitalbrand zurückdrängen und die zuvor bestehende Letalität bei Amputationen von 60–90% erheblich reduzieren.

Daß auch bei den unter heutigen Operationssaalbedingungen Operationen der Gruppe A (aseptische Eingriffe) durch eine graduelle Reduktion der Inokulationsdichte eine weitere graduelle Reduktion der (ohnehin niedrigen) Infektionsraten möglich ist, wurden in einzelnen Studien dokumentiert:

Hefte zu „Der Unfallchirurg", Heft 255
Kinzl et al. (Hrsg.), Diagnostik und
Therapie der posttraumatischen Osteitis
© Springer-Verlag Berlin Heidelberg 1995

Lidwell et al. (1987) wiesen nach, daß durch routinemäßige Anwendung einer vertikalen Laminar-air-flow-Belüftung mit Helmabsaugung die Infektionsrate in der Hüft- und Kniegelenkchirurgie (überwiegend Endoprothesen) mehr als halbiert werden kann. Ebenso konnte Moylan u. Kennedy (1980) durch Verwendung einer nicht durchfeuchtenden Einwegoperationsabdeckung einschließlich einer nicht durchfeuchtenden Einwegoperationskleidung die Infektionsrate etwa halbieren. Diese und ähnliche Einzelmitteilungen sind jedoch methodische durchweg nicht unangreifbar; zudem beziehen sie sich fast ausschließlich auf aseptische hüftgelenknahe orthopädische Eingriffe. Die Validität der Feststellung, daß eine weitere graduelle Reduktion einer ohnehin niedrigen Kontaminationsrate durch entsprechende technische Vorrichtungen sich auch in einer erniedrigten Infektionsrate niederschlägt, ist für andere Bereiche der Orthopädie bzw. Unfallchirurgie sowie für andere operative Fächer nicht dargestellt.

In eigenen Studien (Hansis 1991) konnten wir (ebenfalls am Beispiel der Endoprothesenchirurgie des Hüftgelenks) zeigen, daß eine intraoperative akzidentelle Kontamination aseptischer Wunden mit einem fast 10fachen Risiko einer postoperativ manifesten Infektion vergesellschaftet ist; wir mußten jedoch nach ausführlicher Würdigung dieser Befunde letztlich die Frage offenlassen, ob diese akzidentelle Kontamination Ursache oder lediglich Index der erhöhten Infektanfälligkeit ist.

Keimart

Es ist keine Studie bekannt, die unter aseptischen und den Menschen vergleichbaren operationsbedingungen verschiedene akzidentelle Inokula hinsichtlich der Anzahl der nachfolgenden Infektionen miteinander verglichen hätte. Auch hier könnten die eigenen Ergebnisse (Hansis 1991) zu der Vorstellung verleiten, eine akzidentelle Inokulation mit Staphylococcus aureus oder fakultativ pathogenen Pseudomonaden könnte mit höherer Wahrscheinlichkeit zur nachfolgenden manifesten Infektion führen als eine akzidentelle Inokulation mit koagulasenegativen Staphyolokokken. Die von uns vorgelegten Zahlenwerte (287 Fälle asymptomatischer Kontaminationen bei 3243 Endoprotheseneingriffen, hierbei 11 Infekte nach 242 Fällen asymptomatischer Kontamination, und dies mit verschiedenen Inokula) erscheinen jedoch viel zu klein, als daß diese bedeutsame Schlußfolgerung gezogen werden könnte.

Ähnliches gilt für die Inokulation mit nachfolgender Infektion bei ursprünglich offenen Verletzungen:

So konnten wir wohl zeigen, daß in Zusammenhang mit einem manifesten Infekt nach einer offenen Fraktur in 16 von 27 Fällen (d.h. in ca. 60%) als hospitalaqkurierte Sekundärflora gramnegative Stäbchen nachzuweisen waren, während sich diese Keimgruppe im Gesamtkollektiv der offenen Frakturen lediglich in 25% (mit 27 von 108 Fällen) einstellte. Auch hier kann jedoch bei kritischer Betrachtung die Keimart nicht mit aller Selbstverständlichkeit als Ursache der sich manifestierenden Infektionen angesehen werden; möglicherweise stellt sich auch erst die Folge der aus anderen Gründen zustandegekommenen Infektion dar.

Koagulasenegative Staphylokokken (und hier vorrangig Staphylococcus epidermidis) galten klassischerweise als apathogene Keime. Ihre Fähigkeit, Infekte im Bereich des Stütz- und Bewegungsapparates auszulösen, steht außer Diskussion (Hansis u. Weller 1984). Das Postulat jedoch, die Pathogenität koagulasenegativer Staphylokokken müsse sich aus unterschiedlichen bakterienseitigen Eigenschaften determinieren, ist bislang in keinem Falle erfüllt worden; diesbezügliche Untersuchungen konnten nicht mit hinreichender Trennschärfe verschiedene Bakterienspezies für die Eigenschaften als Kontaminanten bzw. Infektionserreger nachweisen (Hansis 1987). Solange die Differenzen von bakterienseitigen Eigenschaften als Ursache unterschiedlicher Pathogenität nicht gezeigt werden können, müssen vielmehr eher unterschiedliche Wirtsbedingungen als Determinanten der Fähigkeit zur Infektverursachung angesehen werden (s. unten).

Wirtsbedingungen

Systemische Wirtsbedingungen

In mehreren großen Untersuchungen wurden gezeigt, daß das Alter des Patienten, Übergewicht und Diabetes sowie die Immunitätslage einen Einfluß auf die Häufigkeit postoperativer Wundinfektionen haben (Zusammenstellung bei Hansis 1991). Diese Feststellungen sind insofern für die klinische Praxis von nachgeordneter Relevanz als sie allenfalls einen marginalen Beitrag zur Indikationsstellung elektiver Operationen leisten können; im übrigen besteht der Anspruch, Infekte auch bei verschlechterten systemischen Wirtsbedingungen zu vermeiden.

Lokale Wirtsbedingungen

Die Vorstellung, atraumatische Operationstechnik, Vermeidung von Hämatomen, Minimierung eingebrachter Fremdmaterialien, rechtzeitige Entfernung avitalen Gewebes usw. trage wesentlich zur Vermeidung postoperativer Infektionen bei, ist Allgemeingut. Im einzelnen ist nachgewiesen, daß die Infektionsrate bei geschlossenen, einfachen Tibiakopfbrüchen sowie bei Operateuren mit mehr Erfahrung geringer ist als bei Trümmerbrüchen mit Weichteilschaden bzw. einen weniger erfahrenen Operateur (Dillin u. Slabaugh, 1986); es ist nachgewiesen, daß eine Operationsdauer von über 2 h zu den 4 wichtigsten infektfördernden Faktoren gehört (CDC 1989) und daß ein schwieriger Eingriff und technische Fehler vermehrt zu subphrenischen Abszessen nach Oberbauchgriffen führt (Renvall u. Havia 1987).

Auch wir konnten zeigen, daß die Wahrscheinlichkeit einer postoperativen Infektion bei der Implantation von Hüftgelenktotalendoprothesen dann steigt, wenn bei der Operation technische Schwierigkeiten auftreten, wenn es sich um eine Endoprothese nach Fraktur bzw. um eine Zweiteingriff handelt (Dongus 1989). Wir konnten sogar zeigen, daß in Abhängigkeit von intraoperativen Schwierigkeiten bzw. der Operationsdauer nicht nur die Anzahl der postoperativen Infektionen, sondern auch die Art des Infektkeimes variiert: Infekten mit koagulasenegativen Staphylokokken (Staphylococcus epidermidis) gehen bevorzugt Eingriffe höherer technischer Schwierigkeit und/oder längerer Operationsdauer voraus (Dewald 1990).

Auch bei bekannter Inokulation (offene Frakturen bzw. Verfahrenswechsel) schützt offenbar eine adaptierte Operationstechnik nachhaltig vor der Manifestation einer Infektion (Weise et al. 1993; Höntsch et al. 1993). Außerdem konnten wir zeigen, daß die 6 postoperativen Infektionen nach aseptischen Operationen (Gruppe A) in unserem Hause in den vergangenen 3 Jahren offenbar zur Hälfte (3 von 6) überwiegend auf technische Fehler, und nur in 3 von 6 Fällen eher auf eine akzidentelle Keiminokulation zurückgingen.

Allergien

Hierholzer u. Hierholzer (1991) haben nachgewiesen, daß die Wahrscheinlichkeit aseptischer und septischer postoperativer Komplikationen bei liegendem metallischem Implantat und gleichzeitiger kutaner Allergie gegen Bestandteile dieses Implantates zunimmt. Bewußt offengelassen wurde die (offenbar wechselseitige) Kausalrichtung; ebenso bewußt in die Untersuchung nicht einbezogen ist dort die Frage der Keimbesiedlung. Möglicherweise stellt sich hier schließlich eine dreidimensionale Abhängigkeit (lokaler Wirtsschaden/Keimbesiedlung/Allergie) dar.

Quantifizierung der lokalen Schädigung

Wie eingangs dargestellt, wäre es wünschenswert, den örtlichen Wirtsschaden quantitativ oder semiquantitativ abschätzen zu können. Für die Beurteilung des unfallbedingten Schadens bietet sich hier z.B. die Hannoveraner Frakturskala (Tscherne 1987) an. Zur Dimensionierung des operativ zusätzlich gesetzten Schadens gibt es bislang kein klinisch anwendbares Meßinstrumentarium. Wir haben begonnen, durch eine prospektive Befragung und Bewertung innerhalb der ersten 24 h nach dem operativen Eingriff hier eine Skalierung vorzunehmen. Eingang in diesen „Bonner OP-Score" finden der Schwierigkeitsgrad der Operation, individuelle intraoperative Probleme, Angaben zum technischen Operationsablauf sowie (als globales unspezifisches Maß) die Operationsdauer. Erste Auswertungen zeigen eine positive Korrelation zwischen Höhe des Scores und nachfolgender Infektionshäufigkeit – ohne daß bislang eine parallele Korrelation zwischen Infektionshäufigkeit und Keimdichte im postoperativen Wundsekret (quantitative Keimbestimmung aus dem Drainagesekret) nachweisbar wäre. Hier handelt es sich um einen ersten Hinweis auf die eher sogar überragende Bedeutung der Wirtsschädigung gegenüber der Keiminokulation.

Die unmittelbar postoperative Bestimmung der systematischen Serumelastase läßt ebenfalls in Fällen nachfolgender Wundheilungsstörungen am 1. bis 2. postoperativen Tag einen ersten Gipfel erkennen, welcher seinerseits noch nicht als ein Frühdiagnostikum angesehen werden kann, sondern vielmehr als der objektive Nachweis erhöhter intraoperativer Weichteiltraumatisierung.

Keimwechsel in Folge lokaler Verhältnisse

Wir haben mehrfach gezeigt (Hansis 1991), daß eine Änderung der lokalen Wirtsbedingungen sowohl beim chronischen Infekt, bei der (nicht infizierten) offenen Verletzung als auch bei der frischen postoperativen Infektion jeweils eine Änderung der Keimflora nach sich ziehen kann bzw. daß zumindest zwischen Keimbesiedlung und örtlichen Wirtsbedingungen keine einseitige Kausalbeziehung, sondern eine Wechselwirkung besteht. Zusammen mit den dargestellten Indizes hinsichtlich der Bedeutung der lokalen Wirtsbedingungen, der Bedeutung der Keimdichte bzw. der Bedeutung des Allgemeinzustandes führt dies zu einer revidierten Vorstellung, was die Manifestation eines Infektes betrifft:

Der Übergang von einer nicht infizierten in eine infizierte Wunde ergibt sich ganz offenbar nicht durch eine schlichte Addition infektfördernder, lokaler, systemischer und bakterieller Faktoren, sondern vielmehr dadurch, daß diese in Wechselwirkung zueinander treten.

Erst die Vorstellung, daß sich örtlicher Wirtsschaden, fehlende oder intakte humorale und zelluläre Abwehr und eingebrachtes Inokulum gegenseitig zum Infekt „aufschaukeln" können, erklärt die dargestellten wechselseitigen Interdependenzen.

Zusammenfassung

Örtliche Wirtsschädigung, Qualität der systemischen und lokalen Infektabwehr, Art und Zahl der eingebrachten Keime, sowie eine eventuelle allergische Komponente sind die Faktoren für das Zustandekommen einer Wundinfektion. Keiner dieser Faktoren steht jedoch offenbar zum anderen in einer einfachen Kausalbeziehung; vielmehr scheinen wechselseitige Abhängigkeiten jedweder Art zu bestehen. Diese können bislang für den klinischen Gebrauch lediglich in Form einzelner Indizes oder Phänomene dargestellt, jedoch noch nicht in eine rechnerische quantifizierende Korrelation zueinander gebracht werden.

Literatur

CDC (1989) Definitionen für nosokomiale Infektionen. Hyg Med 14:259–269
Dewald A (1990) Klinische Charakteristik von Infektionen durch koagulase-negative Staphylokokken in der Unfallchirurgie. Dissertation, Universität Tübingen
Dillin L, Slabaugh P (1986) Delayed wound healing. J Trauma 26:1116–1121
Dongus H (1985) Faktoren für die Entstehung von Infektionen nach HTP-Erstimplantationen. Dissertation, Universität Tübingen
Elek SD, Conen PE (1957) The virulence of staphylococcus pyogenes for man. Brit J Exp Pathol 38:573–581
Hansis M (1987) Die Bakteriologie in der Unfallchirurgie – eine umfassende Analyse mikrobiologischer Vorgänge in einer unfallchirurgischen Klinik unter besonderer Beachtung der Bedeutung von Staphylococcus aureus und koagulase-negativer Staphylokokken –. Habilitationsschrift, Universität Tübingen
Hansis M (1991) Wundinfektion in der Unfallchirurgie. mhp, Wiesbaden
Hansis M, Weller S (1984) Staphylococcus epidermidis als Infektionserreger in der Unfallchirurgie. Infection 12:342–345

8

Hierholzer S, Hierholzer G (1991) Osteosynthese und Metallallergie. Thieme, Stuttgart New York

Höntsch D, Weller S, Engels C, Kaiserauer S (1993) Der Verfahrenswechsel vom Fixateur externe zur Marknagelungsosteosynthese an Femur und Tibia. Aktuel Traumatol 23:21–35

Knapp U (1981) Die Wunde. Thieme, Stuttgart New York

Lidwell OM, Lowbury EJL, Whyte W, Blowers R, Stanley SJ, Lowe D (1987) Ultraclean air and antibiotics for prevention of postopertative infection. A multicenter study of 8052 joint replacement operations. Acta Orthop Scand 58:4–13

Moylan JA, Kennedy BV (1980) The importance of gown and drape barriers in the prevention of wound infection. Surg Gynecol Obset 151:465–470

Renvall S, Havia T (1987) Factors contributing to subphrenic abscess. Ann Chir Gynaecol 76:147

Tscherne H (1987) Fractures with soft tissue injuries. (Sicot 87, Abstr 1). Demeter, Gräfeling

Weise K, Grosse B, Hoffmann J, Sauer N (1993) Behandlungsergebnisse von 475 zweit- und drittgradig offenen Frakturen langer Röhrenknochen (1974–1988). Aktuel Traumatol 23:2–20

Pathologie der posttraumatischen Osteomyelitis

A. Roessner

Medizinische Fakultät Universität Magdeburg, Abt. Pathologie, Leipziger-Straße 44, D-39120 Magdeburg

Im Gegensatz zur hämatogenen Osteomyelitis gelangen bei der posttraumatischen Osteomyelitis die Erreger unmittelbar von außen in das Knochenmark (Grogan et al. 1986; Maderazo et al. 1988). Die posttraumatische Osteomyelitis hat im Vergleich zu der hämatogenen Osteomyelitis in den letzten Jahren erheblich zugenommen. Sie stellt eine häufige Komplikation nach Osteosyntheseverfahren dar (Hierholzer et al. 1976). Das pathomorphologische Bild der exogenen Osteomyelitis ist vielseitig. Eine Korrelation zwischen der Morphologie und bestimmten Erregern besteht dabei nicht. Das morphologische und auch das radiologische Bild wird vielmehr von den Stadien der Entzündung sowie den besonderen Bedingungen im Knochengewebe bestimmt.

So ist die eitrige Osteomyelitis stets eine Reaktion auf die Ablagerung von Bakterien im Markraum. Nachdem die Bakterien in den Markraum gelangt sind, besteht zunächst eine latente Periode, bevor sich das entzündliche Exsudat entwickelt. Während dieser Zeit können die Bakterien sich erheblich vermehren, so daß u.U. wenige Bakterien, die exogen in die Markhöhle gelangt sind, eine massive Vermehrung aufweisen können, bevor die immunologischen Abwehrmechanismen des Organismus greifen.

Die initiale, histologisch nachweisbare entzündliche Reaktion besteht aus vaskulärer Dilatation und Permeabilität mit einer Hyperämie und Exsudation von Serum und polymorphkernigen Leukozyten in den umgebenden Markraum. Das entzündliche Exsudat führt zu Phänomenen, die das morphologische Bild der pyogenen Osteomyelitis bestimmen. Zunächst kommt es zur Eiterbildung. Durch die Vermehrung von Eiter und flüssigem sowie zellulärem Exsudat steigt der Druck in der Markhöhle, wodurch die Gefäßversorgung und die Drainage des Knochens reduziert werden. So entwickeln sich als wesentliche Komplikation Knocheninfarkte. Damit sind die Knochennekrosen das wichtigste morphologische Kriterium der posttraumatisch entstandenen pyogenen Osteomyelitis.

Bei Berücksichtigung dieser Pathogenese läßt sich die Histologie der akuten Osteomyelitis in typischen Zonen unterteilen:

In der Kernzone findet man nekrotisches Gewebe untermischt mit Fibrin und massenhaft Leukozyten. Oftmals ist hier ein Knocheninfarkt mit einbezogen. In der angrenzenden Zone bildet sich rasch ein kapillarreiches Granulationsgewebe aus. Hier herrschen Lymphozyten und Plasmazellen vor.

Die Nekrosen verhindern oftmals eine Ausheilung sowie eine fortschreitende Vernarbung. Andererseits werden in den Zellen des Granulationsgewebes zahlreiche

Hefte zu „Der Unfallchirurg", Heft 255
Kinzl et al. (Hrsg.), Diagnostik und
Therapie der posttraumatischen Osteitis
© Springer-Verlag Berlin Heidelberg 1995

Faktoren freigesetzt, die Osteoblasten und Osteoklasten stimulieren, so daß eine ausgeprägte Reaktion des skeletalen Mesenchyms resultiert. Für diese Mediation werden unterschiedliche Zytokine verantwortlich gemacht. Besonders aktuell ist aber das Prostaglandin E (Plotquin et al. 1991).

Das histologische Bild der posttraumatischen Osteomyelitis wird damit also durch ein Nebeneinander von exsudativen und produktiven Vorgängen bestimmt. Dabei sind die Quantität und Virulenz der Keime und das Ausmaß der traumatischen Schädigung an Knochen- und Weichteilgewebe mit der daraus resultierenden Beeinträchtigung der Gewebedurchblutung die entscheidenden Faktoren für den individuellen Krankheitsverlauf.

Insgesamt ist danach die Morphogenese der posttraumatischen Osteomyelitis nicht von der der hämatogenen Osteomyelitis zu unterscheiden. Damit ist der histologische Befund prinzipiell nur in Grenzen für eine therapieleitende Diagnostik verwendbar. Andererseits hat sich aber eine subtilere Klassifikation der Histologie der posttraumatischen Osteomyelitis bewährt, die das Nebeneinander der exsudativen und produktiven Vorgänge berücksichtigt, um eine Aussage zur Aggressivität des entzündlichen Prozesses geben zu können (Böhm u. Könn 1976). Danach wird die posttraumatische Osteomyelitis histologisch in 4 verschiedene Formen unterteilt:

Die *exsudativ eitrige* Osteomyelitis zeigt histologisch Gemeinsamkeiten mit der *akuten eitrigen* Osteomyelitis. So findet man in den Markräumen ausgedehnte Ansammlungen von Entzündungszellen, wobei neutrophile Granulozyten im Vordergrund stehen, mit ausgedehnten Fibrinexsudationen und/oder auch Abszessen (Abb. 1). Die Knochenbälkchen sind im Gegensatz zur akuten hämatogenen Osteomyelitis jedoch sehr häufig nekrotisch (Abb. 2). Im Zusammenhang mit Osteoklasten finden sich Howship-Lakunen, selten einmal Knochenanbauzonen. Kleine Bakterienkolonien lassen sich häufig in Form von Sequestern neben nekrotischen Knochenge-

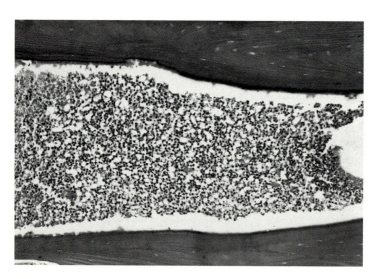

Abb. 1. Histologisches Bild der posttraumatischen, akuten exsudativ eitrigen Osteomyelitis. In den Markräumen finden sich zahlreiche polymorphkernige Leukozyten zwischen einem serös-fibrinösen Exsudat (HE, 50x)

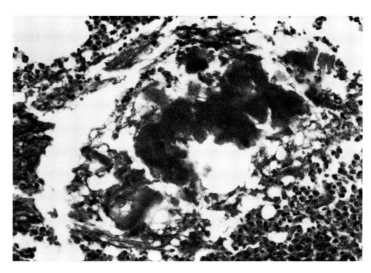

Abb. 2. Akute exsudativ eitrige Osteomyelitis. Im Zentrum der entzündlichen Veränderungen sind oftmals nekrotische Knochenbälkchen nachzuweisen (HE, 250x)

webe feststellen. Begrenzt werden die Zonen durch ein kapillarreiches Granulationsgewebe. Bei dieser exsudativ eitrigen Osteomyelitis handelt es sich um eine aggressive Form der Infektion.

Bei anderen Fällen stehen demgegenüber eher die produktiven Vorgänge im Vordergrund. Charakteristisch ist hier die *chronisch persistierende Osteomyelitis*, die gekennzeichnet ist durch ein wechselnd zell- und kapillarreiches Narbengewebe mit

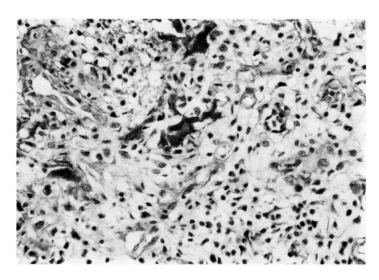

Abb. 3. Chronisch persistierende Osteomyelitis vom stark aktiven Typ mit einem kapillarreichen Ganulationsgewebe, das ein ausgeprägtes lympho- plasmazelluläres Infiltrat enthält (HE, 250x)

lockerer, diffuser und mehr herdförmiger zelliger Infiltration, bei der Lymphozyten und Plasmazellen im Vordergrund stehen (Abb. 3). Hier bestimmen die produktiven Vorgänge den Befund, d.h. es überwiegt die Tätigkeit der Osteoklasten, und man findet osteoblastisches Knochengewebe. Die Unterscheidung in die stark aktive Variante oder die wenig aktive Variante trifft man anhand des Zell- und Kapillarreichtums des Gewebes.

Die *stark aktive, chronisch persistierende Osteomyelitis* ist durch ein zell- und kapillarreiches Fasergewebe mit kräftiger lympho-plasmazellulärer Infiltration gekennzeichnet. Am Knochen sind An- und Umbauvorgänge erkennbar. Ein zellarmes, wenig rundzellig infiltriertes, kapillararmes Fasergewebe sowie nahezu ruhende Kno-

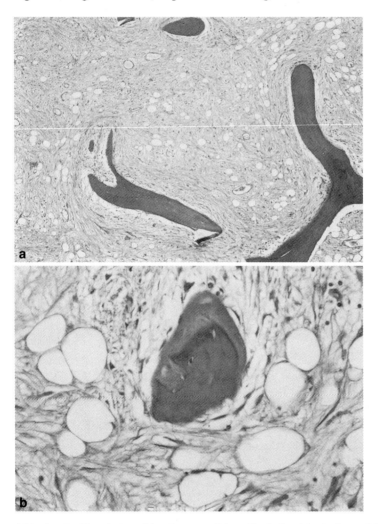

Abb. 4 a, b. Chronisch narbige Osteomyelitis. **a** Es findet sich ein faserreiches Bindegewebe, in das reaktionslos Knochenbälkchen eingestreut sind. Geringes entzündliches Infiltrat (HE, 120x). **b** Die Detailaufnahme zeigt ein faserreiches Bindegewebe mit einem reaktionslos eingebetteten Knochenbälkchen. Nennenswertes entzündliches Infiltrat besteht nicht (HE, 350x)

chenbälkchen führen zur Einteilung in die *wenig aktive, chronisch persistierende Osteomyelitis*. Demgegenüber ist die stark aktive, persistierende chronische Osteomyelitis deutlich reicher an Entzündungszellen.

Die *chronisch-narbige (inaktive) Osteomyelitis* zeichnet sich durch ein kernarmes, faserreiches Narbengewebe aus, in das die Knochenbälkchen nahezu reaktionslos eingebettet sind (Abb. 4). Es kann sogar zur Eburnisation kommen, so daß Teile der Markhöhle knöchern ausgehöhlt werden und auch ein exophytischer Knochenumbau an der Kortikalis entsteht. Selten findet man kleine, von Narbengewebe umgebene Leukozytenabszesse.

Diese nach konventionellen histologischen Kriterien sehr subtil ausgeführte Klassifikation basiert auf dem wichtigen Grundprinzip, daß das Abwägen der exsudativen und produktiven Komponenten des Entzündungsprozesses Rückschlüsse auf den klinischen Verlauf zuläßt (Salisbury et al. 1994). Die Grundprinzipien dieser Klassifikation sind in der Histomorphologie seit Jahrzehnten bekannt. Leider haben sich in der Histologie moderne Verfahren zur Klassifikation des Entzündungsprozesses zumindest im Hinblick auf die Osteomyelitis noch nicht durchgesetzt. Für die Zukunft ist zu erhoffen, daß eine genaue biologische phänotypische Analyse der beteiligten Entzündungszellen, insbesondere der Leukozyten und Makrophagen, uns zusätzliche prospektive Parameter in die Hand gibt. Erste Ansätze hierzu liegen für manche Formen der Myokarditis bereits vor (Sorg 1991). Dieser Untersuchung liegt eine phänotypische Charakterisierung der am Entzündungsprozeß beteiligten Makrophagen zugrunde, wobei die Makrophagen in der chronischen Entwicklung offensichtlich andere mit dem S-100-Protein assoziierte Antigene exprimieren als die Makrophagen in der akuten Entzündung. Ob eine derartige Analyse auch die diagnostische Aussage bei der histologischen Untersuchung von Osteomyelitispräparaten verbessern kann, muß allerdings die Zukunft zeigen.

Neben der histologischen Analyse des entzündlichen Exsudates mit für die Zukunft zu erhoffenden molekularbiologischen Parametern der Entzündungsreaktion spielt stets die morphologisch faßbare, lokale Ausdehnung der Osteomyelitis für die Prognose eine große Rolle. Gerade auch bei den mehr produktiven Formen kommt es durch eine entzündlich narbige Beteiligung der Weichteile und der damit im Zusammenhang stehenden mangelhaften Blutversorgung zu einer Aggravierung des Verlaufes durch Beeinträchtigung des Stoffwechsels in dem betroffenen Bereich und dadurch bedingter Verlangsamung der reparativen Vorgänge.

Zusammenfassend entspricht damit die Histologie der posttraumatischen Osteomyelitis morphologisch sowie auch histologisch und radiologisch praktisch dem Bild der hämatogenen, wie es in Jahrzehnten präzise beschrieben wurde (z.B. Lennert 1964). Die praktische histologische Diagnostik beschränkt sich immer noch auf eine Deskription der Entzündungsvorgänge sowie darüber hinaus den Ausschluß wichtiger Differentialdiagnosen (z.B. pathologische Frakturen bei Tumoren, spezifische Entzündungen usw.). Somit gibt es in der Pathologie zur Osteomyelitis wenig Neues. Es ist aber zu hoffen, daß die grundlegenden Erkenntnisse zur Molekularbiologie der Entzündung, insbesondere mit einer genauen Phänotypisierung der am Entzündungsprozeß beteiligten Zellen, wie sie zur Zeit z.B. bereits für die Transplantationspathologie eine Rolle spielt (Mihatsch et al. 1989), auch die histologische Diagnostik der Osteomyelitis durch neue, therapieleitende Befunde ergänzen können.

14

Literatur

Böhm E, Köhn G (1976) Zur Morphologie der posttraumatischen Osteomyelitis. Unfallheilkunde 79:127–132

Grogan TJ, Dorey F, Rollins J et al. (1986) Deep sepsis following knee arthroplasty. J Bone Joint Surg Am 68:226–234

Hierholzer G, Kleining R, Hörster G (1976) Pathogenese und Therapie der akuten posttraumatischen Osteomyelitis. Unfallheilkunde 79:133–141

Lennert K (1964) Pathologische Anatomie der Osteomyelitis. Verh Dtsch Orthop Ges 51. Kongreß 27

Maderazo EG, Judson S, Pasternak H (1988) Late infections of total joint prostheses. Clin Orthop 229:131–142

Mihatsch MJ, Kyo M, Gudat F (1989) Interstitielle und glomeruläre Veränderungen in Nierentransplantaten. Ver Dtsch Ges Pathol 73:207–232

Plotquin D, Dekel S, Katz S et al. (1991) Prostaglandin release by normal and osteomyelitic human bones. Prostaglandins Leukot Essent Fatty Acids 43:13–15

Salisbury JR; Woods CG, Byers PD (eds) (1994) Diseases of bones and joints. Chapman & Hall Medical, London Glasgow New York Tokyo Melbourne Madras

Sorg C (1991) Macrophages in acute and chronic inflammation. Chest 100:173–175

Störungen der humoralen Immunabwehr beim posttraumatischen Knochendefekt

K. M. Peters, B. Klosterhalfen, G. Zwadlo-Klarwasser und T. Rosendahl

Orthopädische Klinik Universität Aachen, Pauwelstraße 30, D-52074 Aachen

Einleitung

Auch beim Einsatz systemischer Antibiotika geht ein akuter posttraumatischer Knocheninfekt in bis zu 30% in eine chronische Verlaufsform über (Dekel u. Francis 1981; Jacob et al. 1985; Ring et al. 1976). Eine „ruhende" chronische Osteomyelitis wiederum kann sich nach wenigen Wochen oder erst nach Jahrzehnten nach Erstinfektion wieder reaktivieren (Lob 1980) (Abb. 1). Die Ursachen für eine Chronifizierung bzw. Reaktivierung einer Osteomyelitis sind auch heute noch weitgehend unbekannt. Neben mechanischen Faktoren, wie z.B. Durchblutungsstörung, Fremdkörper, lokale Instabilität und toxische Einflüsse der Infektionserreger, werden auch Störungen in der Immunabwehr als mögliche Ursachen diskutiert (Jacob et al. 1985; Sistermann et al. 1992).

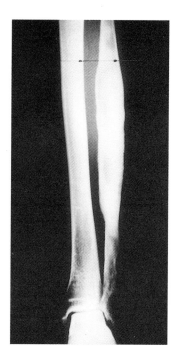

Abb. 1. Reaktivierte chronische Fibulaosteomyelitis nach Erstinfektion vor 13 Jahren

Hefte zu „Der Unfallchirurg", Heft 255
Kinzl et al. (Hrsg.), Diagnostik und
Therapie der posttraumatischen Osteitis
© Springer-Verlag Berlin Heidelberg 1995

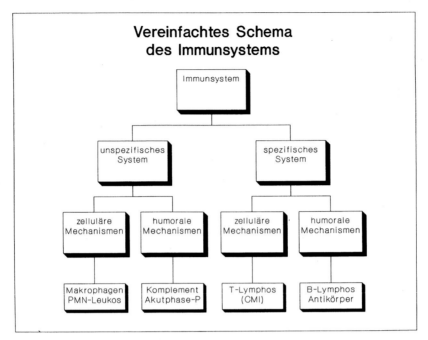

Abb. 2. Vereinfachtes Schema des Immunsystems: Humorale Mechanismen sind sowohl Bestandteil der unspezifischen als auch der spezifischen Immunabwehr

Zelluläre Immunmechanismen

Das Immunsystem läßt sich formal in einen unspezifischen und einen spezifischen Ast unterteilen, wobei in beiden Systemen sowohl zelluläre als auch humorale Mechanismen aktiv sind. Zu den humoralen Mechanismen der Immunabwehr zählen nicht nur Antikörper, sondern auch Komplementkomponenten, Akute-Phase-Proteine und Zytokine (Abb. 2). Allgemein bedeutet der Begriff „humoral": in extrazellulären Körperflüssigkeiten vorkommend.

Den Hauptanteil immunkomponenter Zellen im Osteomyelitisherd stellen Makrophagen dar, wobei auf den Osteomyelitisherd beschränkte Fehlverteilungen der Makrophagensubpopulation nachgewiesen werden konnten (Peters et al. 1993). Bei der Bestimmung der Makrophagensubtypen 27E10, RM3/1 und 25F9 zeigte sich das völlige Fehlen eines Subtyps in 26% der untersuchten Osteomyelitisherde (n = 40) (Abb. 3). Der inflammatorische, 27E10-positive Makrophagensubtyp war in 46% der Biopsien nicht oder deutlich vermindert, der antiinflammatorische Subtyp RM3/1 hingegen in 63% normal oder vermehrt nachweisbar (Abb. 4).

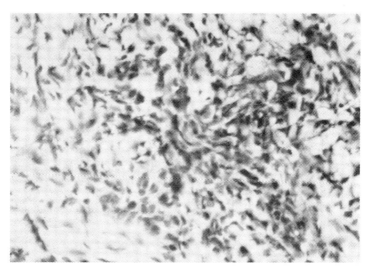

Abb. 3. Völliges Fehlen des 25F9-positiven Makrophagensubtyps im Osteomyelitisherd. (400fache Vergrößerung, Gegenfärbung mit Mayers Hämalaun)

Humorale Immunmechanismen

Makrophagenabhängige Mediatoren

Makrophagen spielen eine Schlüsselrolle im Entzündungsgeschehen. Sie debridieren nekrotisches Gewebe und bilden dadurch erst Kanäle für die nachfolgende Kapillareinsprossung (Oestern 1988). Darüber hinaus steuern sie die Immunantwort, indem

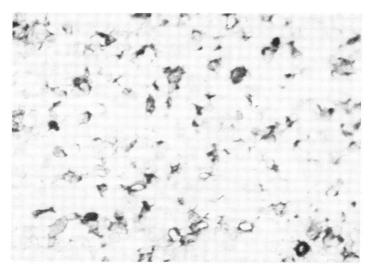

Abb. 4. Vermehrter Nachweis antiinflammatorischer, RM3/1-positiver Makrophagen im Osteomyelitisherd. (400fache Vergrößerung, Gegenfärbung mit Mayers Hämalaun)

18

sie die erkannten und phagozytierten Antigene auf ihrer Zelloberfläche den Lymphozyten präsentieren und durch eine Vielzahl von sezernierten Mediatoren die spezifische Immunantwort regulieren. Zu den sekretorischen Produkten von Makrophagen
zählen u.a. die Zytokine Tumornekrosefaktor α (TNF-α), Interleukin-1 (IL-1), Inter-
leukin-6 (IL-6) und Interleukin-8 (IL-8), die Komplementkomponenten C1–C5, C3a
und C5a, Gerinnungsfaktoren, Enzyme, Inhibitoren von Zytokinen und Enzymen, und
die bioaktiven Lipide Leukotrien B4 (LTB4) und Thromboxan B2 (TxB2) (Maier
1993; Nathan 1987; Rosenthal u. Shevach 1973; Shevach u. Rosenthal 1973; Unanue
u. Allen 1987).

Aufgrund der großen Bedeutung von Makrophagen bei der Osteomyelitis stellte
sich die Frage nach dem Verhalten der makrophagenabhängigen Zytokine und bioaktiven Lipide als Komponenten des humoralen Systems. Deshalb wurden bei Patienten
mit histologisch gesicherter Osteomyelitis (n = 18) und gesunden Kontrollpersonen
(n = 12) die folgenden Mediatoren im peripheren Blut bestimmt: TNF-α, IL-1, IL-6,
Thromboxan B2 und Leukotrien B4.

TNF-α induziert zusammen mit IL-1 die Akute-Phase-Antwort, aktiviert Granulozyten und steigert deren Adhärenzfähigkeit gegenüber Endothelzellen. IL-1 hat zahlreiche Funktionen im Verlauf der Immunabwehr. Es induziert die Rezeptoren für IL-2
auf CD4-positiven Zellen, stimuliert die IL-2 Produktion und die Synthese der Akute-
Phase-Proteine, aktiviert Fibroblasten und Makrophagen und fördert die Knochenre-
sorption. IL-6 stimuliert B- und T-Lymphozyten sowie hämatopoetische Stammzellen

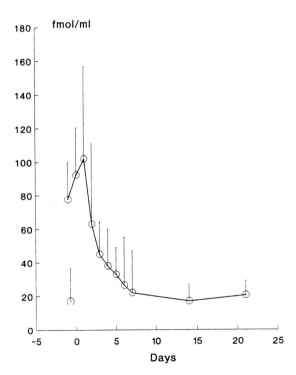

Abb. 5. TNF-α-Spiegel (fmol/ml)
im peripheren Blut von Patienten
mit posttraumatischem Knocheninfekt (n = 18) vor und nach
kombinierter operativ/anti-
biotischer Therapie (*0* Tag der
Operation) im Vergleich zu gesunden Kontrollpersonen (n = 12):
4fach erhöhter mittlerer TNF-α-
Spiegel bei Patienten mit unbe-
handelter Osteomyelitis

und steigert die Synthese der Akute-Phase-Proteine. Die bioaktiven Lipide TxB2 und LTB4 sind Arachidonsäureabkömmlinge und stellen frühe Sepsismarker dar (Lindsay et al. 1993). TxB2 führt zur Vasokonstriktion und Plättchenaggregation, LTB4 wirkt als chemotaktischer Faktor für PMN-Leukozyten und erhöht die mikrovaskuläre Permeabilität.

Im Vergleich zu den gesunden Kontrollpersonen (n = 12) waren die mittleren TNF-α-Spiegel im peripheren Blut bei Patienten mit posttraumatischem Knocheninfekt (n = 18) um das 4fache erhöht (Abb. 5). Im Rahmen der operativen Revision der Patienten kam es dann aber zu einem weiteren Anstieg der TNF-Werte mit einem Maximum am 1. postoperativen Tag. Dann kam es bei komplikationslosem postoperativem Verlauf zwischen dem 2. und 7. postoperativen Tag zu einem kontinuierlichen Abfall des TNF-α mit bleibender Normalisierung (um 20 fmol/ml).

IL-1 zeigte präoperativ bei Patienten mit posttraumatischem Knocheninfekt eine Verdoppelung des Spiegels im peripheren Blut gegenüber den Kontrollpersonen. Postoperativ wurden stark schwankende IL-1 Werte ermittelt, das Niveau des Kontrollkollektivs wurde auch selbst am 21. postoperativen Tag nicht erreicht (Abb. 6).

IL-6 war bei den Osteomyelitispatienten präoperativ deutlich erhöht und zeigte nur einen geringgradigen und kurzfristigen operationsbedingten Anstieg. Bereits am 1. postoperativen Tag lag der mittlere IL-6 Serumspiegel unter dem präoperativen Niveau. In der Folge kam es zu einem schnellen Abfall der IL-6-Werte bis zu einer bleibenden Normalisierung ab dem 6. postoperativen Tag (Abb. 7).

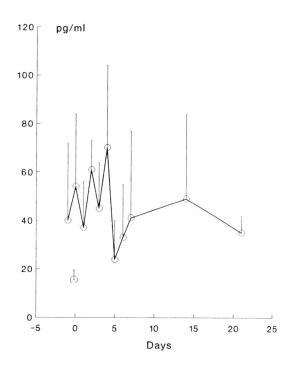

Abb. 6. IL-1-Spiegel (pg/ml) im peripheren Blut von Patienten mit posttraumatischem Knocheninfekt (n = 18) vor und nach kombinierter operativ/antibiotischer Therapie (*0* Tag der Operation) im Vergleich zu gesunden Kontrollpersonen (n = 12): 2fach erhöhter mittlerer präoperativer IL-1-Spiegel bei großer Standardabweichung

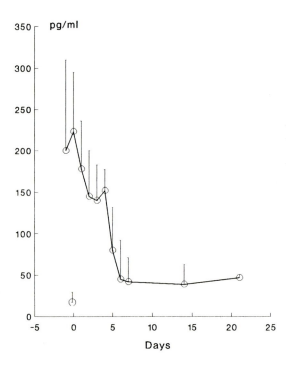

Abb. 7. IL-6-Spiegel (U/ml) im peripheren Blut von Patienten mit posttraumatischem Knocheninfekt (n = 18) vor und nach kombinierter operativ/antibiotischer Therapie (*0* Tag der Operation) im Vergleich zu gesunden Kontrollpersonen (n = 12): 10fach erhöhter mittlerer mittlerer IL-6-Spiegel bei Patienten mit posttraumatischer Osteomyelitis vor Therapiebeginn bei allerdings großer Standardabweichung

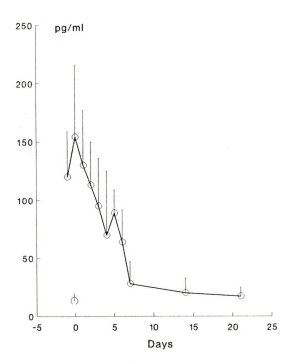

Abb. 8. LTB-4-Spiegel (pg/ml) im peripheren Blut von Patienten mit posttraumatischem Knocheninfekt (n = 18) vor und nach kombinierter operativ/antibiotischer Therapie (*0* Tag der Operation) im Vergleich zu gesunden Kontrollpersonen (n = 12): ca. 8fach erhöhter mittlerer LTB-4-Spiegel bei Patienten mit posttraumatischem Knocheninfekt vor Therapiebeginn

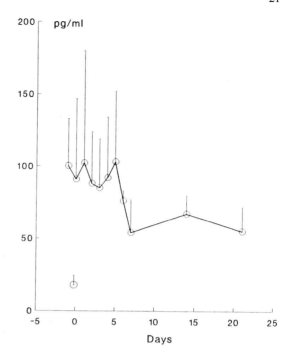

Abb. 9. TxB2-Spiegel (pg/ml) im peripheren Blut von Patienten mit posttraumatischem Knocheninfekt (n = 18) vor und nach kombinierter operativ/antibiotischer Therapie (*0* Tag der Operation) im Vergleich zu gesunden Kontrollpersonen (n = 12): ca. 8fach erhöhter mittlerer TxB2-Spiegel bei Patienten mit posttraumatischem Knocheninfekt vor Therapiebeginn

Einen zum IL-6 vergleichbaren Verlauf zeigte das bioaktive Lipid LTB4, wobei der operationsbedingte Anstieg etwas ausgeprägter und der postoperative Abfall etwas langsamer waren (Abb. 8).

Die makrophagenabhängigen Mediatoren IL-6, LTB4 und mit Einschränkung auch TNF-α stellen damit geeignete Marker zum Osteomyelitismonitoring dar, die im Vergleich zum klassischen Entzündungsmarker CRP einen deutlich geringeren operationsbedingten postoperativen Anstieg und eine schnellere Normalisierung bei komplikationslosem postoperativem Verlauf zeigen.

Das CRP erreicht bei einer ungestörten Wundheilung erst am 3. bis 5. postoperativen Tag seine höchsten Werte (Härle 1989). Zu einer Normalisierung des CRP kommt es bei einem komplikationslosen Heilungsverlauf erst nach der 3. Woche (Winkelmann u. Schulitz 1988).

Das zweite im peripheren Blut von Osteomyelitispatienten bestimmte bioaktive Lipid, TxB2, zeigte ähnlich wie IL-1 keinen signifikanten postoperativen Abfall (Abb. 9). Damit sind IL-1 und TxB2 als Marker für die Osteomyelitisdiagnostik nicht geeignet.

Komplementsystem

Auf der Ebene des Komplementsystems konnten Hierholzer u. Hierholzer (1985) bei Patienten mit chronischer Osteomyelitis im CH-50-Test nach Mayer eine erhöhte Gesamtkomplementaktivität nachweisen. Die mittels radialem Immundiffusionstest gemessenen Komplementfaktoren C3c, C4 und C3-Proaktivator waren erhöht. Auch die

Aktivierbarkeit des Komplementsystems über den alternativen Weg, gemessen in einem hämolytischen Test, der Kaninchenerythrozyten als Aktivator des alternativen Aktivierungsweges und gleichzeitig als Zielzelle der Hämolyse enthielt, zeigte sich erhöht (Hierholzer u. Hierholzer 1985). Trotzdem ließ sich im Tierexperiment eine statistisch signifikante Beeinträchtigung der opsonierenden Serumaktivität gegenüber Escherichia-coli- und Staphylococcus-aureus-Antigenen nachweisen. Ursächlich könnte dies mit einer funktionellen Verminderung der C3-Membranrezeptoren der Granulozyten zusammenhängen (Hierholzer u. Hierholzer 1980, 1985).

Spezifische humorale Immunität

Untersuchungen zur spezifischen humoralen Immunabwehr bei posttraumatischer Osteomyelitis erbrachten uneinheitliche Ergebnisse: Ring et al. (1976) fanden bei Patienten mit chronischer Osteomyelitis (n = 90) in 10–20% erhöhte Serum-IgG- und IgM-Konzentrationen, bei 5–10% erniedrigte Konzentrationen. Hierholzer u. Hierholzer (1985) fanden bei Osteomyelitispatienten hingegen nur erhöhte Serum-IgA-Spiegel, während IgG und IgM im Normbereich lagen. Lob et al. führten bei 102 Osteomyelitispatienten mittels eines radioimmunologischen Tests (Phadebas PRIST) Bestimmungen der IgE-Spiegel durch und erhielten in 32% erniedrigte, in 21% erhöhte und in 47% normale Werte. Eine Korrelation zwischen IgE-Werten und der Floridität der Entzündung konnte nicht gefunden werden. Bei zunehmender Dauer der Infektion fanden sich jedoch vorwiegend erniedrigte IgE-Werte.

Ausblick

Bei Patienten mit posttraumatischem Knocheninfekt wurden bisher verschiedene Störungen der Immunabwehr nachgewiesen. Da die Osteomyelitis eine von Makrophagen beherrschte Entzündungsform darstellt, erscheinen auf den Osteomyelitisherd begrenzte Defekte der Makrophagensubtypen besonders bedeutsam, zumal sich das Fehlen einzelner Makrophagensubtypen auch bei anderen chronischen Entzündungen wie der rheumatoiden Arthritis, der Sarkoidose und der Lepra nachweisen läßt (Zwadlo et al. 1986). Hierdurch resultiert eine gestörte Kooperation zwischen Makrophagen und T-Lymphozyten sowie eine reduzierte Abwehrleistung als mögliche Ursachen für eine Chronizität der Osteomyelitis. Untersuchungen über Störungen der spezifischen humoralen Immunität beim posttraumatischen Knocheninfekt lieferten bisher uneinheitliche Ergebnisse. Bei der unspezifischen humoralen Immunität konnten für die makrophagenabhängigen Zytokine IL-6 und TNF-α, und das Bioprotein Leukotrien B4 erhöhte Serumspiegel nachgewiesen werden. Diese Mediatoren eignen sich darüber hinaus auch zum postoperativen Monitoring der posttraumatischen Osteomyelitis.

Literatur

Dekel S, Francis MJO (1981) The treatment of osteomyelitis of the tibia with sodium salicylate. J Bone Joint Surg Br 63:178–184

Härle A (1989) Infection management in total hip replacement. Arch Orthop Trauma Surg 108:63–71

Hierholzer S, Hierholzer G (1980) Untersuchungen zur Leukozyten-Enzymaktivität bei Patienten mit posttraumatischer Knocheninfektion. Unfallheilkunde 83:241–244

Hierholzer S, Hierholzer G (1985) Unspezifische und spezifische Infektabwehrmechanismen bei der chronischen posttraumatischen Knocheninfektion. Unfallchirurg 88:255–262

Jacob E, Arendt DM, Brook I, Durham LC, Falk MC, Schaberg SJ (1985) Enzyme-linked immunosorbent assay for detection of antibodies to Staphylococcus aureus cell walls in experimental osteomyelitis. J CLin Microbiol 22:547–552

Lindsay T, Hill J, Valeri CR, Shepro D, Hechtman HB (1993) Mediators of remote lung injury. In: Faist E, Meakins J, Schildberg FW (eds) Host defense dysfunction in trauma shock and sepsis. Springer, Berlin Heidelberg New York Tokyo, pp 234–241

Lob G (1980) Chronische posttraumatische Osteomyelitis. Tierexperimentelle und klinische Untersuchungen zu einer oralen antibakteriellen Vaccination. Hefte Unfallheilk 145:364

Lob G, Seifert J, Probst J, Burri C (1984) Veränderungen des IgE bei chronischer Osteitis. Hefte Unfallheilkd 164:502

Maier RV (1993) The „angry" macrophage and its impact on host response mechanisms. In: Faist E, Meakins J, Schildberg FW (eds) Host defense dysfunction in trauma, shock and sepsis. Springer, Berlin Heidelberg New York Tokyo, pp 192–197

Nathan CF (1987) Secretory products of macrophages. J Clint Invest 79:319–326

Oestern HJ (1988) Radikalität und strukturgerechte Versorgung. In: Kramer G (Hrsg) Weichteilschäden. Diagnostik und Therapie. VCH, Weinheim, S 97–106

Peters KM, Zwadlo-Klarwasser G, Koberg K, Rosendahl T, Zilkens KW, Schmutzler W (1993) Verminderung von Makrophagensubpopulationen bei der posttraumatischen Osteomyelitis. Z Orthop 131:37–41

Ring J, Seifert J, Zinn K, Stickl H, Probst J, Brendel W (1976) Humorale und zelluläre Immunphänomene im klinischen Verlauf der chronischen posttraumatischen Osteomyelitis. Infection 4:84–89

Rosenthal AS, Shevach EM (1973) Function of macrophages in antigen recognition by guinea pig t lymphocytes. I. Requirement for histocompatible macrophages and lymphocytes. J Exp Med 138:1194–1212

Shevach EM, Rosenthal AS (1973) Function of macrophages in antigen recognition by guinea pig T lymphocytes. II. Role of the macrophages in the regulation of genetic control of the immune response. J Exp Med 138:1213–1238

Sistermann R, Möllenhoff G, Walz M, Josten C, Muhr G (1992) Eine zellulär quantitative Immundefizienz bei der chronisch posttraumatische Osteomyelitis. Unfallchirurg 95:254–258

Unanue ER, Allen PM (1987) The basis for the immunoregulatory role of the macrophages and other accessory cells. Science 236:551–557

Winkelmann W, Schulitz KP (1988) Die infizierte Hüftprothese – Frühinfekt. In: Cotta H, Braun A (Hrsg) Knochen- und Gelenkinfektionen. Springer, Berlin Heidelberg New York Tokyo, S 117–123

Zwadlo G, Schlegel R, Sorg C (1986) A monoclonal antibody to a subset of human monocytes found only in the peripheral blood and inflammatory tissues. J Immunol 137:512–519

Lokale immunologische Veränderungen der posttraumatischen Osteitis

Ch. Josten und G. Muhr

Berufsgenossenschaftliche Kliniken Bergmannsheil Bochum, Chirurgische Klinik
und Poliklinik – Universitätsklinik, Gilsingstraße 14, D-44789 Bochum

Die Erforschung pathogenetischer Mechanismen bei der posttraumatischen Osteitis
konzentriert sich auf immunologische Abläufe des Organismus sowohl im systemischen als auch im lokalen Bereich [1, 5, 8, 10]. Das zellvermittelte Immunorgan re-
präsentiert ein System von interagierenden T-Zellen und deren Subpopulationen, natürlichen (NK-) Zellen und Monozytenmakrophagen sowie deren Transmitter, den
Mediatoren. Spezifische Oberflächenmarker lassen eine Identifikation und quantitative Erfassung vieler dieser Substanzen [8, 10, 11] zu.

Drei Fragen müssen beantwortet werden:

1. Reagiert das zelluläre Immunsystem des *Gesamt*organismus auf einen chronischen Knocheninfekt?
2. Liegt eine Depression der *lokalen* zellulären Immunität vor?
3. Kommt es zu einer Regeneration?

Reagiert das zelluläre Immunsystem des Gesamtorganismus auf einen chronischen Knocheninfekt?

Im Rahmen einer chronisch posttraumatischen Osteitis entwickelt sich eine systema-
tische Beeinträchtigung des zellulären Immunsystems. Die quantitativen Veränderungen der Zellpopulationen werden in der Literatur unterschiedlich beurteilt. Signifikante Steigerungen von verschiedenen Suppressorgruppen, Monozyten und NK-Zellen bei gleichzeitigem Abfall von T-Gesamtzellen bei der Osteitis wurden anfangs beschrieben [8], während andere Untersuchungen dies nicht bestätigten [10, 11]. Sicherlich ergibt diese grobe Zelltypisierung keine exakte Aussage über die Immunba-
lance wieder.

Die Zellsubtypisierung mittels monokularer Antikörper charakterisiert jedoch eine,
wenn auch unterschiedlich ausgeprägte Depression der zellmediierten Immunität. Wie
weit die Abnahme einer T-Zell-Hilfe und die Stimulation des Supressorsystems geht,
läßt sich systematisch nicht mit der spezifischen Zellsubtypisierung beschreiben. Wesentlich ist jedoch die primär unspezifische Stimulation von Mono- und Makrophagen, letzterer als dem immunologischen Steuerorgan, auch im Knochen, sowie den
von ihnen exprimierten Mediatoren [9].

Hefte zu „Der Unfallchirurg", Heft 255
Kinzl et al. (Hrsg.), Diagnostik und
Therapie der posttraumatischen Osteitis
© Springer-Verlag Berlin Heidelberg 1995

Die entscheidenden Regulationsfaktoren der Zellinteraktion sind u.a. die Produkte des Arachidonsäurestoffwechsel, insbesondere Prostaglandin E_2 (PGE_2), die Interleukine und Rezeptoren wie der freie Interleukin-2-Rezeptor (sIL-2-R) [6, 8]. Der PGE_2-Plasmaspiegel der Patienten mit einer chronisch posttraumatischen Osteitis liegt etwa 4- bis 5mal höher als bei gesunden (78,58 pg/ml zu 16,50 pg/ml) und kann durch Ibuprofen deutlich beeinflußt werden. Demgegenüber liegt die sIL2-Konzentration, die Ausdruck der Aktivierung des zellulären Systems ist, weitesgehend im Normbereich [8].

Liegt eine Depression der lokalen zellulären Immunität vor?

Zellpopulationen

Der exakten Klassifizierung der chronisch posttraumatischen Osteitis aufgrund von Gewebeveränderungen sind sowohl histologisch [1, 3] als auch mikrobiologisch deutlich Grenzen gesetzt. Unter Benutzung monoklonaler Antikörper und des von Warnke u. Levy [14] beschriebenen sensiblen Avidin-Biotin-Komplexes (ABC) können die immunkomponenten Zellgruppen lokal im gesunden und erkrankten Knochen indentifiziert und quantifiziert werden.

Parallel zu den Veränderungen im Blut kommt es zu einer Zellverschiebung mit massivem Abfall der Gesamtzellen um mehr als 50% im osteitischen Knochen im Vergleich zum gesunden Gewebe. Während der Anteil der T-Zellen auf 1/3 des Ausgangswertes abfällt, verdoppelt sich der Anteil der T-Suppressorzellen und der NK-Zellen. Den deutlichsten Anstieg um mehr als das 3fache weisen die Makrophagen auf [8].

Wie auch bei der systemischen Beschreibung des zellvermittelten Immunsystems läßt die Erfassung der Zellpopulationen keinen exakten Rückschluß auf die Kompetenz dieser Abwehrorgane zu. Die heterogene Population der Monozytenmakrophagen besitzt im Rahmen der zellulären Immunität neben der Phagozytose hautsächlich immunmodulatorische Aufgaben, die sowohl aktivierender als auch supprimierender Art sein können.

Die Funktion als antigenpräsentierende Zelle erklärt ebenfalls den Anstieg im osteitischen Knochen. Die im Verlauf der Osteitis auftretende Gewebeeinschmelzung mit Sequesterbildung stellt ein großes Potential antigenwirksamer Partikel dar, die zu dem Makrophagenanstieg führen.

Möglich ist jedoch ebenfalls eine Entgleisung der Makrophagenfunktion („angry macrophage"), verbunden mit einer massiven PGE_2-Ausschüttung, vergleichbar dem PGE_2-Anstieg nach dem Trauma [6].

Obwohl die Veränderungen der an der zellmediierten Immunität beteiligten Zellpopulationen offensichtlich einen wesentlichen Faktor in der Pathogenese des Knocheninfektes darstellen, kommt den direkten Transmittern der Immunantwort, den Mediatoren, die größte Bedeutung zu.

Prostaglandin E$_2$ (PGE$_2$)

Die biologischen Wirkungen des Prostaglandin E$_2$ sind vorrangig Vasodilatation, Ödembildung und Hyperallergie. Unter den Derivaten des Arachidonsäurestoffwechsels weist PGE$_2$ am Entzündungsort die größte Stabilität auf. Im Entzündungsgeschehen greift PGE$_2$ sowohl fördernd (proinflammatorisch) als auch hemmend (antiinflammatorisch) ein. In der Frühphase initiiert PGE$_2$ eine Vasolidatation und Ödembildung, in der Spätphase eine Abnahme der Enzym- und Zytokinfreisetzung.

Während im allgemeinen Entzündungsprozeß die Wirkweise des PGE$_2$ zunehmend erklärt werden kann, ist seine Funktion im Knochenstoffwechsel nicht vollständig geklärt.

Mori et al. [9] schreiben dem PGE$_2$ die wichtige Aufgabe der Knochenmodellierung und Knochenformation zu. Systemisch appliziertes PGE$_2$ wirkt knochenneubildend. Tsai u. Lin [13] weisen eine Erhöhung der PGE$_2$-Syntheserate in der reparativen Zone der avaskulären Hüftkopfnekrose nach als Ausdruck der reparativen Potenz dieses Arachidonsäuremetaboliten.

Über die Existenz des PGE$_2$ im osteitischen Knochen liegen für den Menschen wenig Ergebnisse vor, jedoch für verschiedene Tierspezies. Carbett et al. [2] und Dekel et al. [4] fanden ein erhöhtes PGE$_2$ bei der Tibiaosteitis von Kaninchen und Ratten.

Mittels eines PGE$_2$-Elisa-Tests wurde eine deutliche Differenz der Prostaglandinkonzentration zwischen gesundem und entzündetem menschlichem Knochen nachgewiesen [12]. Während der PGE$_2$-Gehalt des gesunden humanen Knochengewebes 30,18 pg/g Knochen betrug, stieg dieser auf 80,92 pg/g Knochen im osteitischen Gewebe an.

Dies belegt die wesentliche Bedeutung des Prostaglandins im lokalen Knochengeschehen, insbesondere für die Knochenumbauprozesse. Möglicherweise kommt es aufgrund der ödemfördernden Wirkung des PGE$_2$ bei der Osteitis zu einem intraossären Druckanstieg, der wiederum eine Störung der Durchblutung mit nachfolgender Gewebenekrose verursacht. Das lokale Ausmaß der örtlichen PGE$_2$-Synthese durch die Makrophagen steht durchaus in Beziehung zur Knochendestruktion und Sequestrierung. Inwieweit bei der Osteitis eine Entgleisung der Immunautoregulation vorliegt, ist z.Z. nicht geklärt.

Kommt es zu einer Regeneration?

Über die Regeneration der lokalen Immunregulation gibt es nur wenige Daten. Die Konzentration der Interleukin-II-Rezeptor-positiven Zellen als Ausdruck der gesteigerten Immunbereitschaft ist bei der Osteitis erhöht. Auch die Intervention mit Ibuprofen führt zu einer weitestgehenden Normalisierung der PGE$_2$-Konzentration [7]. Die hohe Rezidivneigung einer chronisch posttraumatischen Osteitis scheint jedoch eine komplette Normalisierung des lokalen Infektgeschehens auszuschließen.

Zusammenfassung

Die chronisch posttraumatische Osteomyelitis ist gekennzeichnet durch eine systemische und lokale Dysbalance im Immunsystem. Die örtliche Fehlregulation liegt im wesentlichen in einer massiven Makrophagenerhöhung mit konsekutiver PGE_2-Freisetzung, die sich auch in einer systemischen Erhöhung äußert. Letzteres setzt offensichtlich mehrere pathophysiologische Mechanismen in Gang, die über eine Vasodilatation mit Erhöhung des intraossären Druckes zu einer Sequestrierung führen und deren Pathomechanismus wahrscheinlich nicht mehr komplett reversibel ist.

Literatur

1. Böhm E, Josten Ch (1992) What's new in exogenous osteomyelitis? Pathol Res Pract 188:254–258
2. Carbett M, Dekel S, Puddle B, Dickson RA, Francis MJO (1979) The production of prostaglandins in response to experimentaly induced osteomyelitis in rabbits. Prostaglandins 2:403–412
3. Cserhati MD (1986) Die Wertigkeit der Stanz- und Punktionsbohrbiopsie in der Diagnostik der Spondylolitits-Tbc. Z Orthop 124:79
4. Dekel S, Lenthall G, Francis MJ (1981) Release of PG from bone and muscle after tibial fracture. J Bone Joint Surg Br 63:185–189
5. Eibl M, Pass R (1982) Immunologische Vorgänge beim posttraumatischen Knocheninfekt. Hefte Unfallheilkd 157:48
6. Faist E, Mewes A, Baker CC et al. (1989) Prostaglandin E_2 (PGE_2) dependent supression of IL-2 production in patients with major trauma. J Trauma 27:837
7. Josten Ch, Griga Th, Muhr G (1991) Immunstimulation mit Ibuprofen bei der chronischen Osteitis – eine experimentelle Studie. Unfallchirurg 94:191–1993
8. Josten Ch, Muhr G, Griga Th (1990) Quantitative immunhistologische Analyse der zellmediierten Immunität im osteomyelitischen Knochengewebe. Unfallchirurg 93:496–430
9. Mori S, Jee WS, Li XJ, Chan S, Kimmel DB (1990) Effects of PGE_2 on Production of new cancellous bone in the axial skeleton of ovariectomized rats. Bone 11:103
10. Peters KM, Koberg K, Zwadlo-Klarwasser G, Zilkens KW (1991) Immunreaktion bei der chronischen posttraumatischen Osteomyelitis – Eine aktuelle Standortbestimmung. Z Orthop 129:313
11. Schlüter E, Bergmann O, Josten C, Walz M, König B (1991) Impairment of specific host defense mechanism in patients with chronic posttraumatic osteomyelitis. J Trauma 31:68–73
12. Stratmann B, Josten Ch, Jakob M, Griga T, Muhr G Quantifizierung der Prostaglandin E_2-Synthese im gesunden und osteitischen Knochengewebe des Menschen. In: Reiser M, Heuck HW (Hrsg) Osteologie. Springer, Berlin Heidelberg New York Tokyo, S 204–207
13. Tsai CL, Lin TK (1992) Evidence for eicosanoids within the reperative front in avascular nekrosis of human femoral head. Clin Orthop 281:305
14. Warnke R, Levy R (1980) Detection of T and B cell antigens with hybridoma monoclone antibodys: A biotin-avidin-horseradish peroxidase method. J Histochem Cytochem 28:771

Neuropsychoimmunologische Aspekte auch bei der Osteitis?

K. S. Zänker

Institut für Immunologie und Experimentelle Chirurgie, Universität Witten,
Stockumer Straße 10–12, D-58453 Witten

Einleitung

Obwohl es lange Zeit in der „scientific community" als trivial angesehen wurde, daß
Streß, Depression und Emotionen mit dem Ausbrechen von Krankheitssymptomen
ursächlich zusammenhängen mögen – eine strenge wissenschaftliche Beweiskette
konnte weder in Einzelfallstudien noch in prospektiven Patientenstudien geführt werden. Vor allem fehlte es an einer schlüssigen biologischen Kausalität, diese triviale
Hypothese zu testen.

Die Entwicklung einer neuen Wissenschaftsdisziplin, der Psychoneuroimmunologie (Ader 1981; Zänker 1991) kann aber einen reliablen biochemischen, molekularbiologischen und psychologischen Rahmen bieten, daß Krankheitsprozesse, so z.B.
Entzündungsvorgänge im Organismus, neben ihrer viralen und/oder bakteriologischen Entität, auch eine Wurzel in einer psychoneuronalen Immunachse haben können. Inadäquate Copingmechanismen im Tag-zu-Tag-Streß münden bei chronischen
Entzündungsprozessen über die Stimulation des Kortikitropin-Releasing-Hormons in
eine gemeinsame neuroendokrine Schiene: der hypothalamischen hypophysären Ne-
bennierenachse. Der Hypothalamus ist ein bedeutendes neuronal-anatomisches Substrat, das die Integration und physiologische Abbildung von Streß und anderen adap-
tiven Antworten des Organismus molekular kontrolliert. Der Hypothalamus steht über
neurosekretorische Neuronen selbst wieder regulativ mit Vorder- und Hinterlappen
der Hypophyse sowie autonomen präganglionären Neuronen im Hirnstamm und Rük-
kenmark in Verbindung. Oxytocin, Arginin-Vasopressin und Kortiko-Releasing-
Hormone sind nur einige neuroendokrine Botenstoffe, die diese Kommunikation ma-
teriell, also meßbar, realisieren. Kortiko-Releasing-Hormone stimulieren die Hypophyse, Adrenokortikotropin (ACTII) auszuschütten, das das Nebennierenrindensy-
stem zur Kortikolproduktion und -sekretion anregt. Kortisol selbst hemmt die Immunkompetenz des Organismus. Schon 1981 schlugen Gann et al. vor, daß psychologische Faktoren diese neuroendokrine Achse über das limbische System, das über die
Fornix zum ventralen Hypothalamus Projektionen besitzt, modulierend beeinflussen.
Die komplexe Dynamik der Regulation allein dieser Achse wird derzeit nur marginal
verstanden, da multiple molekulare Verflechtungen mit weiteren neuroendokrinen
(z.B. sympathikoadrenomedullären) Achsen bestehen und die Bedeutung von
Biorhythmizität und Altern weitere Variablen sind, deren Wertigkeit erst mit zuneh-

Hefte zu „Der Unfallchirurg", Heft 255
Kinzl et al. (Hrsg.), Diagnostik und
Therapie der posttraumatischen Osteitis
© Springer-Verlag Berlin Heidelberg 1995

mend sophistischen Methoden der Evaluierung in einem interdisziplinären Forschungsansatz erarbeitet werden kann.

Neuroendokrine Botenstoffe und Immunfunktion

Es ist „common sense", daß zwischen dem neuroendokrinen und dem Immunsystem eine bidirektionale Kommunikation existiert. Blalock et al. (1985) haben gezeigt, daß auch das Immunsystem neuroendokrin aktive Neurohormone produzieren kann. Experimentell induzierter Streß in Tiermodellen ist nicht nur mit einem Hyperkortisolismus verbunden, sondern auch mit einer numerischen Verminderung von Lymphozyten im peripheren Blut, einer frühzeitigen Involution des Thymus und einer Gewichtsabnahme von Milz und Lymphknoten. Es gibt weiter seriöse Evidenzen dafür, daß streßabhängige Hormone, wie Endorphine (Morley et al. 1985), Enkephaline (Platnikoff et al. 1985) und Prolaktin (Holaday et al. 1988) modulatorische Effekte auf das Immunsystem ausüben. Obwohl pharmakodynamisch die Dosis-Antwort-Kurven solcher Substanzen eine „bell-shaped" Form haben, kann man allgemein sagen, daß Endorphine, Enkephaline und Prolaktin auf der immunstimulierenden Seite, im Gegensatz zum immunsuppressiven Effekt von Kortikoiden, anzusiedeln sind. Es wurde postuliert, daß endogene Opioide (Endorphine und Enkephaline) die Wirkung von Kortikoiden im Streß regulativ ausgleichen und daß Prolaktin die immunsuppressive Wirkung der Glukokortikoide aufheben kann. Bernton et al. (1987) haben weiter die bidirektionale Kommunikation zwischen neuronalem und Immunsystem gestützt, indem sie zeigen konnten, daß Interleukin-1 die Sekretion von ACTH sowohl auf hypothalamischer als auch auf hypophysärer Ebene regelt. Solche klaren Ergebnisse können aber nicht darüber hinwegtäuschen, daß die Daten, die derzeit in der Literatur zur klinischen Bedeutung dieser bidirektionalen Kommunikation zwischen Neuroendokrinium und Immunsystem veröffentlicht werden, noch sehr inkonsistent sind, was nicht zuletzt an erheblichen methodischen Schwierigkeiten und inhomogenen Patientenkollektiven liegt.

Psychologische Faktoren und Immunprozesse

Es war auch lange Zeit mehr eine Glaubens- denn eine wissenschaftsempirische Frage, daß psychologische Faktoren die Ätiologie und Progression von Krankheiten, wie Infektionen, Autoimmunerkrankung und Krebs, beeinflussen. Zwei Krankheitsbilder werden zu dieser Frage wegen ihres wissenschaftlichen Modellcharakters intensiv untersucht: die Herpes-simplex-Virusinfektion und die HIV-Infektion. Eine Anzahl von Faktoren, wie UV-Strahlen, physikalisches Hauttrauma, Menstruationszyklus, aber auch emotionaler Streß werden für das Aufblühen einer Herpes-simplex-Virusinfektion verantwortlich gemacht. Oft berichten Patienten mit wiederkehrender Herpes-simplex-Infektion, daß die Läsionen besonders häufig einer Zeit nach intensiv empfundenem Streß folgen. Wissenschaftlich konnte diese Beobachtung schon früh von Friedman et al. (1977) untersucht und bestätigt werden.

Der klinische Verlauf einer HIV-Infektion ist auffallend variabel. Einige Patienten bleiben jahrelang symptomfrei, während andere Patienten sehr schnell eine Aids-Symptomatik entwickeln. Die Aids-Epidemie hat für Homosexuelle eine besondere psychologische Streßsituation geschaffen, nämlich einer Hochrisikogruppe anzugehören, die sich eine tödliche Erkrankung akquirieren kann. Die psychologische Stigmatisierung schreitet dabei fort, wenn der Verlust des Lebenspartners durch die Erkrankung eintritt, wenn sich sexuelle Praktiken und Lebensstil ändern. Es wird folgerichtig diskutiert, daß solche Kofaktoren das Immunsystem weiter kompromittieren und die virale Progression, vergesellschaftet mit dem HIV-Krankheitsbild, beschleunigen (Solomon et al. 1991).

Mehrere klinische Studien haben gezeigt, daß psychiatrische Patienten, die wegen einer primären depressiven Erkrankung hospitalisiert wurden, eine reduzierte Lymphozytenfunktion hinsichtlich einer Mitogenstimulation aufgewiesen haben (Kronfol et al. 1983). Ergebnisse der notwendigen Konfirmationsstudien (Schleifer et al. 1984, 1989) weisen in die gleiche Richtung. Evans et al. (1988) haben an einem psychiatrischen Patientenkollektiv mit depressiver Erkrankung zeigen können, daß deren periphere Lymphozyten numerisch reduziert und die Aktivität der natürlichen Killerzellen signifikant vermindert waren. Betrachtet man die neuroimmunologische Achse (Hypothalamus – Hypophyse – Nebenniere), so ist es nicht abwegig, zu argumentieren, daß psychologische Alterationen als genuine Erkrankung ihr anatomisches und funktionelles Substrat im Immunsystem finden können.

Streß – Infektion – Immunsystem

Der Einfluß von Streß auf die Inzidenz und Dauer von Infektionskrankheiten ist eine gesundheitspolitisch besonders relevante und interessante Frage. In einer häufig zitierten und gut kontrolliert durchgeführten Studie von Kasl et al. (1979) wurden psychologische Risikofaktoren zur Entwicklung einer infektiösen Mononukleose bei 1400 West-Point-Kadetten untersucht. Dabei konnten sie an 3 psychologischen Merkmalen die Kadetten unterscheiden, die eine Infektion mit klinischer Symptomatik hatten, von jenen, die lediglich einen Infektionsstifter aufwiesen. Erstere hatten einen Vater als „gesellschaftlichen Überflieger“, sie hatten weiter eine höhere Motivation, eine Militärkarriere zu machen, waren aber für akademische Berufe weniger geeignet. Diese psychologischen Faktoren korrelieren auch mit der Dauer eines Krankenhausaufenthaltes und der Höhe des EBV-Antikörpertiters. In einem laborkontrollierten Experiment konnten Broadbent et al. (1984) zeigen, daß die Virusausscheidung von Rhino- und Influenzaviren von der Persönlichkeit hinsichtlich intro- oder extrovertiert abhängig war. Clover et al. (1989) haben darüber berichtet, daß eine Infektion mit Influenza-B-Virus mit familiären Auseinandersetzungen zu korrelieren ist, ein Hinweis darauf, daß familiäre Streßsituationen eine Immunantwort negativ beeinflussen können.

Unser Verständnis zu Pathomechanismen von Infektionen wächst mehr und mehr. Daraus erwächst auch die Erkenntnis, daß der Mensch nicht einfach deshalb eine Infektionskrankheit entwickelt, weil er einen pathogenen Mikroorganismus beherbergt. Viele Faktoren interagieren zwischen dem Wirt und dem Pathogen, bis eine akute, chronische, subklinische oder blande Infektionskrankheit abläuft. Wenn man die Arbeiten der frühen 50er und 60er Jahre sowie die der späten 80er Jahre übersichtsmäßig diskutiert, wie Streß und Suszeptibilität für Infektionen zusammenhängen können, hat sich grundsätzlich die Aussage: „Es ist schwer zu generalisieren", über diesen Zeitraum nicht geändert. Es muß kritisch angemerkt werden, daß das ursprüngliche Konzept eines hyperadditiven Effekts von Streß und vermehrte Infektanfälligkeit durch Fehlsteuerungen der Hypothalamus-Hypophysen-Nebennieren-Achse experimentell nicht immer gestützt werden konnte. Diese Achse ist zwar eine bedeutende, aber keine universelle; die sympatho-adrenomedulläre Antwort ist ebenso von Bedeutung, wie umgekehrt sozio-ökonomische Faktoren eine Rolle spielen. So zeigten z.B. Ratten, die durch taktile Reize seit Geburt besonders gepflegt wurden, eine bessere Antigenantwort auf einen antigenen Stimulus, als die Tiere, die isoliert aufwuchsen. Umgekehrt waren Tiere, die in überfüllten Käfigen aufgezogen wurden, für experimentell gesetzte Infektionen erheblich mehr empfänglich als Tiere, die in angemessenen Platzverhältnissen gehalten wurden. Alle diese Beispiele zeigen, daß viele Variablen, die kaum oder nicht zu kontrollieren sind, die Wissenschaftsergebnisse hinsichtlich Streß und Infektion so beeinflussen können, daß die geforderte Reproduzierbarkeit oft nur marginal zu erreichen ist.

Osteitis und neuropsychoimmunologische Stellgrößen

Es gibt überzeugend substantiierte Literatur (McCubbin et al. 1991), die das Konzept einer bilateralen Abhängigkeit des Endokriniums und des Immunsystems stützt. Wissenschaftliche Ergebnisse weisen deutlich darauf hin, daß beide Systeme gemeinsame regulatorische Substanzen besitzen und sich kommunikativ beeinflussen. Methodologische Probleme sind zwar immer noch ein Haupthindernis, reproduzierbare Daten darüber zu bekommen, inwieweit psychologische, kognitive und emotionale Variablen endokrine Funktionen und damit auch Immunfunktionen modulieren, aber seit der grundlegenden Veröffentlichung von Ader u. Cohen (1975) hat sich die Literatur so verdichtet, daß das Bild einer psychoneuroimmunologischen Beziehung des Menschen im Gesund- und Kranksein nicht mehr weg zu diskutieren ist.

Zumindest für die chronisch rezidivierende Osteitis können nicht mehr Resistenzprobleme von Hospitalkeimen oder besondere anatomische und feingewebliche oder chirurgische Probleme alleine betrachtet wreden, sondern die soziale Unterstützung, die psychologischen und spezifischen Streßmomente der Erkrankung und die bedingte Ausgrenzung von Lebensqualität müssen ebenso kritisch hinterfragt und, wo möglich, helfend angegangen werden.

Zusammenfassung

Unser Wissen über Pathomechanismen von Infektionskrankheiten wird immer detailierter; dabei wird es auch evident, daß die Auseinandersetzung eines pathogenen Keimes mit seinem Wirt von biologischen Variablen abhängig ist, die von neuroendokrinen (Hypothalamus – Hypophyse – Nebenniere) und immunologischen bidirektionalen Verschaltungen über Neuropeptide gesteuert wird. Die Summe der Ereignisse entscheidet über einen akuten, chronischen oder blanden Verlauf einer Infektionserkrankung. Psychologische Stressoren wiederum modulieren die Aktivität des zentralen und autonomen Nervensystems über die Produktion und Sekretion von Neuropeptiden, die auch ein zelluläres Target im Immunsystem haben. Die Psychoneuroimmunologie bietet einen konzeptionellen und wissenschaftstheoretischen Ansatz, Fragen zu psychischen Entitäten im Krank- und Gesundsein zu beantworten.

Literatur

Ader R (1981) Psychoneuroimmunology. Academic Press, New York

Ader R, Cohen N (1975) Behaviorally conditioned immunosuppression. Psychosom Med 37:333–340

Bernton EW, Beach JE, Holaday JW, Smallridge RC, Fein HG (1987) Release of multiple hormones by a direct action of interleukin-1 on pituitary cells. Science 238:519–524

Blalock JE, Harbour-McMenamin D, Smith EM (1985) Pepitide hormones shared by the neuroendokrine and immunologic system. J Immunol 135:858–862

Broadbent DE, Broadbent MHP, Phillpotts RJ, Wallace J (1984) Some further studies on the production of experimental colds in volunteers by psychological factors. J Psychosom Res 28:511–5116

Clover RD, Abell R, Becker LA, Crawford S, Ramsey CN Jr (1989) Family functioning and stress as predictors of influenca B infection. J Fam Pract 28:535–539

Evans DL, Pedersen CA, Folds JD (1988) Major depression and immunity: preliminary evidence of decreased natural killer cell population. Prog Neuropsychopharmacol Biol Psychiatry 12:739–748

Friedmann E, Katcher A, Brightman V (1977) Incidence of recurrent herpes labialis and upper respiratory infection: a prospective study on the influence of biologic, social and psychologic prdictors. Oral Surg 43:873–878

Gann DS, Dallman MF, Engeland WC (1981) Reflex control and modulation of ACTH and corticosteriods. In: McGann SM (ed) Endocrine physiology, III. Univ Park Press, Baltimore

Holaday JW, Bryant HU, Kenner JR, Bernton EW (1988) Pharmacologic manipulation of the endocrine-immune axis. Prog Neuroendocinmmunol 1:6–10

Kasl SV, Evans AS, Niederman JC (1979) Psychological risk factors in the development of infectious mononucleosis. Pschosom Med 41:445–449

Kronfol Z, Solva JR, Greden J, Dembinski S, Gardner R, Carroll B (1983) Impaired lymphocyte function in depressive illness. Life Sci 33:241–247

McCubbin JA, Kaufmann PG, Nemeroff CB (1991) Stress, neuropeptides and systemic disease. Academic Press, San Diego

Morley JE, Kay N, Allen J, Moon T, Billington CJ (1985) Endorphins, immune function and cancer. Psychopharmacol Bull 21:485–488

Platnikoff NP, Murgo AJ, Miller GC, Corder CN, Faith RE (1985) Enkephalins: immunomodulators. Fed Proc 44:118–122

Schleifer SJ, Keller SE, Meyerson AT, Raskin MJ, Davis KL, Stein M (1984) Lymphocyte function in major depressive disorder. Arch Gen Psychiatry 41:484–486

Schleifer SJ, Keller SE, Bond RN, Cohen J, Stein M (1989) Major depressive disorder and immunity. Arch Gen Psychiatry 46:81–87

Solomon GF, Kemeney ME, Temoshok L (1991) Psychoneuroimmunologic aspects of human immunodeficiency virus infection. In: Ader R, Felten DL, Cohen N (eds) Psychoneuroimmunology II. Academic Press, Orlando

Zänker KS (1991) Kommunikationsnetzwerke im Körper. Psychoneuroimmunologie – Aspekte einer neuen Wissenschaftsdisziplin. Spektrum Akademischer Verlag, Heidelberg

Diskussion

Die Unfallchirurgie nimmt in der Behandlung von Entzündungen insofern eine Sonderstellung ein, als deren Infektionen eine besonders breite Palette von Erscheinungsbildern aufweisen, nämlich von der asymptomatischen Kontamination einer aseptischen Operationswunde oder frischen offenen Frakturen über die Sekundärbesiedelung einer eigentlich keimfreien, aber schwer geschädigten Wunde, über den klassischen Wundabszeß, bis hin zur foudroyanten aeroben bzw. anaeroben Mischinfektion einer chronisch sklerosierenden Osteitis.

Der Übergang einer nichtinfizierten in eine infizierte Wunde unterliegt wechselseitigen Beeinflussungen infektfördernder Faktoren, wie örtlicher Wirtsschädigungen, fehlender oder eingeschränkter humoraler bzw. zellulärer Abwehr, sowie der unterschiedlichen Aggression des eingebrachten Inokulums.

Das pathomorphologische Bild der exogenen Osteitis ist vielseitig. Eine Korrelation zwischen der Morphologie und bestimmten Erregern besteht nicht und scheint ausschließlich abhängig von den differenzierten Stadien der Entzündung unter besonderer Berücksichtigung der Bedingung im Knochengewebe.

Primär dominiert histologisch die vaskuläre Dilatation und Permeabilität mit Hyperämie und Exsudation von Serum sowie polymorphkernigen Leukozyten in den umgebenden Markraum.

Durch die Vermehrung von Eiter und flüssigem sowie zellulärem Exsudat steigt der Druck in der Markhöhle, wodurch die Gefäßversorgung und die Drainage des Knochens weiter reduziert werden. Über Knocheninfarkte entwickeln sich dann letztlich ausgedehnte ossäre Nekrosen als eindrücklichstes morphologisches Substrat der posttraumatisch entstandenen pyogenen Osteitis.

Die vier, seit langem definierten klassischen Erscheinungsformen der Osteitis berücksichtigen das Nebeneinander von exsudativen und produktiven Vorgängen und lassen bedingt Rückschlüsse auf deren klinische Verläufe zu.

Für die Zukunft ist zu hoffen, daß eine genaue biologische phänotypische Analyse der beteiligten Entzündungszellen, insbesondere der Leukozyten und Makrophagen, uns zusätzliche prospektive Parameter in die Hand geben wird, die vielleicht zur Klärung der Ursachen für eine Chronifizierung bzw. Reaktivierung einer Osteitis beitragen werden.

Neben mechanischen Faktoren (lokale Instabilität, Durchblutungsstörungen) und toxischen Einflüssen der Infektionserreger, gelten heute auch Störungen der Immunabwehr als gesicherte Verursacherprinzipien. Die humoralen Immunmechanismen er-

Hefte zu „Der Unfallchirurg", Heft 255
Kinzl et al. (Hrsg.), Diagnostik und
Therapie der posttraumatischen Osteitis
© Springer-Verlag Berlin Heidelberg 1995

fahren ihre Moderation wahrscheinlich durch Makrophagen, indem diese die erkannten und phagozytierten Antigene auf ihrer Zelloberfläche den Lymphozyten präsentieren und durch eine Vielzahl von sezernierten Mediatoren die spezifische Immunantwort regulieren.

Eine reduzierte Abwehrleistung als mögliche Ursache für die Chronizität eines Knocheninfektes ließe sich u.a. immer dann auslösen, wenn die Kooperation zwischen Makrophagen und T-Lymphozyten gestört wäre.

Leider haben aktuelle Untersuchungen über die Störung der spezifischen humoralen Immunität beim posttraumatischen Knocheninfekt bisher sehr uneinheitliche Ergebnisse geliefert, was insbesondere für die makrophagenabhängigen Zytokine IL-6 und TNF-α zutrifft.

Ähnlich uneinheitlich werden derzeit die quantitativen und qualitativen Veränderungen der ortsansässigen, dem Osteitisherd unmittelbar benachbart liegenden immunkompetenten Zellpopulationen beschrieben. Ihre Interaktionen regeln wahrscheinlich insbesondere das Arachidonsäurestoffwechselprodukt Prostaglandin (PGE$_2$), die Interleukine sowie der freie Interleukin-2-Rezeptor.

Gesamtheitlich scheint bei der Osteitis eine lokale Dysbalance des Immunsystems mit ausgeprägter Makrophagenkonzentration und konsekutiver Prostaglandinfreisetzung, die sich in einer systemischen Erhöhung äußert, vorzuliegen.

Letztere setzt offensichtlich mehrere pathophysiologische Mechanismen in Gang, die über eine Vasodilatation mit Erhöhung des itnraossären Druckes zu weitere Sequestrierung führen und deren Pathomechanismus wahrscheinlich nicht mehr reversibel sein kann.

Daß Entzündungsvorgänge, einschließlich der am Knochen, auch eine Wurzel in einer psychoneuralen Immunachse haben können, wird derzeit zwar nur marginal verstanden, scheint aber durch ACTH-bedingte Steuerung der Kortisonausschüttung mit Hemmung der Immunkompetenz des Organismus sehr wahrscheinlich. Gegenläufig, d.h. immunstimulierend, wirken die streßabhängigen Hormone Endorphine, Enkephalin sowie Prolaktin. Letztgenannte, wegen methodischer Schwierigkeiten noch nicht ganz abgesicherte Beobachtung macht jedoch evident, daß die Auseinandersetzung eines pathogenen Keimes mit seinem Wirt vordergründig zwar von biologischen Variablen abhängig ist, andererseits aber von neuroendokrinen und immunbiologischen direktionalen Verschaltungen über Neuropeptide gesteuert werden könnte. Die Summe der Ereignisse würde dann über eine akuten, chronischen oder blanden Verlauf einer ossären Infektion entscheiden.

Teil II

Diagnostik

Klinische und laborchemische Parameter in der Behandlung der posttraumatischen Osteitis

R. Neugebauer

Krankenhaus der Barmherzigen Brüder, Prüfeninger Straße 86, D-93049 Regensburg

Entstehung und begünstigende Faktoren

Um das Auftreten einer Wundinfektion zu verhindern oder rechtzeitig zu erkennen, ist es besonders wichtig, die die Entstehung von Wundinfektionen begünstigenden Faktoren zu kennen. Neben dem lokalen Gewebetrauma, das durch Kontusion zu Nekrosen führt, ist das posttraumatische bzw. postoperative Hämatom als Wegbereiter zu einer manifesten Wundinfektion anzusehen. Durch den erhöhten Gewebedruck kommt es weiterhin zu Durchblutungsstörungen mit Permeabilitätsveränderungen, die zum Ödem führen und letztendlich das Bakterienwachstum begünstigen. Da ca. 20% aller Hämatome mit Bakterien kontaminiert sind, führt dies ohne frühzeitige chirurgische Therapie mit Ausräumung und Drainage häufig zur manifesten Infektion. Als Sonderform und begünstigender Faktor einer Knocheneiterung gilt das postkontusionelle periostale Hämatom, dessen Diagnose im klinischen Alltag Schwierigkeiten bereitet. Ebenso ist das Polytrauma als Risikofaktor zur Entstehung einer Wundinfektion, wie etwa die offene Fraktur zu sehen, da es immer zur Kontamination des Gewebes mit Bakterien kommt. Auch die Abwehrlage der Patienten, besonders bei jenen mit geschwächtem Immunsystem, spielt eine erhebliche Rolle. Ebenso wie das Vorhandensein anderer Infektlokalisationen, da es bei zufälligem Zusammentreffen von traumatisiertem Gewebe über die Blutbahn zu einer Entzündung mit pathogenen Keimen an der geschädigten Extremität kommen kann. Dem Erkennen, der frühzeitigen Therapie sowie den prophylaktischen Maßnahmen zur Verhinderung von Keimvermehrung im geschädigten Gewebe muß Priorität gegeben werden, um die Katastrophe einer manifesten Wundinfektion zu verhindern.

Akute posttraumatische Osteitis

Die Klinik der akuten Osteitis kann sehr dramatisch verlaufen: Während bei normaler Wundheilung sich die postoperativ oder posttraumatisch geschädigten Weichteile am 3. bis 5. Tag beruhigen und sich das postoperativ aufgetretene Fieber wieder normalisiert, gestaltet sich die Fieberkurve bei der akut auftretenden Osteitis unruhig oder subfibril. Im Bereich der Wunde zeigt sich vermehrte oder anhaltende seröse Sekretion, die eitrig werden kann. Bei dramatischem Verlauf sind die Hauptsymptome der Entzündung, wie Calor, Rubor, Dolor, Tumor und Functio laesa im Vordergrund,

Hefte zu „Der Unfallchirurg", Heft 255
Kinzl et al. (Hrsg.), Diagnostik und
Therapie der posttraumatischen Osteitis
© Springer-Verlag Berlin Heidelberg 1995

müssen jedoch nicht immer voll ausgeprägt sein, insbesondere dann, wenn sich nach postoperativen Zuständen oder Injektionsbehandlungen die Infektionen in den tiefen Schichten entwickelt und ausbreitet. Die subkutanen Schichten zeigen oft reizfreie Strukturen. Differentialdiagnostisch ist es sehr schwierig, zwischen physiologischer Wundheilung und postoperativem Reizzustand zu unterscheiden, insbesondere bei der heute üblichen frühfunktionellen Nachbehandlung. Immobilität als Folge der Schmerzen ist ebenso als Frühsymptom zu werten, wie eine bestehende Instabilität, die auch als prädisponierenden Faktor zu sehen ist. Neben der klinischen Symptomatik können laborchemische Parameter Hinweise auf manifeste Infektionen geben.

Blutkörpersenkungsgeschwindigkeit (BSG) mit massiver Erhöhung in der 1. Stunde sowie eine Erhöhung der Leukozyten und der Entzündungsparameter CRP und PMN-Elastase erhärten die Diagnose eines akuten Infektes und beschleunigen die Indikation zum chirurgischen Handeln. Während jedoch die BSG im akuten Stadium fast immer massiv erhöht ist, kann die Leukozytose fakultativ auftreten, wogegen CRP und PMN-Elastase als Zeichen des Frühinfektes in der Regel immer einen massiven Anstieg zeigen [5, 12].

Klinische Symptomatik

1. Fieber   (Calor)
2. Rötung   (Rubor)
3. Schmerz   (Dolor)
4. Schwellung   (Tumor)
5. Instabilität
6. Immobilität

Chronisch posttraumatische Osteitis

Die chronische posttraumatische Osteitis kann in zwei Formen auftreten:

1. als chronisch aggressive Osteitis,
2. als chronisch blande Osteitis mit Fistelbildung.

Die posttraumatische Osteitis wird als schwerwiegendste Komplikation in der Folge von Operationen am Knochen vom Unfallchirurgen und Orthopäden betrachtet. Für den Patienten ist die Wundinfektion stets eine folgenschwere und den gesamten Operationserfolg in Frage stellende Komplikation [1, 2]. Als Entzündung kann man alle exsudativen und proliferativen Vorgänge im betroffenen Gewebe verstehen. Sie können durch unterschiedliche Ursachen ausgelöst werden. Das Auftreten einer Wundinfektion bedeutet den Zusammenbruch der örtlichen Infektabwehr gegenüber einer massiven Keimvermehrung. Conditio sine qua non ist deshalb für den Wundinfekt das Vorhandensein von pathogenen Keimen. Je nach Virulenz der Bakterien und der Abwehrlage des Patienten vermehren sich die pathogenen Mikroorganismen an der Eintrittspforte, was sekundär zur Destruktion von ortsständigem Gewebe und zur Bildung von Nekrosen und Eiter führt. Ein langwieriger, manchmal lebenslanger Verlauf, der zu unheilbaren Dauerschäden durch chronische und rezidivierende akute Schübe der Knocheneiterung hervorrufen kann.

Die Frührevision bei sich anbahnenden Infektionen wird als wirksamstes Mittel gegen bleibende Schäden und zur Verhinderung von drohenden Katastrophen angesehen. Die Differenzierung zwischen den einzelnen Stadien und der sich anbahnenden manifesten Infektion ist schwierig und mit den uns heute zur Verfügung stehenden Mitteln und Möglichkeiten im klinischen Alltag nicht sicher möglich. Da Früherkennung und sofort einsetzende Therapie das Auftreten von septischen Wundkomplikationen minimieren, müssen schon beim geringsten Verdacht auf eine Störung der physiologischen Wundheilung alle therapeutischen Hilfsmittel zum Einsatz kommen.

Dabei handelt es sich bei Entstehung einer bakteriellen posttraumatischen Osteitis um ein multifaktorielles Geschehen. Es ist nicht nur ein hygienischbakteriologisches, sondern auch ein individuell biologisches Problem aufgrund des Gewebetraumas, der Druchblutungsverhältnisse und des Allgemeinzustandes des Individuums. Voraussetzungen für jede Infektion ist jedoch das Vorhandensein von pathogenen Keimen. Für den klinischen Alltag läßt sich die posttraumatische Osteitis in verschieden Formen unterteilen.

Allgemeine Krankheitszeichen wie Fieber und Schmerz treten bei diesen Formen nicht auf, es sei denn, es handelt sich um den Beginn einer akuten Exazerbation, die den Patienten zum Arzt führt.

Chronisch aggressive Osteitis

Die chronisch aggressive Form geht mit Fistelung, starker Sekretabscheidung und schneller Zerstörung des Knochens einher. Instabilitäten und liegendes Osteosynthesematerial unterhalten dabei die hohe Sekretionsmenge. Aufgrund mehrerer vorausgegangener operativer Eingriffe sind die Weichteile häufig vernarbt und durchblutungsgestört. Störend wird vom Patienten lediglich die hohe Sekretionsmenge empfunden. Das subjektive Gesamtbefinden ist in der Regel nicht beeinträchtigt.

Laborchemisch lassen sich im Blutbild nur wenige entzündlich Veränderungen erkennen. Im Wundsekret gelingt fast in allen Fällen der Nachweis pathogener Keime und einer erheblichen Anzahl von Leukozyten. Die BSG ist mäßig bis stark erhöht, in seltenen Fällen im Normbereich. Im Röntgenbild sind Implantatlockerung und Instabilität sowie Knochensequester erkennbar. Im übrigen wird der Interpretation des Röntgenbefundes bei längeren Verläufen mit Verdichtungen der Knochenstruktur und einem Wechsel mit zystischen Aufhellungszonen große Bedeutung zugemessen. Die Inaktivitätsosteoporose der umgebenden Skelettabschnitte deutet auf eine Minderbelastung der Extremität hin [2].

Chronisch blande Osteitis mit Fistelbildung

Die blande verlaufende posttraumatische Osteitis mit Fistelbildung ist gekennzeichnet durch eine geringe Sekretionsmenge. Der Patient gibt kaum Beschwerden an. Häufig ist nur eine Fistelöffnung mit sonst ruhigen Weichteilverhältnissen vorhanden.

Gelegentlich sieht man starke Narbenbildung mit Durchblutungsstörungen und oberflächliche Ulzerationen bei instabiler Narbe.

Laborchemisch sind Veränderungen im Blutbild und bei der BSG kaum zu registrieren. Das Röntgenbild zeigt meist stabilen Knochen mit völligem Durchbau der Fraktur. Ein Sequesternachweis gelingt in den meisten Fällen, die Indikation zur Operation wird in allen Fällen bei erkennbaren Ursachen der Osteitis, wie Fistelung, Knochensequester, liegendes Metall und Instabilität mit dem Ziel der Herdsanierung gestellt. Bestehen Fisteln über mehrere Jahre, muß auch mit der Entstehung eines Malignoms gerechnet werden. Hier besteht auch die Indikation zur Operation, um einen Tumor auszuschließen.

Klinische Symptomatik bei der chronischen Osteitis

1. Fistel
2. Schlechte Weichteile
3. Instabilität
4. Wenig Entzündungszeichen
5. Keine Allgemeinerkrankung

Laborchemische Diagnostik

Zur Beurteilung und zum Erkennen der Aggressivität einer posttraumatischen Osteitis werden neben der klinischen Diagnostik die laborchemischen Parameter, wie BSG, Leukozytenzahl, C-reaktives Protein und PMN-Elastase, herangezogen.

Die BSG ist in erster Linie abhängig von der Zunahme des Fibrinogens und der Globuline auf Kosten der Albumine. Solche Verschiebungen der Plasmaproteine können nicht nur bei entzündlichen Prozessen, sondern auch bei vielen anderen pathologischen Zuständen, am ausgeprägtesten bei Tumoren mit Gewebezerfall und den pathogenetisch noch ungenügend abgeklärten Dysproteinämien, vorkommen. Man muß sich der Tatsache bewußt sein, daß es bei der Beurteilung einer erhöhten Senkungsreaktion im Verlauf der posttraumatischen Osteitis fast immer zu einer erhöhten Wirtsreaktion kommt. Insbesondere im Verlauf des postoperativen Geschehens ist mit Änderungen und Zunahme einer bereits durch den Unfallschaden und das postoperative Trauma mäßig erhöhten Senkung zu rechnen. Bei Hinweisen auf das Vorliegen einer Infektion ist immer zu bedenken, daß eine Änderung der Senkungsgeschwindigkeit einer Anlaufzeit von ca. 30 h bedarf, um krankhafte Werte anzuzeigen. Andererseits hängt die Senkungsbeschleunigung im krankhaften Geschehen oft wochenlang nach, was besonders bei der Beurteilung der Senkungswerte in der Ausheilungsphase beachtet werden muß.

Im Verlauf einer chronischen Osteitis ist die Senkungsreaktion in der Regel mäßig erhöht, Anstiege im Verlauf der Erkrankung weisen auf subakute Zustände mit Aktivitäten am Fokus und möglicherweise Exazerbation der Osteitis hin.

Leukozyten

Eine Leukozytose findet sich i. allg. bei allen bakteriellen Infektionen mit und ohne umschriebene Eiterbildung durch Staphylokokken, Streptokokken, Pneumokokken, Enterokokken, Coli usw. Das Fehlen der Leukozytose zeigt eine leichte Form oder auch ein besonders schweren toxischen Verlauf an. Es ist zu bedenken, daß Leukozytosen mit Linksverschiebung für eine Osteitis nicht obligat sind. Bei Erhöhung sollte immer an das Vorliegen anderer, nichtinfektiöser Erkrankungen gedacht werden, wie z.B. Herzinfarkt, Tumoren etc. Bei chronisch verlaufenden Formen der posttraumatischen Osteitis findet sich in der Regel keine Leukozytose.

C-reaktives Protein

Auf Verletzungen oder Infektionen reagieren alle Primaten durch eine Akutphasereaktion mit dem Ziel, den gestörten homöostatischen Zustand des Gesamtorganismus wiederherzustellen. Das C-reaktive Protein ist das wichtigste und am besten bekannte Akutphaseprotein [9]. Es macht als Opsonin nekrotische Zellverbände und Bakterien

	Datum	CRP	Leuko x 1000	BKS 1 h Wert	Temp in ° C
OP	08.07.1993	19,5	10,1	48	39
(Ausräum.	16.07.1993		9,9		37,2
Fix. Lappen)	19.07.1993	15,9	8	100	37,2
	26.07.1993	1,5	5,7	28	36,8
	02.08.1993	0,3	3,7	11	36,8

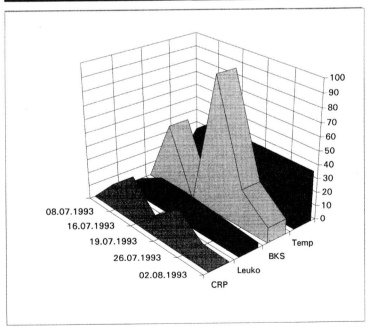

Abb. 1. Verlauf der Entzündungsparameter bei Unterschenkelosteitis mit Sanierung

dem unspezifischen körpereigenen Abwehrsystem zugänglich. Die Synthese in den Hepatozyten wird durch eine Reihe von Mediatoren (Interleukin 6, Interleukin 1, Tumornekrosefaktor α, Interferon γ) aus den verschiedensten, an einer Entzündung beteiligten Zellen (Lymphozyten, Makrophagen, Fibroplasten und Endothelien) stimuliert.

Durch den schnellen Anstieg bereits wenige Stunden nach eingetretener Gewebeschädigung, seine kurze Halbwertszeit von 24 h und die erhebliche Konzentrationssteigerung nach Stimulation – bis zum Tausendfachen bei schweren Infektionen – eignet sie sich besonders dazu, den Ablauf der Akutphase repräsentativ zu erfassen (Abb. 1).

PMN-Elastase

Bei akuten entzündlichen Prozessen kommt den neutrophilen Granulozyten (PMN) eine zentrale Effektorrolle zu. Im wesentlichen dienen ihnen als Wirkstoffe aktive Sauerstoffradikale und Enzyme, mit denen sie körperfremdes Material (eingedrungene Mikroorganismen) zerstören können. Die extrazellulär freigesetzten Granulainhaltsstoffe bestehen z.B. aus der Proteinase Elastase, deren Oxidationsenzym Myeloperoxidase, sowie aus reaktiven Sauerstoffbindungen und Folgeprodukten, z.B. Malondialdehyd (MDA) [6]. Werden diese Wirkstoffe kontrolliert abgegeben, können sie den Organismus selbst durch Oxidation und Proteolyse schädigen. Eine übermäßige Aktivierung der PMN-Elastase in der Blutbahn des Menschen als Folge eines Traumas führt zu einer erhöhten Adhärenz dieser Zellen in engen Kapillarbereichen und ruft die Abgabe der aktiven Sauerstoffradikale und proteolytischen Enzyme hervor, was einen Endothel- und Organschaden zur Folge haben kann. Damit die lysosomalen Proteasen ihre zerstörerische Wirkung nicht auf körpereigene Proteine ausdehnen können, werden die Enzyme in der Blutbahn sofort durch entsprechende Inhibitoren gehemmt. So kommt die PMN-Elastase im peripheren Blut zu 90% als α-1-Proteinase-Inhibitor und zu etwa 10% an α-2-Makroglobulin gebunden vor [7]. Diese Form läßt sich laborchemisch erfassen [10].

Damit läßt sich die PMN-Elastase als Marker zur Verlaufskontrolle einer Per-priman- und Per-sekundam-Wundheilung verwenden [14].

Diskussion

Die Prognose einer Wundinfektion ist abhängig vom Zeitpunkt der Diagnosestellung. Nach wie vor gilt die Früherfassung einer Infektion, die entsprechende sofortige Interventionen mit chirurgischer Ausräumung und die Drainage als sicherstes Mittel zur Verhütung von weitergehenden Schäden und der Chronifizierung von Osteitiden. Insbesondere müssen die Wegbereiter der Infektion, wie Gewebenekrosen und Hämatome, rechtzeitig erkannt und behandelt werden. Die Diagnose ergibt sich immer noch aufgrund der ca. 2000 Jahre alten klinischen Diagnostik: Calor, Rubor, Dolor, Tumor, Functio laesa. Neben der Diagnose des Lokalbefundes ergibt sie sich zusammen mit den entsprechenden laborchemischen Begleitphänomenen [2–4, 11, 13].

Insbesondere bei subfazial gelegenen, tiefen Infektionen können sich die entsprechenden klinischen Zeichen erst spät entwickeln und sogar ganz fehlen. Hier geht viel Zeit bei verzögerter Diagnosestellung verloren. Laborchemische Parameter können Hinweise zum Vorliegen einer Infektion geben, klinische Verdachtsmomente erhärten und somit zur chirurgischen Intervention führen. Neben der ursprünglichen Verletzung wird das Operationstrauma eine weiterer Reiz zur Auslösung der Akutphasereaktion darstellen („Postaggressionssyndrom"), die bei unkompliziertem Wundheilungsverlauf mit Einsetzen der reparativen Vorgänge gesetzmäßig abklingt [8, 9]. Damit ist der Entwicklung und dem Verlauf der laborchemischen Parameter in der postoperativen Phase der Behandlung von Gliederverletzungen und den angewandten Operationsverfahren besonderes Augenmerk zu schenken.

Verhalten der Laborparameter bei der akuten Osteitis

Blutkörperchensenkungsgeschwindigkeit	↑
Leukozyten	↑
C-reaktives Protein	↑
PMN-Elastase	↑

Entscheidend ist, daß entsprechende Ausgangswerte vorliegen, die im unmittelbar postoperativen Verlauf kontrolliert werden, um aussagekräftige Indizien für die Entwicklung einer Infektion zu bekommen (Abb. 2). Dies um so mehr, da es auch hier keine 100%ig verläßlichen Kriterien gibt. Die laborchemischen Parameter zeigen sich wenig spezifiziert und können bei anderen Erkrankungen mit erhöht sein.

Die BSG eignet sich für längeres Monitoring und den Verlauf der akuten Osteitis. Im Verlauf der chronischen Osteitis ist sie in der Regel mäßig erhöht und steigt bei akuter Exazerbation an. Bei ruhender oder beruhigter Osteitis kann sie im Normbereich liegen. Die Leukozytenanzahl ist ein sehr unzuverlässiges Zeichen für eine bestehenden Infektion und ist bei der chronischen Osteitis in der Regel nicht erhöht.

Verhalten der Laborparameter bei chronischer Osteitis

Blutkörperchensenkungsgeschwindigkeit	(↑)
Leukozyten	normal
C-reaktives Protein	(↑)
Erregernachweis	positiv

Die Akutphaseproteinämie, CRP und PMN-Elastase sind sehr empfindliche Indikatoren auf Wundheilungsstörungen und eignen sich in beschränktem Maß für ein Wundmonitoring postoperativer Zustände. Es muß jedoch festgestellt werden, daß trotz der zunehmenden Sicherheit des laborchemischen Monitoring der Wundheilung nach wie vor dem klinischen Bild der höchste Stellenwert in der Diagnose einer akuten posttraumatischen Osteitis gegeben werden muß. Laborchemische Parameter sind nach wie vor Hilfsmittel, die bei der postoperativen posttraumatischen akuten Osteitis wertvolle Hinweise über die Aktivität einer Infektion geben. Unter diesen Aspekten

	Datum	CRP	Leuko x 1000	BKS 1 h Wert	Temp in ° C
OP	28.06.1993	0,2	6,5	11	36,5
	30.06.1993	8,8	10,4		38
	01.07.1993	6,5	7,7		37,3
	05.07.1993	2,8		52	38,8
Revision	09.07.1993	2	12		38,8
(Hämatom)	10.07.1993	11,6	11,1	80	38,5
	20.07.1993	1,8	7,4	64	38,4
Revision	24.07.1993		8,2	73	39,3
(Hämatom)	26.07.1993	9	8,6		38,8
	02.08.1993	0,8	8	60	38,3
	09.08.1993	0,7	6,8	58	37,3
	17.08.1993	1	5,6	53	37,5
	23.08.1993	0,9	4,8	55	37,2

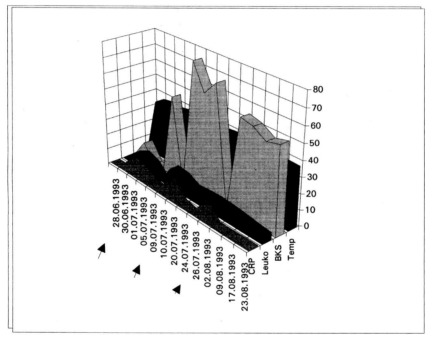

Abb. 2. Verlauf der Entzündungsparameter nach infiziertem Hüftprothesenwechsel mit mehr-
maliger Intervention (→) und Infektberuhigung

bleibt das frühzeitige klinische Erkennen und rechtzeitige Handeln bei Auftreten von
Infektzeichen und Wegbereitern der Osteitis, wie z.B. einem Hämatom, die wichtigste
Aufgabe des Chirurgen. Nur dadurch können Infekte vermieden und eine normale
Knochenbruchheilung erreicht werden.

Zusammenfassung

Die posttraumatische Osteitis ist nach wie vor die schwerwiegendste Komplikation in
der operativen Frakturbehandlung und Knochenchirurgie. Im postoperativen Verlauf

tritt nach 4–5 Tagen eine Beruhigung der Weichteile ein. Kommt es dennoch zu Persistenz der Entzündungszeichen, so muß frühzeitig die Diagnose Infektion gestellt werden, um rechtzeitig intervenieren zu können. Prodromi und begünstigende Faktoren für die Infektausbreitung müssen erkannt und behandelt werden. Nach wie vor spielt die klinische Diagnostik in der Behandlung der akuten posttraumatischen Osteitis die entscheidende Rolle. Durch frühzeitige chirurgische Intervention können Rezidive und Chronifizierung vermieden werden.

Die chronische Osteitis verläuft in zwei Formen, der chronisch aggressiven Form mit massiver Sekretion und der chronisch blanden Form mit häufig sehr schlechter Weichteilsituation und Durchblutungsschäden. Wichtig ist auch hierbei, daß bei der Sanierung sämtliches nekrotisches Gewebe entfernt und durch gesundes durchblutetes Gewebe ersetzt wird.

In der Diagnostik spielen die Laborparameter wie BSG, Leukozytose, CRP und PMN-Elastase eine richtungsweisende Rolle, um bei unklaren klinischen Verläufen die Diagnose Wundinfektion sichern zu können. Dabei ist es wichtig, Ausgangswerte zu bestimmen und Verläufe zu kontrollieren. Die Akutphaseproteine (CRP und PMN-Elastase) können zum Wundmonitoring benutzt werden. Die Leukozytose ist sehr ungenau. Die BSG gibt wertvolle Hinweise, ist jedoch als Monitoring nur über längere Zeiträume nützlich.

Literatur

 1. Burri C (1979) Posttraumatische Osteitis. Huber, Bern Stuttgart Wien
 2. Burri C, Neugebauer R (Hrsg) (1990) Infektionen von Knochen und Gelenken. 2. Aufl Huber, Bern Stuttgart Toronto
 3. Gerngroß H, Burri C, Rübenacker S, Löster R (1989) Inzidenz und Verlauf von lokalen Frühkomplikationen nach Operationen am Bewegungsapparat (zweite Mitteilung). Unfallchirurg 92:515
 4. Hierholzer G, Hax HP (1987) Behandlung der posttraumatischen Infektion. Chirurg 58:694
 5. Hofer HP, Kokovetz E, Petek W et al. (1993) Biochemisches Wundmonitoring. Die PMN-Elastase bei unterschiedlichen Heilungsverläufen nach unfallchirurgisch-orthopädischen Eingriffen. Unfallchirurg 96:292–298
 6. Jochum M, Fritz H, Nast-Kolb D, Inthorn D (1990) Ganulozyten-Elastase als prognostischer Parameter. Dtsch Ärztebl 87:19
 7. Küster M (1989) Moderne Aspekte der Entzündungsdiagnostik. mta 4:285
 8. Kushner I (1982) The phenomenon of acute phase response. Ann NY Acad Sci 389:39 (Themenheft „C-reaktives Protein")
 9. Pepys MB (1981) C-reactive protein fifty years on. Lancet I:653
10. Rahn HD, Kopfmüller K, Menke H, Schauwecker F, Picard-Maureau A, Knapp U (1987) Früherkennung einer Wundinfektion durch Bestimmung des Lysozym-Gehaltes im Wundsekret. Hefte Unfallheilkd 189:160–163
11. Roesgen M, Hierholzer G, Hax P-M (1989) Post-traumatic osteomyelitis – pathophysiology and management. Arch Orthop Trauma Surg 108:1
12. Waleozek H, Kozianka J, Everts H (1991) Das C-reaktive Protein zur Früherkennung postoperativer Infektionen nach Knochenoperationen. Chirurg 62:866–870
13. Willenegger H (1970) Klinik und Therapie der pyogenen Knocheninfektion. Chirurg 41:215
14. Windeler J, Trampisch HJ (1992) Methoden medizinischer Forschung. Arthroskopie 5:146–156

Stellenwert der bildgebenden Verfahren unter besonderer Berücksichtigung der Kernspintomographie

J. M. Friedrich

Radiologische Universitätsklinik Ulm, Robert-Koch-Straße 8, D-89081 Ulm

Der posttraumatische Knocheninfekt entspricht einer schwerwiegenden Komplikation, die die Prognose der primären Läsion erheblich zu kompromittieren vermag. Das Knochengewebe ist besonder gefährdet, die Läsionen durchaus schwer zu behandeln. Um so wichtiger erscheint die frühzeitige Diagnose der Osteomyelitis im Hinblick auf eine frühzeitige gewebeschonende Therapie.

Derzeit stehen zahlreiche bildgebende Verfahren zur Verfügung, die eine differenzierte Abklärung der verdächtigen Regionen ermöglichen:

- die Übersichtsaufnahme in 2 Ebenen,
- die konventionelle Tomographie
- die Computertomographie,
- die Kernspintomographie.

Damit wird in der Regel eine Treffsicherheit zwischen 80 und 90% bei der Osteomyelitis erreicht [10].

Was bringt die konventionelle Radiographie?

Sie ist nach wie vor die Standardtechnik, die zur Abklärung von knöchernen Befunden primär einzusetzen ist. Sie ist kostengünstig und leicht verfügbar. Sie ist auch aussagekräftig, indem sie eine Demineralisation nachweisen kann, die häufig als erstes Zeichen bei Osteitis bzw. Osteomyelitis vorliegt. Sie ist in der Lage, die kortikale Destruktion sensitiv zu erkennen und zu lokalisieren. Die periostale Reaktion vermag eine beginnende Osteitis frühzeitig zu erkennen. Liegt die Osteitis in einem flachen Knochen, der leicht darstellbar ist und keine Probleme bezüglich Überlagerung bzw. schwankende Dichten aufweist, ist die Diagnose sensitiv und früh zu stellen, wie z.B. bei einem Panaritium (Abb. 1), das hervorragend anhand der Übersichtsradiographie in 2 Ebenen diagnostiziert werden kann.

Bei Prozessen an größeren und dichteren Knochen, v.a. am Becken, an der Wirbelsäule und an den Gliedmaßen, mag die konventionelle Übersicht ihre Grenzen gefunden haben. In diesen Lokalisationen sind weniger als 5% der Osteitiden primär im Röntgenbild auffällig, 1/3 nach 1 Woche, und zwischen der 3. und der 8. Woche werden somit 90% positive Befunde gesehen [10, 11].

Hefte zu „Der Unfallchirurg", Heft 255
Kinzl et al. (Hrsg.), Diagnostik und
Therapie der posttraumatischen Osteitis
© Springer-Verlag Berlin Heidelberg 1995

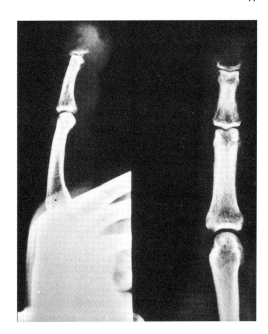

Abb. 1. Panaritium im Bereich der End-
phalange des 2. Strahles mit Osteitis.
Mit Ausnahme der Basis der Endpha-
lange ist diese durch den entzündlichen
Prozeß fast vollständig destruiert

Als Folge von Frakturen und Weichteilinfekten wird gelegentlich in der Peripherie des Knochens eine ausgedehnte entzündliche infektiöse Läsion im Sinne einer lamellären Periostose gesehen (Abb. 2). Das Periost zeigt eine wellige Deformierung mit gelegentlicher Abhebung und Verknöcherung im Sinne des chronisch entzündlichen Prozesses entlang des Knochenschaftes. Im Rahmen eines intraossären Entzündungsprozesses wird v.a. die osteolytische Komponente in den Vordergrund treten, die nach Knochendicke und Ausdehnung der Osteolyse früher bzw. später nachzuweisen ist (Abb. 3). Im Markraum kann sich aus einer umschriebenen Osteitis eine Knochenmarkphlegmone entwickeln, deren Behandlung sich wesentlich komplexer gestaltet. Dabei kommt es zu einer Ausfüllung des Markkanals, der multiple Krypten, die kleinen intraossären Abszessen entsprechen, aufweist (Abb. 4 a). Im Falle einer Beteiligung der Weichteile und der Äußerung einer Fistel ist die Fistelfüllung in der Lage, die Ausdehnung des entzündlichen Prozesses gut zu dokumentieren (Abb. 4 b).

Bei chronisch entzündlichen Prozessen des Knochens kommt es recht häufig zur Nekrotisierung einzelner Knochenanteile, die sich dann vom übrigen perfundierenden Knochen absondern und als Sequester in der interossären Abszedierung nachzuweisen sind (Abb. 5 a). Vor allem die Tomographie ist in der Lage, solche Sequester sensitiv zu erkennen, und sie führt somit zur Diagnose (Abb. 5 b).

Computertomographie

Seit ca. 15 Jahren wird die Computertomographie vermehrt zur Knochendiagnostik eingesetzt. Sie ist sensitiver als die konventionelle Radiologie, weil sie eine bessere Dichteauflösung erlaubt. Kortikale Destruktionen, periostale Reaktionen und auch

48

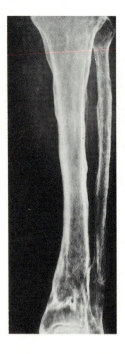

Abb. 2. Zustand nach distaler Tibia- und Fibulafraktur. Periossä-
rer bzw. periostaler entzündlicher Prozeß im Sinne einer lamellären Periossitis

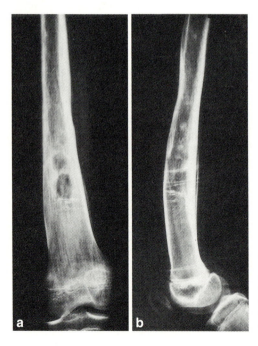

Abb. 3 a, b. Femurschaftosteitis mit
Markphlegmone, erkenntlich durch die
Dichteminderung des Knochenmarks,
die umschriebenen Zonen mit pathologi-
schem Knochenabbau zentral im Bereich der ehemaligen Oberschenkel-
schaftfraktur

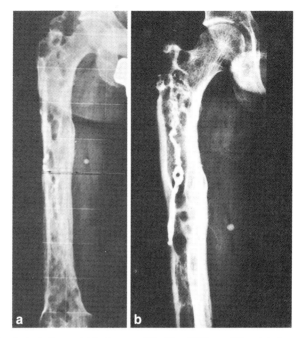

Abb. 4. a Ausgeprägter Oberschenkelschaft- und Markraum. Die Fistelfüllung (**b**) zeigt den ausgedehnten intraossalen entzündlichen Prozeß

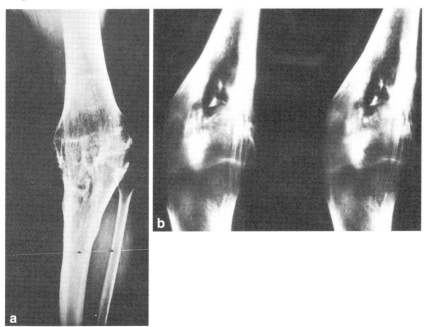

Abb. 5 a, b. Chronische Osteomyelitis bei Zustand nach offener Ellenbogenfraktur. **a** Die Übersichtsaufnahme ist bereits sehr verdächtig auf das Vorliegen eines Sequesters. **b** Die Tomogaphie zeigt unverwechselbar den disseziierten nekrotischen Knochen in der Abszeßhöhle

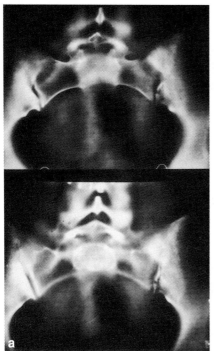

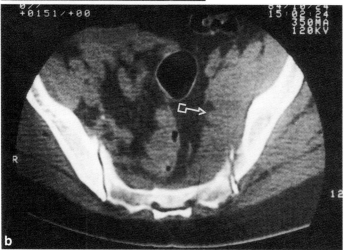

Abb. 6 a, b. Osteoarthritis mit Sequestrierung des linken Iliosakralgelenks. **a** Die Tomographie zeigt eindeutig die Destruktion am Knochen und die Sequestrierung. **b** Die Computertomographie zeigt diesen Befund ebenfalls und darüber hinaus die ausgedehnte Weichteilbeteiligung inrapelvin links, die sich bis an den M. psoas (*Pfeil*) ausdehnt

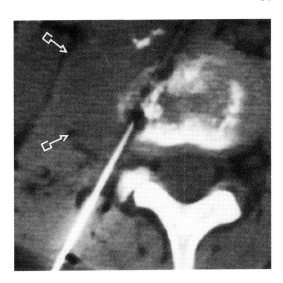

Abb. 7. Spondylitits mit kräftiger Weichteilreaktion (*Pfeile*). Die CT-gesteuerte Punktion ermöglicht in solchen Fällen den bakteriologischen Nachweis

Sequester sind hervorragend zu erfassen. Sie ist ganz speziell einzusetzen im Bereich der Wirbelsäule, des Beckens, des Sternums und der großen Röhrenknochen, da hier aufgrund der zweidimensionalen Schichtung eine erheblich höhere Auflösung erreicht wird als bei der konventionellen Tomographie [1, 4, 7, 9]. In der frühen Phase ist häufig nur eine Demineralisation zu erkennen. Dennoch ist die Computertomographie häufig nicht in der Lage, die akute Knocheninfektion zu erkennen, da die hohe Knochendichte eine differenzierte Beurteilung des Perfusionsgrades des Knochens und der Ausbildung einer eventuellen Abszeßkapsel nicht ermöglicht.

Die chronische Osteomyelitis zeigt eine Sklerosierung sowie auch alternierend demineralisierte und sklerosierte Areale und häufig Sequester. Besser als in der Tomographie ist computertomographisch auch die Beurteilung der anliegenden Weichteile möglich. Hier können wohl entzündliche Veränderungen, insbesondere Abszesse, v.a. nach Applikation von intravenösem Kontrastmittel nachgewiesen werden (Abb. 6). Unter CT-Steuerung ist es möglich, die entzündliche Region perkutan anzugehen und dort Proben für Kulturen zu entnehmen (Abb. 7).

Die Grenzen der Computertomographie liegen eindeutig im fehlenden Nachweis der Durchblutung des Knochens und somit auch im fehlenden Nachweis von intraossären Abszedierungen.

Magnetresonanztomographie

Bei der Kernspintomographie ergibt die Kompakta im Normalfall keine Signale, wobei der Markraum in der T1-Wichtung aufgrund des vorliegenden Fettgewebes sich signalreich darstellt (Tabelle 1). Ein pathologischer Prozeß wird infolgedessen in der Regel die Signalintensität des Knochemarkes reduzieren, diejenigen der Kompakta anheben. Weiterhin bietet die Kernspintomographie aufgrund der Möglichkeit der multiplanaren Darstellung eine hervorragende Übersicht über das entzündliche Ge-

Tabelle 1. MRT bei Osteomyelitis

Nativ	GAD-DTPA
Subperiostaler Abszeß	Signal ↑ bei akuter Entzündung
Weichteilabszeß	Abszeß (Ring)
Brodie-Abszeß	Fehlendes Enhancement
	=
T1 ↓ T2 ↑	Nekrose, Sequester

schehen am Knochen. Vor allem die koronare Schnittführung ist sehr hilfreich in der Beurteilung der Längenausdehnung der Läsion (Abb. 8 a). Die Verdrängung des normalen Fettmarkes ist ein sensitiver Indikator für entzündliche, aber auch tumoröse Prozesse.

Nach Kontrastmittelgabe (Gadolinium-DTPA) kommt es zu einer kräftigen Anreicherung des Granulationsgewebes in der T1-Wichtung. Dabei wird es erstmals möglich, die Perfusion des Knochens zu beurteilen. Das normale Knochenmark sowie das entzündliche Gewebe reichern das Gadolinium an, wobei es hier zu einer homogenen Kontrastanhebung kommt (Abb. 8 b). Areale, die kein Kontrastmittel aufnehmen, ent-

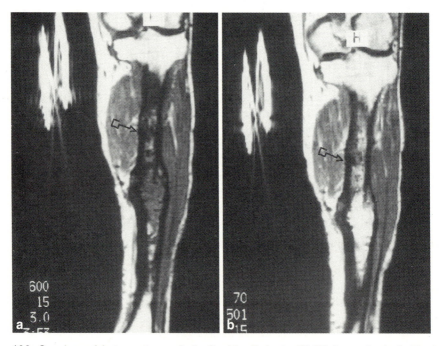

Abb. 8. a Ausgedehnte posttraumatische Osteitis, die in der T1-Wichtung durch die Verdrängung des Fettmarkes sensitiv nachgewiesen werden kann (*Pfeil*). **b** Nach Gadolilnium-DTPA-Gabe venös kommt es in solchen Fällen zu einer starken Kontrastmittelaufnahme der entzündlichen durchbluteten Bezirke. Die Bereiche, die kein Gadolinium aufnehmen, entsprechen ischämischen bzw. nekrotischen knöchernen Arealen (*Pfeil*)

sprechen Gewebe, das nicht durchblutet ist. Im Knochen handelt es sich dabei entweder um intramedulläre Abszesse oder um Sequester (Abb. 9). Über die Knochengrenze hinaus ermöglicht es diese Methode, den begleitenden Weichteilprozeß mitzuerfassen, sei es ein paraossaler Abszeß, eine Fistelung in die Weichteile oder eine Beteiligung von benachbarten Organen. Dies ist von eminenter Bedeutung in der Beurteilung der Ausdehnung eines vertebralen Prozesses, z.B. einer Spondylitis, wobei kernspintomographisch mit hoher Zuverlässigkeit die genaue Ausdehnung des entzündlichen Prozesses auf benachbarte Wirbelsegmente und in die perivertebralen Weichteile, z.B. in die spinalen Leptomeningen, dargestellt werden kann (Abb. 10 a). Vor allem die Applikation von Gadolinium-DTPA ermöglicht es hier, den entzündlichen Prozeß zuverlässig zu erfassen (Abb. 10 b). Nach Chandnani et al. (Tabelle 2) liegt die Sensitivität der MRT in der Frühdiagnostik der Osteomyelitis bei 94% zu

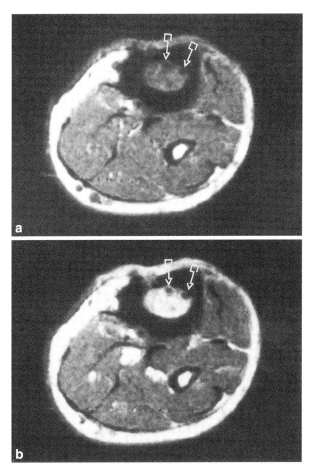

Abb. 9 a, b. Transversalschnitt bei Osteitis. **a** T1-gewichtete Sequenz nativ und **b** nach Gadolinium-DTPA. In der Nativaufnahme ist der Unterschied zwischen dem normalen Fettmark der Fibula und der entzündlichen Knochenmarkhöhle der Tibia klar ersichtlich (*Pfeile*). Nach Gadolinium-DTPA lassen sich 2 Bezirke als nicht vaskularisiert abgrenzen (*Pfeile*). Sie entsprechen kleinen Sequestern

54

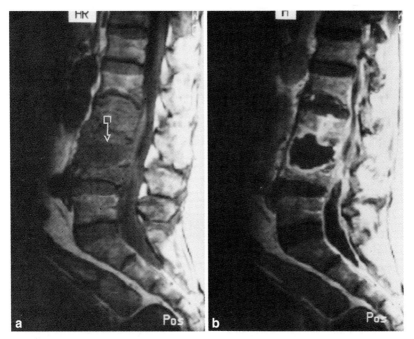

Abb. 10 a, b. Bakterielle Spondylitis. **a** In der T1-Wichtung läßt sich die Beteiligung des 3. und 4. Lendenwirbelkörpers klar erkennen, sowie angedeutet die signalarme Abszeßhöhle im kranialen Bereich von L4 (*Pfeil*). **b** Nach Gadolinium-DTPA-Applikation intravenös läßt sich diese Abszeßhöhle als nicht durchblutet, zentral nekrotische Zone hervorragend erkennen. Sie besitzt eine verstärkt durchbluteten Randsaum, und es läßt sich hervorragend eine Begleitmeningitis, die sich über den gesamten Sakral- und Lendenbereich ausdehnt, nachweisen

66% für die Computertomographie. Abszesse lassen sich mit einer Sensitivität von 97% in der MRT, und zu nur 52% in der CT erfassen. Die Spezifität der MRT wurde in dieser Studie mit 93% angesetzt, zu 97% für die CT in der Erkennung der Osteomyelitis, zu 87% für die MRT, und 75% für die CT in der Diagnostik des knöchernen Abszesses.

Tabelle 2. Osteomyelitis: Frühdiagnostik (Nach [5])

	MRT (%)	CT (&)
Sensitivität		
Osteomyelitis	94	66
Abszeß	97	52
Spezifität		
Osteomyelitis	93	97
Abszeß	87	75

In einer kontrollierten Studie an Kaninchen konnten Beltran et al. [2] nachweisen, daß die Kernspintomographie genauso erfolgreich war im Nachweis der akuten Osteomyelitis im Vergleich zu einer kombinierten Technetium-MDP und Galliumszintigraphie, wobei die Kernspintomographie wesentlich sensitiver war beim Nachweis eines Weichteilinfektes als diese Methoden. Eine gewisse Schwierigkeit besteht in der Differenzierung zwischen aktiver und inaktiver Infektion bzw. beim Nachweis sonstiger entzündlicher Veränderungen des Knochens, so daß in Anlehnung an Berquist et al. [3] der Kernspintomographie eine zwar hohe Sensitivität, die zwischen 92 und 100% liegt, jedoch eine geringere Spezifität zugeschrieben werden muß. Diese Tatsache soll verdeutlichen, daß Patienten grundsätzlich primär präoperativ mit der Kernspintomographie untersucht werden sollten, und nicht postoperativ, da hier die durchgeführten Behandlungen sicherlich die Diagnosestellung erheblich erschweren. So ist z.B. bei Patienten mit vorausgegangener Fraktur und chirurgischer Intervention ein postoperativer Status von einer Infektion kaum zu differenzieren [6].

Weiterhin werden erhebliche Artefakte durch abgelagertes Metall auch in geringster Menge (Metallbetrieb bei Bohrung) erzeugt. Größere magnetische Gegenstände wie Schrauben oder Platten verursachen in der Regel eine derartige Perturbation des Magnetfeldes, daß eine Signalgebung in unmittelbarer Nähe nicht mehr gegeben ist. Titan als diamagnetisches Metall verursacht deutlich weniger Artefakte, wobei die Strukturen, die unmittelbar in Kontakt zur Titanplatte liegen, ebenfalls nicht oder stark verzerrt dargestellt werden. Diese Metallartefakte sind um so stärker ausgeprägt, als das Magnetfeld stärker ist. Das heißt, bei einem 1,5-Tesla-Magnet wird die Bildbeeinträchtigung durch eingebrachtes Metall wesentlich stärker zu Tragen kommen als bei einem 0,5-Tesla-Magneten.

Bei chronischer Osteomyelitis liegen ebenfalls gute Ergebnisse für die Kernspintomographie bezüglich der Sensitivität vor, bei geringer Spezifität. Die gute Beurteilungsmöglichkeit der Knochenperfusion durch die Gabe von Gadolinium-DTPA ermöglicht bei nicht überlagertem metallischem Material eine gute Beurteilung des Einbaus eincs kortikospongiösen Spans; bei fehlendem Einbau ergibt sich eine Verdrängung des Fettmarkes in der T1-Wichtung (Abb. 11 a). In der Regel sondert sich dieser nekrotische Span durch einen feinen Granulationssaum vom umgebenden normalen Knochengewebe ab und wird nach Gadolinium-DTPA-Gabe signalintensiv. Bei chronischer Osteitis bildet sich hier ein breiter Weichteilreaktionssaum aus, der somit gut nachgewiesen werden kann (Abb. 11 c). Daß das implantierte Knochengewebe teils nekrotisch ist, beweist dann die T2-Wichtung, die eine singalintense Struktur nachweisen kann (Abb. 11 d). Mason et al. [8] verglichen die MRT mit Indium und konnten nachweisen, daß die MRT zwar eine höhere Sensitivität besaß, jedoch eine geringere Spezifität (Tabelle 3).

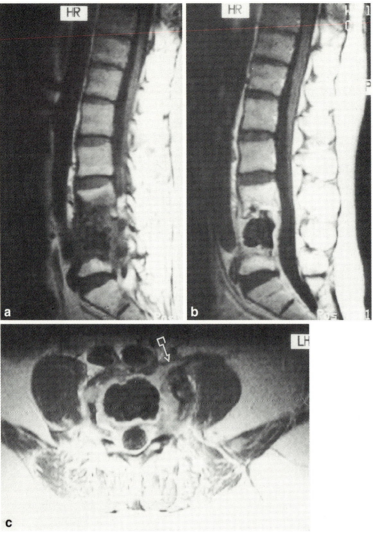

Abb. 11 a–d. Zustand nach Ausräumung eines Plasmozytoms L4 und Auffütterung mit korti-kospongiösem Span, Leistenfistel. **a** Die MRT der Lendenwirbelsäule zeigt die Signalminde-rung in L3, L4 und L5, wobei der kortikospongiöse Span nicht abgrenzbar ist. **b, c** Nach Gado-liniumgabe stellt sich der Span weitgehend signalfrei dar. Die Peripherie reichert Kontrastmittel an und entspricht Granulationsgewebe. In allen Schichtebenen ist dieser signalintense Granula-tionsmantel nachzuweisen als Hinweis auf eine vollständige Abkapselung des Spans, der nicht vaskularisiert ist. Gut zu erkennen ist auch die perivertebrale Entzündungsreaktion mit dem Fi-stelgang zur Psoasfaszie hin (*Pfeil*)

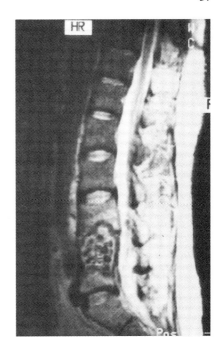

Abb. 11 d. Differentialdiagnostisch kann unter Berücksichtigung der T2-Wichtung reine Knochenkompakta als signalarmes Material von nekrotischem Material differenziert werden. Die signalintensen Strukturen entsprechen der Spannekrose

Tabelle 3. MRT bei chronischer posttraumatischer Osteomyelitis (Nach [8])

	MRT (%)	Indium (%)
RP	79	45
RN	14	27
FP	7	0
FN	0	28

Schlußfolgerung

Die bildgebenden Verfahren spielen eine wichtige Rolle beim frühen Nachweis einer Osteomyelitis. Die Standarduntersuchung und die Untersuchung der 1. Wahl ist und bleibt die konventionelle Übersichtsradiographie, die u.U. als digitale Radiographie durchgeführt werden kann und in der Lage ist, aufgrund der Früherfassung einer Demineralisation einer koritikalen Destruktion oder einer periostalen Reaktion die Osteomyelitis nachzuweisen (Abb. 12). Bei komplexen Knochenregionen, wie z.B. der Wirbelsäule und des Beckens, ist eine sensitive Diagnose ohne Tomographie bzw. Computertomographie nicht zu führen. Die Computertomographie zeigt darüber hinaus das genaue Ausmaß der Weichteilbegleitreaktion. Dennoch ist dieses Verfahren

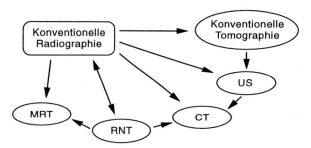

Abb. 12. Diagnostik der Osteomyelitis

nicht in der Lage, eine Aussage über die Knochendurchblutung zu machen, d.h. letztendlich nicht in der Lage, sensitiv einen Knochenabszeß nachzuweisen. Die Kernspintomographie, deren Signalgebung nicht von der Knochendichte, sondern von der Verteilung der Protonen im Knochen abhängig ist, ist in der Lage, entzündliche Prozesse sensitiv zu diagnostizieren und nichtdurchblutetes Gewebe, wie Knochenabszesse bzw. Sequester, räumlich gut aufzulösen und zu lokalisieren.

Die primäre Verdrängung des Fettmarkes durch das Exsudat bzw. die Hyperämie oder die Ischämie stellen ein wesentlich früheres Zeichen dar als die Osteolyse. Auf diese Weise können intramedulläre Abszesse in der Kernspintomographie wesentlich besser als in der Computertomographie nachgewiesen werden. Der Einbau von kortikospongiösen Spänen kann somit kontrolliert und im Falle eines Infektes kann die Abstoßung des kortikospongiösen Spans, der zunehmend nekrotisch wird, eindeutig nachgewiesen werden. Vor allem im Bereich der Wirbelsäule wird die genaue Ausdehnung eines entzündlichen Prozesses mit der Kernspintomographie exakt erfaßt. Ihr Aussagewert ist mit demjenigen der Indiumszintigraphie vergleichbar, wobei für die Kernspintomographie eine höhere Sensitivität, jedoch eine etwas geringere Spezifität vorliegt. Die Möglichkeit der Darstellung in einer beliebigen Schichtebene ist darüber hinaus ein wichtiges Element zur exakten Einschätzung der Ausdehnung eines entzündlichen Knochenprozesses. Damit stellt die Kernspintomographie sicherlich die Untersuchung der Wahl in der Diagnostik der entzündlichen Knochenveränderungen dar. Sowohl die Verbesserung der örtlichen als auch der Zeitauflösung wird in den nächsten Jahren dieses Verfahren noch mehr in den Vordergrund stellen.

Literatur

1. Barron DR et al. (1987) Osteomyelitis, acute and chronic. Radiol Clin North Am 25:1171–1201
2. Beltran J et al. (1987) Infections of the musculoskeletal system: Evaluation with MR Imaging and Te-99m MDP and Ga-67 scintigraphy. Radiology 164:449–454
3. Berquist TH et al. (1985) Magnetic resonance Imaging: Application in musculoskeletal infection. Magn Reson Imaging 3:219–230
4. Bonakdar-pour A et al. (1983) The radiology of osteomyelitis. Orthop Clin North Am 14:21–37

5. Chandnani VP et al. (1990) Acute experimental osteomyelitis and abscesses: Detection with MR Imaging versus CT. Radiology 174:233–236
6. Erdman WA et al. (1991) Osteomyelitis: Characteristics and pitfalls of diagnosis with MR Imaging. Radiology 180:533–539
7. Kuhn JP, Berger PE (1979) Computed tomographic diagnosis of osteomyelitis. Radiology 130:503–506
8. Mason MD et al. (1989) Chronic complicated osteomyelitis of the lower extremity: Evaluation with MR imaging. Radiology 173:355–359
9. Schauwecker DS et al. (1990) Diagnostic imaging of osteomyelitis. Infect Dis Clin North Am 4:441–463
10. Wegener WA et al. (1991) Diagnostic imaging of musculoskeletal infection. Orthop Clin North Am 22
11. Wheat J et al. (1985) Diagnostic strategies in osteomyelitis. Am J Med 78:218–224

Möglichkeiten der nuklearmedizinischen Diagnostik bei der Osteomyelitis

W. Becker und F. Wolf

Nuklearmedizinische Klinik mit Poliklinik der Universität Erlangen-Nürnberg, Krankenhausstraße 12, D-91054 Erlangen

Die nuklearmedizinische Diagnostik des Skeletts und des Bewegungsapparates erfährt durch gute interdisziplinäre Zusammenarbeit bei den Indikationsstellungen eine zunehmende Verschiebung von onkologischen Fragestellungen auf benigne Skeletterkrankungen hin.

Anstelle der Frage nach dem Vorhandensein eines pathologischen Prozesses tritt zunehmend die Aufgabe der Artzuweisung bzw. gerade in Verbindung mit entzündlichen Prozessen nach Akutität und Floridität.

Bei hoher Sensitivität der Basis-Tc-99m-Phosphonat-Szintigraphie resultiert aus der Pathophysiologie zwangsläufig das Problem der eingeschränkten Spezifität mit vordergründigem Trennungsbedarf eines jeden Befundes in Mineralisationssteigerung – als reaktiv auf destruktiv osteolytisch-osteoblastisches Geschehen, – als reparativer Vorgang nach Überwindung der gegen die Knochensubstanz gerichteten destruktiven Noxen.

Welche Möglichkeiten aus dem heute verfügbaren Spektrum verschiedener Tracer- und Markierungsmöglichkeiten – ohne Beschränkung auf Granulozyten – sind bei welchen Fragestellungen einsatzfähig und leistungsfähig?

Pathophysiologische Grundlagen

Entzündungen und Infektionen sind Reaktionen des Gefäßbindegewebes auf unterschiedliche exogene oder endogene Reize. Diese bedingen einen erhöhten Blutfluß am Ort des Geschehens und eine erhöhte Kapillarpermeabilität mit Exsudation von Flüssigkeit, Proteinen und Zellen (Erythrozyten, Leukozyten etc.) ins interstitielle Gewebe.

Die Entzündungsursachen sind vielfältig. Neben physikalischen (Traumen, Bestrahlungen, Hitze etc.), chemischen (Säuren, Laugen etc.), infektiösen (Viren, Bakterien etc.), metabolischen (Urämie, Gicht etc.) und enzymatischen (Pankreatitis, Neoplasien etc.) Einwirkungen kommen immunologische Krankheitsbilder (Autoimmunität) in Frage.

Das Ziel jeglicher entzündlichen Reaktion des Organismus ist es, das auslösende Agens komplett zu beseitigen. Die Entzündung ist somit eine Abwehrmechanismus, der zu einer kompletten Restitutio ad integrum oder zur Defektheilung führen kann.

Hefte zu „Der Unfallchirurg", Heft 255
Kinzl et al. (Hrsg.), Diagnostik und
Therapie der posttraumatischen Osteitis
© Springer-Verlag Berlin Heidelberg 1995

Eine akute Entzündung ist durch die Hyperämie, erhöhte Kapillarpermeabilität mit Exsudation von Proteinen und leukozytärer Migration (bevorzugt granulozytäres Infiltrat) charakterisiert.

Bei chronischen Entzündungen dominieren Makrophagen, Lymphozyten und Plasmazellen das histologische Bild. Hyperämie und Gefäßpermeabilität sind weniger ausgeprägt vorhanden.

Die Diagnose einer Infektion oder Entzündung basiert auf der Anamnese, der Erfassung klinischer Symptome und dem laborchemischen Nachweis einer Dysproteinämie. Sonographie und röntgendiagnostische Verfahren spiegeln die bereits eingetretenen morphologischen Veränderungen, im Sinne der pathologischen Anatomie, im Gewebe wieder. Nuklearmedizinische Verfahren geben eine bildliche Dokumentation der pathophysiologischen und pathobiochemischen Veränderungen im Gewebe wieder und sind somit häufig zu einer frühzeitigen oder hoch spezifischen Diagnose eines infektiösen oder entzündlichen Prozesses in der Lage.

Radiopharmazeutika

Tc-99m-Phosphonate (Dreiphasenskelettszintigraphie)

Die Dreiphasenszintigraphie des Skelettes gibt eine Information über einen erhöhten Blutfluß (Phase I und II der Untersuchung) und über eine gesteigerte Mineralisation des Knochens reaktiv auf den Entzündungsreiz. Obwohl heute eine Reihe von hochspezifischen Verfahren zur Auswahl steht, sollte die Skelettszintigraphie als einfaches Basisdiagnostikum beim Verdacht auf eine knöcherne Entzündung zuerst zum Einsatz kommen. Die Skelettszintigraphie hat eine hohe Sensitivität bei niedriger Spezifität. Sie erlaubt es also mit hoher Wahrscheinlichkeit, eine knöcherne Affektion eines Krankheitsprozesses auszuschließen. In diesem Falle erübrigen sich weiterführende Untersuchungen. Die Skelettszintigraphie als Basisuntersuchung ist nur dann nicht erforderlich, wenn ein pathologisches Ergebnis mit hoher Wahrscheinlichkeit vorhergesagt werden kann, wie dies in unmittelbarer Folge nach knöchernen Verletzungen und vorausgegangenen operativen Eingriffen der Fall ist. Hier kann sofort mit den weiterführenden prozeßgerichteten Maßnahmen begonnen werden.

Ga-67-Zitrat

Gallium-67-Zitrat hat einen bislang noch nicht gänzlich verstandenen Anreicherungsmechanismus in entzündlich erkrankten Organen.

Zum einen ist Ga-67 ein Eisenanalogon [12, 13, 27] mit hoher Bindungsrate an Transferrin. So sind unmittelbar nach Injektion bereits 90% des Ga-67 an Transferrin gebunden. Auf diese Weise gelangen Ga-67 und Ga-67-Transferrin über eine erhöhte Kapillarpermeabilität im Entzündungsgebiet an ihren Rezeptor (Transferrinrezeptor) auf Entzündungsstellen [25, 26].

Zum anderen wird bei der Degranulation neutrophiler Granulozyten [7] Laktoferrin freigesetzt. Der mit dem Ga-67 und diesem Protein formierte Ga-67-Transferrinkomplex könnte von den Makrophagen im Entzündungsgebiet phagozytiert werden. Diese erklärt möglicherweise den Anreicherungsmechanismus von Ga-67 in chronischen Entzündungen.

Schließlich bindet Ga-67 noch an niedermolekularen bakterielle Proteine [2], die für die Eisenaufnahme und damit den Eisenstoffwechsel der Mikroorganismen verantwortlich sind.

Sensitivität und Spezifität für die Ga-67-Szintigraphie werden für den Nachweis entzündlicher Erkrankung mit 80 bzw. 83% angegeben [1]. Ga-67 ist jedoch ein Radionuklid, welches nicht ubiquitär und jederzeit verfügbar ist. Darüber hinaus hat es eine lange physikalische Halbwertszeit und eine relativ hohe Gammaenergie, beides Eigenschaften, die für die Szintigraphie mit der Gammakamera eher unvorteilhaft und mit einer im Vergleich zu Tc-99m-Verbindung höheren Strahlenexposition verbunden sind. Die szintigraphischen Ergebnisse sind in der Regel erst nach 48 bzw. 72 h p.i. verfügbar. Dies sind Gründe, die andere Radiopharmazeutika im Rahmen der Entzündungsdiagnostik häufiger zum Einsatz kommen lassen. Für die nicht so zeitkritische Diagnose einer chronischen Osteomyelitis ist Ga-67 bislang von Bedeutung.

Tc-99m-Nanokolloide

Tc-99m-markierte Nanokolloide (Serumalbumin) (98% der Kolloide sind kleiner als 80 nm) werden im retikuloendothelialen System von Leber, Milz und Knochenmark phagozytiert. Im Entzündungsgebiet des Knochens kann es zu einer Anreicherung kommen

– über die gesteigerte Kapillarpermeabilität, die die Kolloide mit einem Durchmesser im Nanometerbereich permeieren läßt [11, 16, 18, 23],
– über eine aktive Phagozytose durch die Endothelzellen der Gefäße, die im Entzündungsgebiet aktiviert sind [9].

Die Sensitivitäten und Spezifitäten zur Diagnostik ossärer Entzündungen liegen bei 93% und 88% [10]. Der Nachteil dieses Radiopharmazeutikums liegt in seiner nicht zuverlässigen Anreicherung in Weichteilentzündungen [28], die eine Differenzierung zwischen knöchernen und Weichteilentzündungen somit nicht verläßlich erlauben.

In-111-oxin- und Tc-99m-HMPAO-markierte autologe Leukozyten

Der Aufnahmemechanismus markierter autologer Leukozyten kann gut über den zugrundeliegenden pathophysiologischen Mechanismus der Chemotaxis aktivierter Leukozyten ins Entzündungsgebiet erklärt werden. Diese Zellen können für szintigraphische Untersuchungen sowohl mit In-111-oxin oder Tc-99m-HMPAO markiert werden [3]. Tc-99m-HMPAO weist gegenüber dem In-111-oxin den Vorteil der hohen Photonendichte mit guter Ortsauflösung auf. Darüber hinaus ist Tc-99m-HMPAO gut verfügbar und zeichnet sich durch eine geringere Strahlenexposition aus. Nachteilig beim Tc-99m-HMPAO ist die hohen Elutionsrate von Bruchstücken dieses Radiopharmazeutikums aus den einmal markierten Zellen in vitro [3], und somit wahr-

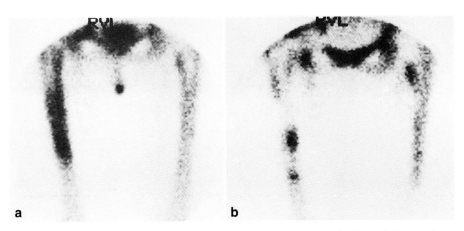

Abb. 1 a, b. Zustand nach Totalprothesenoperation des rechten Hüftgelenks. **a** Skelettszintigraphisch deutlich gesteigerte Mineralisation um den Prothesenschaft als Zeichen einer blanden oder septischen Lockerung. **b** Erst leukozytenszintigraphisch kann mit In-111-oxin markierten Leukozyten nachgewiesen werden, daß es sich um eine septische Prothesenlockerung handelt

scheinlich auch aus dem Entzündungsherd, wenn dieser bereits durch markierte Zellen dargestellt worden ist. Aus diesem Grund empfiehlt sich Tc-99m-HMPAO zur Leukozytenmarkierung, insbesondere bei akuten Osteomyelitiden mit rasch möglicher Fokusdarstellung. Beim klinischen Verdacht auf eine chronische Osteomyelitis mit wahrscheinlich geringeren granulozytärem Turnover sollte In-11-oxin vorgezogen werden.

Die Sensitivität und Spezifität zur Lokalisation einer akuten Osteomyelitis wird mit 93 und 85% angegeben [22]. Bei chronischen Entzündungen hängen die diagnostischen Treffsicherheiten von der Fokuslokalisation ab. Chronische Osteomyelitiden im Bereich der Wirbelsäule können kaum verläßlich diagnostiziert werden (Sensitivitäten 39–53%), während periphere chronische Osteomyelitiden (Abb. 1) beinahe ebenso wie akute Osteomyelitiden diagnostiziert werden können (94%) [22] (Tabelle 1).

Tabelle 1. Lokalisationsabhängigkeit der Sensitivität der Leukozytenszintigraphie (In-111-oxin; Tc-99m-HMPAO) bei der Osteomyelitis. (Nach [22])

Klassifikation	Lokalisation		
	Peripher (%)	Stammnahe (%)	Zentral (%)
Akute Osteomyelitis	92	86	90
Chronische Osteomyelitis	94	80	53

64

Tc-99m-/I-123-markierte Antigranulozytenantikörper (anti-NCA-95)

Die immunszintigraphische Darstellung weißer Blutzellen mit murinen Tc-99m-[14] oder I-123 [15] markierten Antikörpern ist eine wenig zeitaufwendige, einfach handzuhabende und jetzt in beinahe allen europäischen Ländern verfügbare Technik. Die hierbei zum Einsatz kommenden monoklonalen Antikörper sind gegen das „non specific cross reacting antigen" gerichtet, das auf humanen Granulozyten, Myelozyten und Promyelozyten exprimiert wird. Der Aufnahmemechanismus im Entzündungsgebiet kann über zwei mögliche Mechanismen erklärt werden. Ein Teil des injizierten monoklonalen Antikörpers gelangt unspezifisch an den Entzündungsherd über die erhöhte Kapillarpermeabilität (ca. 15% des injizierten Antikörpers). Der andere Teil der

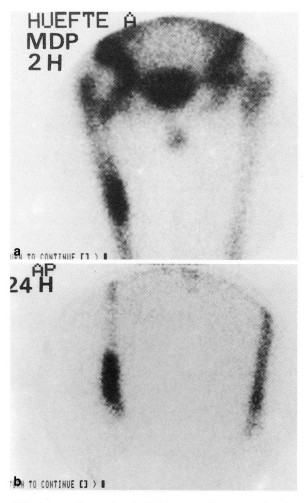

Abb. 2 a, b. Zustand nach Totalendoprothesenoperation des rechten Hüftgelenks. **a** Skelettszintigraphisch deutlich gesteigerte Mineralisation um den Prothesenschaft als Zeichen einer blanden oder septischen Lockerung. **b** Erst der Einsatz der Immunszintigraphie mit Tc-99m-markierten Antigranulozytenantikörper läßt eine septische Lockerung sicher diagnostizieren

nicht im Knochenmark, der Milz oder Leber gebundenen Aktivität (ca. 15%) bindet an zirkulierende Granulozyten, die in ihrer Aktivierbarkeit und Funktion hierdurch nicht beeinträchtigt werden [4]. Die so markierten Granulozyten können in das Entzündungsgebiet migrieren.

Die Sensitivität und Spezifität für die Lokalisation der akuten Osteomyelitis wird mit 87 und 89% angegeben [5]. Die Treffsicherheit dieser Methode ist bei Patienten mit chronischer Osteomyelitis im zentralen Skelett extrem niedrig, in der Skelettperipherie jedoch hoch (diabetische Osteoarthritis) [24] (Abb. 2). Methodisch kann die SPECT-Untersuchung als Schnittbildverfahren, insbesondere im Bereich des Schädels und auch des Beckens, diagnostisch hilfreich sein.

Der Nachteil immunszintigraphischer Methoden liegt in der Bildung menschlicher Mausantikörper (HAMAS), die insbesondere bei erforderlicher wiederholter Applikation diagnostische und Unverträglichkeitsprobleme aufwerfen können. Die Häufigkeit der HAMA-Bildung scheint jedoch mit abnehmender injizierter Proteinmenge ebenfalls niedriger zu werden, und wird bei konstanter Dosis von 125 ug mit 1,6% angegeben [4].

Tc-99m-/In-III-markiertes humanes Immunglobulin (HIG)

In jüngster Zeit ist über den Einsatz von In-111- [20] oder Tc-99m- [8] markiertem unspezifischen Immunglobulin zur Entzündungsdiagnostik berichtet worden. Der Aufnahemechanismus dieser unspezifischen Proteine ist vermutlich so zu verstehen, daß:

- eine unspezifische Anreicherung der Immunoglobuline im Entzündungsbereich bei vorhandener gesteigerter Kapillarpermeabilität erfolgt,
- eine unspezifische Bindung der Immunglobuline über ihr Fc-Fragment an den Fc-Rezeptoren der im Entzündungsbereich reichlich vorhandenen Monozyten eintreten kann [21] und deren Retention erklärt.

Tc-99m-HIG hat sich als verläßliches Radiopharmazeutikum zur Beurteilung der Entzündungsaktivität der rheumatoiden Arthritis erwiesen [6, 17]. Ebenso wurden gute Ergebnisse bei der extraartikulären Entzündungsdiagnostik und Infektionsdiagnostik beschrieben [8]. Aufgrund der über 24 h nach Injektion vorhandenen hohen Hintergrundsaktivität ist das Target-Background-Verhältnis niedrig, insbesondere bei nur mäßiggradiger Entzündungsaktivität, was sich nachteilig auf die Diagnostik auswirken kann. Wegen der jedoch niedrigen physiologischen Anreicherung im Knochenmark kann die Methode bei entzündlichen Erkrankungen des Stammskelettes von Vorteil sein. So gibt es erste Berichte über eine etwas höhere diagnostische Treffsicherheit der Methode bei der chronischen Stammskelettosteomyelitis im Vergleich zur Immunszintigraphie mit Antigranulozytenantikörpern [24].

Überzeugende Ergebnisse bei der Diagnostik der chronischen Osteomyelitis wurden mit In-111-markiertem HIG berichtet [19]. Der Vorteil bei der Markierung mit In-111 liegt in der Möglichkeit, spätere Gammakameraaufnahmen als mit Tc-99m anzufertigen (72 h). Zu diesem Zeitpunkt kann eine intensive Akkumulation des Immunglobulins im Entzündungsbereich angenommen werden und die Hintergrundsaktivität hat bereits abgenommen. Die Fokusdetektion wird durch beide Vorgänge günstig beeinflußt. Gegenwärtig ist jedoch In-111-HIG in Europa nicht routinemäßig verfügbar.

Schlußfolgerungen

Der Einsatz eines Radiopharmazeutikums zur nuklearmedizinischen Entzündungsdiagnostik ist nicht allein von einem überzeugenden Anreicherungsmechanismus abhängig. Von Bedeutung sind insbesondere die ubiquitäre und ständige Verfügbarkeit des Radiopharmazeutikums, dessen Kosten, einfache Handhabung und die erforderlich Zeit, um zur klinischen Diagnose zu kommen. Für unterschiedliche klinische Fragestellungen sind unterschiedliche Radiopharmazeutika verfügbar, die nicht in allen nuklearmedizinischen Einrichtungen übereinstimmend eingesetzt werden müssen.

An dieser Stelle soll nochmals darauf hingewiesen werden, daß die nuklearmedizinische Basisuntersuchung beim Verdacht auf eine Osteomyelitis die Dreiphasenskelettszintigraphie bleibt. Im Falle eines durch diese Untersuchung erhobenen Verdachts auf eine Osteomyelitis können als weiterführende Untersuchungen zur Differenzierung die in Tabelle 2 zusammengefaßten Tracer eingesetzt werden.

Abschließend muß noch festgestellt werden, daß keine der genannten Methoden alleine eine sichere Differentialdiagnose von Entzündungen gegen Infektionen ermöglicht.

Darüber hinaus ist es aus klinischer Sicht vor Injektion eines Radiopharmazeutikums oft schwierig, zwischen akuter und chronischer Osteomyelitis zu differenzieren.

Es ist daher unbedingt erforderlich, vor jeder nuklearmedizinischen Untersuchung alle Informationen aus Anamnese und Klinik zur Verfügung zu haben, um die Differentialindikation zu stellen.

Selbstverständlich sollte der Einsatz mehrerer szintigraphischer Verfahren bei einem Patienten möglichst vermieden werden. Trotzdem ist es im speziellen Fall möglich, daß bei einer gezielten klinischen Fragestellung nach einer Dreiphasenskelett-

Tabelle 2. Indikationen für den Einsatz verschiedener Radiopharmazeutika in der Diagnostik entzündlicher Knochen- und Gelenkserkrankungen

Indikationen	Knochen	Gelenk
Basisuntersuchung	Dreiphasenszintigraphie des Knochens	Tc-99m-HIG
Akute Osteomyelitis	Tc-99m-Nanokoloide Tc-99m-/I-123-Antigranulozyten- antikörper In-111-Oxin/Tc-99m-HMPAO- autologe Leukozyten	
Chronische Osteomyelitis	In-111-HIG (sofern verfügbar) Ga-67-Zitrat	

szintigraphie ein Immunszintigramm mit einem Antigranulozytenantikörper und zuletzt noch ein Ga-67-Szintigramm erforderlich wird. Es muß daher nicht besonders betont werden, daß andere bildgebende Verfahren, wie konventionelle Röntgendiagnostik, Computertomographie und Kernspintomographie, zur Differentialdiagnostik, fallbezogen ebenso ausgewählt und, wenn erforderlich, so früh wie nötig zum Einsatz kommen müssen.

Literatur

1. Al-Sheikh W, Sfakianakis GN, Mnaymneh W et al. (1985) Subacute and chronic bone infections: diagnose using In-111, Ga-67 and Tc-99m MDP bone scintigraphy and radiography. Radiology 155:501–506
2. Bagglolini M, DeDube C, Masson PL, Meremans JF (1970) Association of lactoferrin with specific granules in rabbit heterophil leucocytes. J Exp Med 131:559
3. Becker W (1986) Leukozytenszintigraphie zur Diagnostik entzündlicher Erkrankungen. Gil, Darmstadt
4. Becker W (1990) Immunoscintigraphy of infectious lesions. In: Munz D, Emrich D (eds) Immunoscintigraphy: facts and fictions. Elsevier, Amsterdam
5. Becker W, Saptogino A, Wolf F (1991) Diagnostic accuracy of a single late Tc-99m-granulocyte antibody scan in inflammatory or infectious diseases. J Nucl Med 32:1002
6. Becker W, Horneff G, Saptogino A, Burmester G, Wolf F (1991) Tc-99m-labelled human unspecific immunoglobulin in rheumatoid arthritis. J Nucl Med 32:983
7. Bennett R, Kokocinski T (1978) Lactoferrin content of peripheral blood cells. Br J Hematol 39:509
8. Buscombe JR, Lui D, Ensing G, DeJong R, Ell PJ (1990) Tc-99m human immunoglobulin (HIG) first results of a new agent for the localization of infections and inflammation. Eur J Nucl Med 16:649–655
9. Cox PH, DeSchrijver M, Pillay M, Chia HN (1991) The mechanism of localization of Tc-99m-nanocolloidsat sites of inflammatory disease. Eur J Nucl Med 18:670
10. DeSchrijver M, Streule K, Senekowitsch R, Fridrich R (1987) Scintigraphic assessment of inflammatory lesions with inert, Tc-99m labelled nanometer-sized colloids. Nucl Med Comm 8:895–908
11. Fuchs U (1977) Morphologische Reaktionsmuster der terminalen Strombahn. In: Mikrozirkulation. Springer, Berlin Heidelberg New York, S 477–622
12. Hayes RL (1983) The interaction of gallium with biological systems. Int J Nucl Med Biol 10:257
13. Hoffer PB (1980) Gallium mechanisms. J Nucl Med 21:282
14. Joseph K, Höffken K, Damann V (1987) In-vivo-Markierung von Granulozyten mit Tc-99m-markierten monoklonalen Antikörpern: Erste klinische Ergebnisse. Nuccompact 18:223–226
15. Locher JT, Seybold K, Andres RJ, Schubiger PA, Mach JP, Buchegger F (1986) Imaging of inflammatory and infectious lesions after injection of radioiodinated monoclonal antigranulocyte antibodies. Nucl Med Comm 7:659–670
16. Lombar M, Bomford AB, Polson RJ, Bellingham AJ, Williams R (1990) Differential expression of transferrin receptor in duodenal mucosa in iron overload. Gastroenterology 98:976
17. Lubbe PAHM van der, Arndt JW, Calame W, Ferreira TC, Pauwels EKJ, Breedveld FC (1991) Measurement of synovial inflammation in rheumatoid arthritis with Tc-99m-labelled human polyclonal immunoglobulin G. Eur J Nucl Med 18:119–123
18. Majno G, Palade GE (1961) Studies on inflammation 1: The effect of histamin and serotonin on vascular permeability: an electron microscopical analysis. J Biophys Biochem Cytol 11:571–605

68

19. Oyen WJG, Claessens AMJ, Dorn JR van, Meer JWM van der, Corstens FHM (1990) Scintigraphic detection of bone and joint infections with indium-111 nonspecific polyclonal human immunoglobulin G. J Nucl Med 31:403–412
20. Rubin HR, Fischman AJ, Callahan RJ et al. (1989) In-111-labelled non specific immunoglobulin scanning in the detection of local infection. N Engl J Med 321:935–940
21. Saptogino A, Becker W, Wolf F (1990) Tc-99m-labelled polyclonal human immunoglobulin scanning in the detection of local infection. N Engl J Med 321:935–940
22. Schauwecker DS (1989) Osteomyelitis: diagnosis with In-111-labelled leucocytes. Radiology 171:141–146
23. Schoefl GI (1963) Studies on inflammation II. Growing capillaries: their structure and permeability. Virchows Arch Pathol Anat 337:97–141
24. Sciuk J, Brandau W, Vollet B et al. (1991) Comparison of technetium-99m polyclonal human immunoglobulin and technetium-99m monoclonal antibodies for imaging chronic osteomyelitis. Eur J Nucl Med 18:401–407
25. Tsan MF, Chen WY, Schefel U, Wagner HN jr (1978) Studies on gallium accumulation in inflammatory lesions, I. Gallium uptake by human polymorphonuclear leukocytes. J Nucl Med 19:36
26. Tzen KY, Oster ZH, Wagner HN jr, Tsan MF (1980) Role of iron binding proteins and enhanced capillary permeability on the accumulation of gallium-67. J Nucl Med 21:31
27. Vallabhajosula SR, Harwig JF, Siemsen JK, Wolf W (1970) Radiogallium localization in tumours: blodd binding and transport and the role of transferrin. J Nucl Med 21:650
28. Wheeler JG, Slack NF, Duncan A, Palmer M, Harvey RF (1990) Tc-99m-nanocolloid in inflammatory bowel disease. Nucl Med Comm 11:127–133

Nachweis der posttraumatischen Osteitis und Spondylodiszitis durch F-18-2-Fluorodesoxyglukose (FDG) und Positronen-Emissions-Tomographie (PET)

S. N. Reske[1], W. Fleischmann[2], D. Brecht-Krauß[1], J. Stollfuß[1], S. Glatz[1], M. Schulte[2] und L. Kinzl[2]

[1] Universität Ulm, Abt. Nuklearmedizin, Robert-Koch-Straße 8, D-89081 Ulm
[2] Universitätsklinik Ulm, Abt. Unfallchirurgie, Steinhövelstraße 9, D-89070 Ulm

Einleitung

Die posttraumatische Osteitis stellt eine der schwerwiegendsten Komplikationen von Verletzungen des Bewegungsapparates dar. Während die akute posttraumatische Osteitis an Hand der klinischen Symptomatik und Labordiagnostik erkannt werden kann, stellt die oft laviert und intermittierend verlaufende chronische posttraumatische Osteitis ein sehr viel schwierigeres diagnostisches Problem dar.

Nachweis und Lokalisation muskuloskelettaler entzündlicher Prozesse ist mit mehreren szintigraphischen Verfahren möglich. Neben der 3-Phasen-Skelettszintigraphie stehen die Szintigraphie mit Gallium-67, Indium-111 Chlorid, Technetium-99m-markiertem Mikrokolloid und mit in vitro mit Indium-111 oder Tc-99m-HMPAO-markierten Leukozyten zur Verfügung [4]. In den letzten Jahren wurden auch Tc-99m markierte monoklonale Antikörper gegen non-specific cross-reacting antigen 95 (NCA-95), einem auf Granulozyten und Myelozyten exprimierten Oberflächenantigen, sowie Indium- bzw. Tc-99m-markierte polyklonale humane IgG-Antikörper zur Diagnostik von Skelett- und Weichteilentzündungen eingesetzt [4, 7].

Nachteile dieser Methoden werden von einigen Autoren einerseits in einer unzureichenden Spezifität dieser Verfahren [4], sowie andererseits bei der Verwendung von in vitro markierten Leukozyten in der sehr aufwendigen Präparationstechnik und einem nicht auszuschließenden HIV-Infektionsrisiko der Patienten und des Personals gesehen. Darüber hinaus erlaubt keines dieser Verfahren aufgrund prinzipieller physikalischer Limitationen eine sichere Differenzierung der Skelett- und Weichteilinfektion. Ebenso ist die Diagnostik der aktiven Spondylodiszitis mit der genannten szintigraphischen Verfahren unsicher [4, 7].

Basierend auf der Tatsache, daß die wesentlichen aktivierten Entzündungsstellen, wie Granulozyten, Lymphozyten, Plasmahellen und Makrophagen eine bis um den Faktor 10 im Vergleich zum Basalzustand gesteigerte Glykolyse aufweisen, haben wir die Intensität des im Entzündungsherd nachweisbaren Glukosestoffwechsels zum Nachweis, zur Lokalisation und zur Aktivitätsbeurteilung potentiell chronischer posttraumatischer Osteitiden herangezogen. Die Intensität des lokalen Glukosestoffwechsels wurde bei diesen Untersuchungen mit F-18-2-Fluorodesoxyglukose (FDG) und Positronen-Emissions-Tomographie (PET) gemessen. Als szintigraphische Referenzuntersuchung wurden die Leukozytenszintigraphie nach In-vivo-Markierung neutro

Hefte zu „Der Unfallchirurg", Heft 255
Kinzl et al. (Hrsg.), Diagnostik und
Therapie der posttraumatischen Osteitis
© Springer-Verlag Berlin Heidelberg 1995

Tabelle 1. Anatomische Lokalisation der vermuteten Osteitis

Skelettabschnitt	Zahl der Patienten
Tibia	8
Kniegelenk	1
Patella	1
Femur	4
Hüftgelenk	3
Wirbelsäule	1
Rippe	1
Mandibula	1
Hände	2

philer Granulozyten mit dem Tc-99m-markierten monoklonalen Antikörper BW 250/183 (Behring-Werke, Marburg) eingesetzt.

Material und Methoden

Patienten

Die Untersuchung umfaßte 25 Patienten mit klinischem Verdacht auf eine chronische Osteitis (20 Patienten) bzw. Spondylodiszitis oder Spondylitis (5 Patienten). Es handelte sich um 6 weibliche und 19 männliche Patienten mit einem Durchschnittsalter von 44 Jahren (von 24–75 Jahren). Bei 19 der 20 Patienten lagen anamnestisch eine posttraumatische Genese der Osteitis nahe, während bei 1 Patienten der Verdacht auf ein Rezidiv einer hämatogenen Osteitis bestand. Die anatomische Lokalisation der auf eine Osteitis verdächtigen Skelettabschnitte ist in Tabelle 1 zusammengefaßt.

Untersuchungstechnik

Entzündungszintigraphie mit monoklonalem Tc-99m-markierten Antigranulozyten/Antimyelozytenantikörpern (TcNCAA)

Die Entzündungszintigraphie wurde in der Technik der Immunszintigraphie mit einem Antigranulozyten/Antimyelozytenantikörper (TcNCAA) durchgeführt [7]. Dabei erhielten die Patienten eine Injektion von 300–400 MBq Tc-99m-TcNCAA. Die Proteinmenge betrug 0,125–0,25 mg pro Patientendosis. Unmittelbar nach Injektion wurden Ganzkörperszintigramme zur Erfassung der Verteilung des Antikörpers im Blutraum mit einer Ganzkörperdoppelkopfgammakamera (Body-Scan, Firma Siemens Gammasonics, Chicago, Illinois) durchgeführt. 4–6 h nach Antikörperapplikation wurden erneut Ganzkörperszintigramme aufgenommen. Zusätzlich wurden von den interessierenden Regionen Einzelaufnahmen nach 4–6 h sowie nach 24 h akquiriert (s. auch [7]). Da als diagnostische Kriterien die Antikörperanreicherung nach 24 h verwendet wurde und die Zählratenstatistik dieser Aufnahmen relativ schlecht ist, wurde auf tomographische Aufnahmen in SPECT-Technik verzichtet.

Positronen-Emissions-Tomographie (PET)
mit 2F-18-Fluorodesoxyglukose (FDG)

Die PET-Untersuchung erfolgte mit einem ECAT 931-08-12-Scanner (Siemens CTI-Inc. Knoxville TN, USA). Bei dieser Untersuchung wurde auf eine mindestens 6stündige Nahrungskarenz der Patienten vor der Untersuchung besonderer Wert gelegt. Das Untersuchungsfeld für die PET-Untersuchung wurde unter Berücksichtigung des klinischen Befundes sowie eventuelle Röntgenbefunde festgelegt. Hierfür wurden in der Regel 3 Bettpositionen des Scanners mit einem jeweiligen Gesichtsfeld von 10,5 cm verwendet. Nach einer Transmissionsmessung mit einer Ge-68/Ga-68-Ringquelle wurden 250-350 MBq FDG i.v. appliziert. Die Emissionsmessung erfolgte 45 min nach FGD-Applikation. Die Bildrekonstruktion erfolgte mit Hilfe eines modifizierten von Schmidlin publizierten iterativen Rekonstruktionsalgorithmus [9].

Bewertungskriterien

Beide szintigraphischen Verfahren wurden von 2 erfahrenen Untersuchern visuell beurteilt. Als positiver Herdbefund im Sinne eines floriden entzündlichen Infiltrates wurde in Anlehnung an McAfee bei der konventionellen Entzündungsszintigraphie mit Tc-NCAA eine eindeutige fokale Aktivitätsmehranreicherung in den 24 h p.i. angefertigten Szintigrammen gewertet [4].

Die FDG-PET-Untersuchung wurde als positiv im Sinne eines floriden entzündlichen osteitischen Infiltrates gewertet, wenn bei Lokalisation im peripheren Skelett eine bzw. multiple eindeutige intramedulläre fokale Aktivitätsmehranreicherung vorlagen. Eine Mehranreicherung in den umgebenden Weichteilen wurde nicht als Nachweiskriterium eines entzündlichen osteitischen Infiltrates zugelassen. Im Stammskelett wurde ein FDG-PET-Befund als positiv im Sinne einer Spondylitis bzw. Spondylodiszitis gewertet, wenn eine bzw. mehrere eindeutige Aktivitätsmehranreicherungen im Intervertebralspalt oder im Wirbelkörper nachweisbar waren. Auch hier galt eine Mehranreicherung in den paravertebralen Weichteilen nicht als Nachweis eines entzündlichen knöchernen Prozesses.

Referenzuntersuchungen

Als unabhängiges Außenkriterium für das Vorliegen einer floriden Osteitis bzw. Spondylodiszitis oder Spondylitis stand bei 12 Patienten der intraoperative und histologische Befund zur Verfügung. Bei den übrigen 13 Patienten wurde an Hand des Untersuchungsbefundes, der Labordiagnostik sowie der Ergebnisse der bildgebenden nichtszintigraphischen Verfahren eine klinische Gesamtbewertung im Sinne des Vorhandenseins bzw. Ausschlusses einer floriden Skelettinfektion als Referenzkriterium herangezogen.

Ergebnisse und Diskussion

Im Gesamtkollektiv von 25 Patienten fanden sich in der Entzündungszintigraphie insgesamt 12 positive und 13 negative Befunde. Im patientenbezogenen Vergleich mit der Gesamtbewertung (Tabelle 2) zum Vorliegen bzw. Ausschluß eines entzündlichen Skelettprozesses fand sich in der konventionellen Entzündungszintigraphie mit Tc-NCAA ein falsch-positiver Befund bei einer ekzematösen Hautveränderung, die über dem fraglichen Skelettabschnitt lokalisiert war. Zusätzlich wurden 7 falsch-negative Befunde vermerkt. Letztere traten 5mal bei floriden entzündlichen Prozessen der Wirbelsäule auf.

Dieser Befund ist leicht zu erklären, da der verwendete Antikörper nicht nur die Granulozyten des peripheren Blutes, sondern auch deren Vorläuferzellen im hämatopoetischen Knochemark markiert [5, 6]. Nach Übergreifen eines entzündlichen Prozesses aus dem Intervertebralspalt auf den Wirbelkörper kommt es zu einer Destruktion und einem Ersatz des dort befindlichen hämatopoetischen Knochenmarks durch Entzündungszellen. Wegen der erheblich schlechteren Blutversorgung derartige Infiltrate im Vergleich zum hämatopoetischen Knochenmark wird deshalb auch bei floriden entzündlichen Prozessen in der Wirbelsäule regelmäßig ein Akkumulationsdefekt von Tc-NCAA beobachtet [1, 5, 8]. Auch bei Verwendung von in vitro markierten Leukozyten findet sich häufig eine ähnliche Befundkonstellation (Sciuk 1993, pers. Mitteilung). Die FDG-PET-Untersuchung zeigte bei 18 Patienten einen richtig-positiven und bei 7 Patienten eine richtig-negativen Befund, so daß sich in diesem bisher noch recht kleinen Patientenkollektiv eine perfekte diagnostische Aussage ergab. Zu betonen ist, daß neben der Richtigkeit der Aussage bezüglich des Herdbefundes aufgrund des erheblich verbesserten räumlichen Auflösungsvermögens von PET

Tabelle 2. Ergebnisse der Entzündungszintigraphie mt TcNCAA und FDG-PET bei 25 Patienten mit klinisch vermuteter chronisch rezidivierender Osteitis bzw. Spondylodiszitis/Spondylitis. Die Zahlen geben die Anzahl der klassifizierten Patienten an

	Positiv	Negativ
Op	8	4
Klinik	10	3
Gesamtbewertung	19	7
TcNCAA	12[a]	13[b]
PET	18	7

[a] 1 falsch-positiver Befund.
[b] 1 falsch-negativer Befund.

| Sensitivität-PET: | 100% | Sensitivität TcNCAA: | 61% |
| Spezifität-PET: | 100% | Spezifität TcNCAA: | 86% |

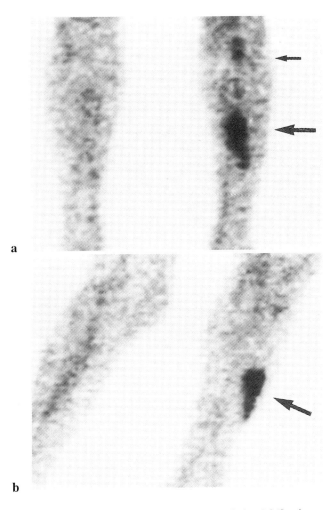

a

b

Abb. 1 a–d. Chronisch rezidivierende Osteitis des linken Unterschenkels (*dicker Pfeil*) mit zusätzlichem Fokus weiter proximal (*dünner Pfeil*). Die Entzündungsszintigraphie mit Tc-99m-markierten monoklonalen Antigranulozyten/Antimyelozytenantikörpern (TcNCAA) wurde 24 h p.i. in ventraler (**a**) und links seitlicher Projektion (**b**) aufgenommen

eine eindeutige Differenzierung des intramedullären Infektionsfokus von der begleitenden Weichteilreaktion ohne Schwierigkeiten möglich war (Abb. 1). Zudem war bei floriden entzündlichen Osteiden mit Fistelung der Nachweis eines floriden entzündlichen Infiltrates in der Fistel sowie der Kommunikation mit den begleitenden Weichteilen gut möglich (Abb. 1).

In der Tibia fand sich bei 2 Patienten mit posttraumatischer Osteitis und Zustand nach Marknagelung neben einem floriden intramedullären distalen Herd am frühen Infektionsfokus jeweils ein zusätzlicher proximal gelegener Herd (Abb. 1). Beide Herdbefunde konnten an Hand eines kernspintomographischen Korrelates als zusätzliche entzündliche Foci wahrscheinlich gemacht werden.

74

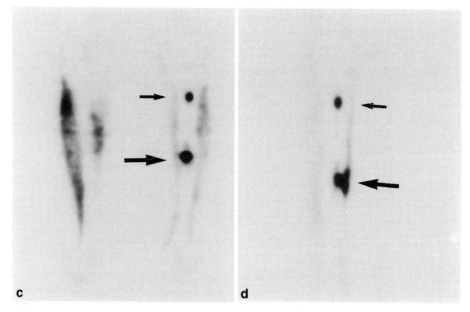

c   d

Abb. 1 c, d. Die FDG-PET-Tomogramme mit 6 mm Schichtdicke sind in frontaler (**c**) und in sagittaler (**d**) Schnittführung dargestellt. FDG-PET zeigt eindeutig die intramedulläre Lokalisation der Entzündungsherde sowie die Kommunikation des distalen Herdes mit der Fistel (*dicker Pfeil*)

Bei allen 4 Patienten mit florider Spondylodiszitis (4 Patienten) und Spondylitis (1 Patient) konnte mit FDG-PET sowohl das floride entzündliche Infiltrat im Intervertebralspalt, das intravertebrale Infiltrat bei dem Patienten mit Spondylitis, wie auch die paravertebrale Weichteilinfiltration dargestellt werden. Die Diagnose gerade in diesen für viele bildgebende Verfahren schwierigen Lokalisationen gelingt mit PET wegen des relativ hohen räumlichen Auflösungsvermögens, des nahezu fehlenden Glukosestoffwechsels des Discus intervertebralis und der sehr niedrigen Glukoseutilisation im normalen Knochenmark mit großer Zuverlässigkeit. Auch Metallimplantate oder externe metallene Stabilisierungsvorrichtungen schränkten die PET-Bildgebung nur unwesentlich ein. Hierin liegt ein signifikanter Vorteil im Vergleich zu allen anderen bildgebenden Verfahren, insbesondere jedoch gegenüber CT und MR.

Die Ergebnisse von 12 der 25 operativ und histologisch untersuchten Patienten ist in Tabelle 3 zusammengestellt. Auch hier zeigt sich für PET ein dem Gesamtkollektiv vergleichbares Bild: FDG-PET erbrachte mit 8 richtig-positiven und 4 richtig-negativen Befunden eine perfekte diagnostische Aussage. Die konventionelle Entzündungsszintigraphie mit Tc-NCAA zeigte demgegenüber 8 richtig-positive, 3 falsch-negative sowie 4 richtig-negative Befunde in dieser Untergruppe.

Tabelle 3. Vergleich der Entzündungsszintigraphie mit TcNCAA und FDG-PET bei 12 operativ und histologisch kontrollierten Patienten

Op/Histo (Positiv)			Op/Histo (Negativ)		
	PET	TcNCAA		PET	TcNCAA
Pos	8	5	Pos	0	0
Neg	0	3	Neg	4	4

Sensitivität-PET: 100%   Sensitivität TcNCAA: 62%
Spezifität-PET: 100%   Spezifität TcNCAA: 100%

Sensitivität und Spezifität der Entzündungsdiagnostik mit TcNCAA und PET

Obwohl das untersuchte Patientenkollektiv noch relativ klein ist, wurden Maßzahlen einer vorläufigen Bewertung der diagnostischen Sicherheit beider angewandter szintigraphischer Verfahren errechnet. Die Entzündungsszintigraphie mit Tc-NCAA wies in dieser Studie im Gesamtkollektiv eine Sensitivität von 61% bei einer Spezifität von 86% auf.

Diese Werte sind mit Ergebnissen neuerer Studien mit Tc-NCAA zum Entzündungsnachweis vergleichbar ([1, 3, 8], Sciuk 1993, pers. Mitteilung). Die relativ niedrige Sensitivität ist im wesentlichen durch die unspezifischen Akkumulationsdefekte in der Wirbelsäule bei Spondylodiszitis und Spondylitis bedingt. Da eine Differenzierung eines floriden entzündlichen Prozesses vom abgeheilten Folgezustand der Spondylodiszitis oder Spondylitis aufgrund des Anreicherungsdefektes von Tc-NCAA nicht differenziert werden kann, stimmen wir mit anderen Autoren in der Wertung dieses Befundmusters als falsch-negativer Befund durchaus überein [1, 8]. Darüber hinaus haben Reuland et al. [8] kürzlich konklusiv die Abhängigkeit der Zuverlässigkeit des Fokusnachweises mit Tc-NCAA von der anatomischen Lokalisation des Entzündungsherdes in einer größeren Patientenserie zeigen können. Tendenziell bestätigten die Ergebnisse unserer Studie diese Resultate.

Im Unterkollektiv der operativ bzw. histologisch gesicherten Patienten waren die Zahlen bezüglich Sensitivität und Spezifität der Entzündungsszintigraphie mit Tc-NCAA mit einer Sensitivität von 62,5% und einer Spezifität von 100% mit den Ergebnissen des Gesamtkollektivs vergleichbar.

Demgegenüber zeigte FDG-PET sowohl im Gesamtkollektiv wie auch in der Untergruppe der operativ bzw. histologisch kontrollierten Patienten eine Sensitivität und Spezifität von jeweils 100%.

In der bisherigen Literatur wurde nur in Einzelfällen über die FDG-Akkumulation in Weichteilabszessen berichtet [2]. Die vorliegende Studie hat unseres Wissens erstmals die Möglichkeiten von FDG-PET zum Nachweis und zur Lokalisation florider entzündlicher Prozesse bei muskuloskelettalen Infektionen systematisch untersucht. Die sehr günstigen ersten Ergebnisse diese Studie rechtfertigen eine sorgfältige

Evaluation dieses neuen diagnostischen Prinzips zum Nachweis chronisch rezidivierender muskoskelettaler Infektionen.

Zusammenfassung

Bei 25 Patienten mit Verdacht auf chronisch rezidivierende Osteitis bzw. Spondylodiszitis/Spondylitis wurde der diagnostische Wert von 2-Fluorodesoxyglukose (FDG) und Positronen-Emissions-Tomographie (PET) zum Nachweis und zur Lokalisation einer floriden skelettalen Infektion überprüft. Die Untersuchung wurde mit einem Standardverfahren der Entzündungsszintigraphie mit einem monoklonalen Tc-99m-markierten Antigranulozyten-Antimyeolzyten-Antikörper (TcNCAA) verglichen. Als Referenzuntersuchung diente die klinische Gesamtbewertung bei 13 Patienten und der Operations- sowie der histologische Befund bei 12 Patienten. FDG-PET wies 18 richtig-positive und 7 richtig-negative Befunde auf und zeigte damit in diesem relativ kleinen Kollektiv eine perfekte diagnostische Aussage. Demgegenüber war die Sensitivität der konventionellen Entzündungsszintigraphie mit Tc-NCAA mit 61% deutlich niedriger. Diese relativ niedrige Sensitivität war v.a. auf falsch-negative Befunde bei Spondylodiszitis/Spondylitis zurückzuführen. Die Spezifität der konventionellen Entzündungsszintigraphie mit Tc-NCAA war mit 86% relativ gut. Diese ersten Ergebnisse zeigen, daß FDG-PET ein sehr vielversprechendes Verfahren für Nachweis, Lokalisation und Beurteilung der Ausdehnung muskuloskelettaler Infektionen darstellt.

Literatur

1. Hotze A, Briele B, Overbeck B et al. (1992) Technetium-99m-labeled anti-granulocyte antibodies in suspected bone infections. J Nucl Med 33:526–531
2. Jones HA, Clark RJ, Rhodes CG, Schofield JB, Krausz T, Haslett C (1991) Positron emission tomography of [18]FDG uptake in localized pulmonary inflammation. Acta Radiol Suppl 376
3. Lind P, Langsteger W, Költringer P, Dimai HP, Passl R, Eber O (1990) Immunoscintigraphy of Inflammatory Processes with a Technetium-99m-labeled monoclonal antigranulocyte antibody (MAb BW 250/183). J Nucl Med 31:417–423
4. McAfee JG (1990) What is the best method for imaging focal infections? Editorial. J Nucl Med 31:413–416
5. Reske SN (1991) Recent advances in bone marrow scanning. Review article. Eur J Nucl Med 18:203–221
6. Reske SN, Karstens JH, Gloeckner W et al. (1989) Radioimmunoimaging for diagnosis of bone marrow involvement in breast cancer and malignant lymphoma. Lancet II:299–301
7. Reske SN, Karstens JH, Henrich MM, Sohn M, Glöckner W, Jakse G, Büll U (1993) Nachweis des Skelettbefalls maligner Erkrankungen durch Immunszintigraphie des Knochenmarks. Nucl Med 32:111–119
8. Reuland P, Winkler KH, Heuchert T, Ruck P, Müller-Schauenburg W, Weller S, Feine U (1991) Detection of infection in postoperative orthopedic patients with technetium-99m-labeled monoclonal antibodies against granulocytes. J Nucl Med 32:2209–2214
9. Schmidlin P (1990) Iterative Verfahren für die Emissionstomographie. Nuklearmediziner 3:155–158

Diskussion

Klinik und laborchemische Diagnostik

Für die Diagnosestellung einer akuten, aber auch einer chronisch posttraumatischen Osteitis, stehen die *klinischen Parameter* im Vordergrund und spielen die entscheidende Rolle. Die klinischen Hauptsymptome bei einer akut auftretenden Osteitis sind die klassischen Entzündungszeichen Calor, Rubor, Dolor, Tumor und Functio laesa, die jedoch nicht immer voll ausgeprägt sein müssen.

Bei der chronisch posttraumatischen Osteitis steht die Fistelung mit Sekretabscheidung – je nach Verlaufsform unterschiedlich ausgeprägt – im Vordergrund. In der Regel fehlen allgemeine Krankheitszeichen.

Die *laborchemische Diagnostik* umfaßt im wesentlichen die Blutsenkungsgeschwindigkeit, Leukozytenzahl, C-reaktives Protein und die PMN-Elastase. Da alle diese Parameter wenig spezifiziert sind und auch bei anderen Erkrankungen erhöht sein können, ist entscheidend, daß präoperative Ausgangswerte vorliegen, die im unmittelbar postoperativen Verlauf dann kontrolliert werden können. Nur so werden sie bei der Entwicklung einer Infektion aussagekräftig.

Akutephaseproteine (CRP und PMN-Elastase) können zum Wundmonitoring benutzt werden. Die Leukozytose ist sehr ungenau. Die BSG gibt wertvolle Hinweise bei der akuten Osteitis und ist auch als Monitoring über längere Zeiträume nützlich.

Bildgebende Verfahren

Standarduntersuchungen und damit Untersuchung der ersten Wahl ist und bleibt die konventionelle Übersichtsradiographie, die u.U. als digitale Radiographie durchgeführt werden kann. Sie ist in der Lage, aufgrund der Früherfassung einer Demineralisation, einer kortikalen Destruktion oder einer periostalen Reaktion eine Osteitis nachzuweisen.

Bei komplexen Knochenregionen, wie z.B. der Wirbelsäule und des Beckens, ist eine sensitive Diagnose ohne Tomographie bzw. Computertomographie nicht zu führen. Die CT kann darüber hinaus das genaue Ausmaß der Weichteilbegleitreaktion erfassen. Beide Methoden sind jedoch nicht in der Lage, eine Aussage über die Knochendurchblutung zu machen, d.h. letztendlich sind sie nicht in der Lage, sensitiv einen Knochenabszeß nachzuweisen. Dies gelingt bei der Kernspintomographie mit

Hefte zu „Der Unfallchirurg", Heft 255
Kinzl et al. (Hrsg.), Diagnostik und
Therapie der posttraumatischen Osteitis
© Springer-Verlag Berlin Heidelberg 1995

hoher Sensitivität, so daß mit der Verbesserung der örtlichen sowie der zeitlichen Auflösung in den nächsten Jahren dieses Verfahren noch mehr in den Vordergrund rücken wird.

Entzündungsszintigraphie

Die nuklearmedizinische Basisuntersuchung bei Verdacht auf eine Osteitis bleibt die 3-Phasen-Skelettszintigraphie (Tc-99m-HIG).

Zur weiteren Differenzierung bei Verdacht auf eine Osteitis können verschiedene Tracer eingesetzt werden: so bietet sich z.B. für die akute Osteitis Tc-99m-/ Nanokoloide, für die chronische Osteitis Ga-67-Zitrat an.

Es muß jedoch festgehalten werden, daß keine dieser genannten Methoden für sich eine sichere Differentialdiagnose von Entzündungen gegen Infektionen möglich macht.

Erste Untersuchungen über den diagnostischen Wert von 2-Fluorodesoxyglukose (FDG) und Positronen-Emissions-Tomographie (PET) zum Nachweis und zur Lokalisation einer floriden skelettalen Infektion zeigen gegenüber der normalen Entzündungsszintigraphie eine höhere Sensitivität und Spezifität. Die bisherigen günstigen ersten Ergebnisse sind jedoch weiter zu verfolgen.

Teil III

Prophylaxe

Perioperative Risikobegrenzung
durch Weichteilqualitätsscores bei offenen Frakturen

N. P. Südkamp[1], N. P. Haas[1] und H. Tscherne[2]

[1] Universitätsklinik Rudolf Virchow Berlin, Abt. Unfallchirurgie, Augustenburger Plaz 1,
D-13353 Berlin
[2] Unfallchirurgische Klinik, Medizinische Hochschule Hannover,
Kontanty-Gutschow-Straße 8, D-30625 Hannover

Einleitung

Die gebräuchlichsten Einteilungen für offene Frakturen sind die von Tscherne u. Brueggemann [36] und Gustilo u. Andersson [13] 1976 veröffentlichten Einteilungen. Diese Einteilungen sind Weiterentwicklungen aus Einteilungen von Anderson [2], Allgöwer [1] und Cauchoix et al. [7], da die von diesen Autoren Ende der 60er Jahre vorgeschlagenen Einteilungen in der Praxis Unzulänglichkeiten aufwiesen.

Die Beurteilung der Verletzungsschwere einer Fraktur mit Weichteilschaden erfordert vom behandelnden Chirurgen ohne Zuhilfenahme von standardisierten Einteilungen ein hohes Maß an Erfahrung; ohne diese Einteilungen besteht eine hohe Irrtumsmöglichkeit, die für den Patienten weitreichende Folgen hat.

Neben der besseren Einschätzung des Verletzungsausmaßes bieten Klassifikationen weitere Vorteile, wie z.B. die Kontrolle der Therapie mit Einsatz standardisierter Therapieschemata, die Vergleichbarkeit von Ausheilungsergebnissen und eine prognostische Aussagemöglichkeit.

Mit der Weiterentwicklung unfallchirurgischer Behandlungsmöglichkeiten haben sich in den letzten Jahren die Probleme in der Behandlung offener Frakturen zu den Rasanztraumen verlagert, d.h. die offenen Frakturen des Typ I und II nach Gustilo oder die erst- und zweitgradig offenen Frakturen nach Tscherne bieten technisch und medizinisch wenig Schwierigkeiten. Dieser Zusammenhang wird auch nachhaltig durch die Häufigkeit der noch schwerwiegendsten Komplikation dieser Verletzungen, der Osteitis, unterstrichen. Die Angaben in der Literatur über Infektionsraten bei unterschiedlichen Kollektiven schwanken zwischen (3,2% und 24,7%) [3, 4, 9, 11, 13, 14, 16, 18, 19, 23, 24, 26, 27, 29–34, 41], dabei werden v.a. auch unterschiedliche Ursachen für die Osteitis verantwortlich gemacht.

Dellinger et al. [11, 12] Merritt [23], Moore et al. [24], Patzakis et al. [26–28] und Rojczyk [31] führen die Osteitis auf die primäre Kontamination zurück. Andere Autoren, wie z.B. Bondurant et al. [6], Caudle u. Stern [8], Court-Brown et al. [10], Gustilo et al. [13–16], McAndrew u. Lautz [21] und Robinson et al. [30] meinen, daß ursächlich der Grad der Weichteilschädigung verantwortlich ist und insbesondere begleitende Gefäßverletzungen.

Dellinger et al. [12] konnten zeigen, daß auch durch Begleitverletzungen sowie multiple offene Frakturen die Osteitisrate zusätzlich ansteigt.

Hefte zu „Der Unfallchirurg", Heft 255
Kinzl et al. (Hrsg.), Diagnostik und
Therapie der posttraumatischen Osteitis
© Springer-Verlag Berlin Heidelberg 1995

Weitere Faktoren werden als Einflußgrößen auf die Ausbildung eines ossären Infektes angesehen. Russell et al. [33] fanden in einer retrospektiven Studie eine signifikant höhere Osteitisrate bei primärem Wundverschluß, Merrit [23] und Moore et al. [24] sahen einen Zusammenhang mit dem Débridement und der verbleibenden Keimzahl. Ketterl et al. [20] wiesen die Abhängigkeit von der frühzeitigen Weichteilrekonstruktion nach. Benson et al. [4], Dellinger et al. [11], Robinson et al. [30] und Rojczyk [31] konnten durch Antibiotikaeinsatz die Osteitisrate senken, zahlreiche Publikationen fanden einen Zusammenhang zwischen dem Auftreten einer Osteitis und der Art der knöchernen Stabilisierung [3, 9, 17, 29, 32, 34, 41].

Offensichtlich handelt es sich bei der Ausbildung eines ossären Infektes um ein multifaktorielles Geschehen, das durch verletzungsspezifische Faktoren einerseits und Therapiefehler oder -versäumnisse andererseits entsteht.

Die gebräuchlichsten Klassifikationen von Tscherne u. Brueggemann [36] (Tabellen 1 und 2) und Gustilo u. Anderson [13] weisen für die drittgradige Verletzung das Dilemma auf, daß sie diesen Gruppen völlig unterschiedliche Verletzungen subsumieren. Dieses hatte Gustilo et al. [14] 1984 veranlaßt, ihre Einteilung zu modifizieren (Tabelle 3).

Tabelle 1. Klassifikation nach Tscherne [35]

Fr. O I:	Es liegt eine Durchtrennung der Haut mit fehlender oder nur geringer Kontusion und eine unbedeutende bakterielle Kontamination vor. Die Haut ist gewöhnlich nur durch eine Knochenfragment durchspießt, bei den vorliegenden Frakturen handelt es sich um einfache Bruchformen.
Fr. O II:	Die Verletzungen beinhalten eine Durchtrennung der Haut, eine umschriebene Haut- und Weichteilkontusion sowie eine mittelschwere Kontamination, dabei können alle Bruchformen vorkommen. Schwere Weichteilwunden, bei denen keine Verletzung eines Hauptgefäßes vorliegt und die nicht mit einer Verletzung eines peripheren Nerven einhergehen, sind immer in diese Gruppe einzuordnen. Auch jedes drohende Kompartmentsyndrom wird noch in diese Gruppe eingegliedert.
Fr. O III:	Umfassen Hautdurchtrennungen mit ausgedehnter Weichteildestruktion sowie häufig Gefäß- und/oder Nervenverletzungen. Meistens besteht eine starke Wundkontamination. Jede offene Fraktur mit Ischämie und ausgedehnter Knochenzertrümmerung gehört in diese Gruppe. Des weiteren werden Schußbrüche, offen kontaminierte Frakturen bei landwirtschaftlichen Unfällen und manifeste Kompartmentsyndrome in diese Kategorie eingeteilt. Aufgrund der hohen Infektgefährdung müssen alle Frakturen mit Verletzungen der großen Extremitätenarterien einer offenen Fraktur des Grades 3 zugeordnet werden.
Fr. O IV:	Dieses sind die totalen oder subtotalen Amputationen. Die subtotale Amputation ist nach dem Replantationskomitee der International Society for Reconstructive Microsurgery als Durchtrennung der wichtigsten anatomischen Strukturen, besonders der Hauptgefäßverbindungen mit totaler Ischämie gekennzeichnet. Vom Weichteilmantel darf dabei nicht mehr als 1/4 der Zirkumferenz erhalten sein. Bei Bestehen von noch wesentlichen anatomischen Verbindungen und deutlichen Zeichen einer Restdurchblutung – sog. Revaskularisation – kann lediglich von einer offenen Fraktur des Grades 3 gesprochen werden.

Tabelle 2. Klassifikation des Weichteilschadens nach Tscherne [39] (leicht +, mittel ++, stark +++)

Grad	Haut (offen +)	Weichteil- schaden	Fraktur- Typ	Kontamination
O I	+	+	+ −++	+
O II	+	++	+ −+++	++
O III	+	+++	+ −+++	+++
O IV	+	+++	+ −+	+ −+++
G O	−	−	+	−
G I	−	+	+ −++	−
G II	−	++	+ −+++	−
G III	−	+++	+ −+++	(+)

Tscherne hat 1983 die Hannover Fracture Scale entworfen, da die Erfahrungen an 1024 offenen Frakturen in 10 Jahren und die Anwendung der Klassifikation für offene und geschlossene Frakturen gezeigt haben, daß besonders bei den Frakturen mit einem höhergradigen Weichteilschaden das Monitoring der Verletzung weitere Informationen wünschenswert macht. Die Kontrolle der Verantwortungsqualität, die Abschätzung des Therapieerfolges und die Prognose der Gesamtverletzung sind Bereiche, die sich durch eine Feingraduierung der Frakturklassifiaktion, wie sie die Hannover Fracture Scale darstellt, genauer kontrollieren und abschätzen lassen.

Die Fracture Scale wurde in einer retrospektiven Analyse untersucht und entsprechend der Ergebnisse weiterentwickelt (Tabelle 4). Sie wurde im Rahmen der pro-

Tabelle 3. Klassifikation nach Gustilo u. Anderson [13]

Typ I:	Saubere oder nur geringe verschmutzte Hautwunde von unter 1 cm Größe, sie ist Folge einer Perforation durch ein Knochenfragment von innen. Bei diesen Verletzungen liegen nur einfache Bruchformen, wie Spiral- oder Schrägbrüche vor.
Typ II:	Die Hautwunde ist größer als 1 cm, das umliegende Gewebe weist keine oder nur geringe Haut- oder Muskelkontusionen auf, avitale Muskulatur findet sich bei diesem Typ nicht, Bruchformen sind mittelschwer.
Typ III A:	Diese Verletzung beruht entweder auf einem Trauma mit großer Energie, unabhängig von der Größe der Wunde, oder es besteht eine ausgedehnte Weichteillazeration, wobei die Weichteildeckung des Knochens gewährleistet ist, es können alle Bruchformen vorliegen.
Typ III B:	Bei dieser Verletzung besteht ein ausgedehnter Weichteilverlust, der Knochen ist deperiostiert und liegt frei. In den meisten Fällen besteht gleichzeitig eine erhebliche Verschmutzung.
Typ III C:	Unabhängig vom Ausmaß des Weichteilschadens oder des vorliegenden Bruches ist eine begleitende Gefäßverletzung vorhanden, die eine operative Versorgung erforderlich macht.

84

Tabelle 4. Hannover Fracture Scale

A Frakturtyp		C Ischämie/Kompartment	
Typ A	1	Nein	0
Typ B	2	Inkomplett	10
Typ C	4	Komplett	
		< 4 Stunden	15
Knochenverlust		4–8 Stunden	20
< 2 cm	1	> 8 Stunden	
< 2 cm	2		
		D Nerven	
B Weichteile		Palmar-Plantar-Sensibilität	
		Ja	0
Haut (Wunde, Kontusion)		Nein	8
Nein	0	Finger-Zehenmotorik	
< 1/4 Zirkumferenz	1	Ja	0
1/4–1/2	2	Nein	8
1/2–3/4	3		
> 3/4	4		
		E Kontamination	
Hautdefekt		Fremdkörper	
Nein	0	Keine	0
< 1/4 Zirkumferenz	1	Einzelne	1
1/4–1/2	2	Massiv	10
1/2–3/4	3		
> 3/4	4		
		F Keimnachweis	
Tiefe Weichteile (Muskel,		Aerob, 1 Keim	2
Sehnen, Bänder, Gelenkkapsel)		Aerob, > 1 Keim	3
Nein		Anaerob	2
< 1/4 Zirkumferenz	1	Aerob-Anaerob	4
1/4–1/2	2		
1/2–3/4	3		
> 3/4	6	G Versorgungsbeginn	
		(Nur bei Weichteilscore > 2)	
Amputation		6–12 Stunden	1
Nein	0	> 12 Stunden	3
Sub-/Total Guillotine	20		
Sub-/Total Crush	30		

Fr. O I:	2–3 Punkte
Fr. O II:	4–12 Punkte
Fr. O III:	3–69 Punkte
Fr. O IV:	> 70 Punkte

spektiven Studie eingesetzt, um mit ihrer Hilfe Therapierichtlinien festzulegen sowie prognostische Aussagen zu verschiedenen Komplikationen zu ermöglichen.

Die Fracture Scale berücksichtigt jede Einzelverletzung des Extremitätenschadens in Abhängigkeit von seiner Bedeutung: Es werden der Frakturtyp nach der AO-Klassifikation [25], die Weichteile, die Durchblutung, der Nervenschaden, das Kompartmentsyndrom, der Kontaminationsgrad und in bestimmten Fällen ein Zeitfaktor bewertet.

In der Rubrik „Knochenverlust" werden einzelne Fragmente in ihrer längsten Ausdehnung gemessen und bewertet, z.B. wird bei einem fehlenden Biegungskeil die Länge an der Außenseite und nicht die „Dicke" für die Zuordnung des entsprechenden Punktwertes herangezogen.

Für die Beurteilung der Weichteilverletzung stehen 3 verschiedene Rubriken zur Verfügung: eine für die Hautwunde, eine für den Hautverlust und eine für die tiefen Weichteile. Wegen der unterschiedlichen Durchmesser und Umfänge der Extremitätenabschnitte (z.B. Oberschenkelmitte, Knie, Wade und oberes Sprunggelenk) ist eine Normierung der Verletzungsausdehnung auf den jeweiligen Abschnittsumfang gewählt worden. Im Gegensatz zu einer Angabe in Zentimetern läßt sich mit dieser Normierung die Schwere des Schadens besser erfassen, gleichzeitig ist eine Vergleichbarkeit von Schäden an unterschiedlichen Extremitätenabschnitten gegeben. Mit den 3 Rubriken ist die Ausdehnung des Schadens sowohl in oberflächlicher Richtung als auch in die Tiefe gewährleistet.

Die Rubrik „Amputation" dient der ersten Einschätzung des Amputationsmechanismus in Hinsicht auf eine mögliche Replantation.

Die Beurteilung des neurologischen Status kann oftmals primär nicht exakt erfolgen, eine grobe Einschätzung ist durch den Reflexstatus jedoch möglich. Die Kenntnis des neurologischen Befundes ist für ein Entscheidung bezüglich eines fraglichen Extremitätenerhaltes wichtig.

Zum Zeitpunkt der Klinikeinweisung kann selbstverständlich ein bakteriologisches Abstrichergebnis nicht bekannt sein, die Rubrik „Keimnachweis" ist dennoch Bestandteil der Fracture Scale, da diese Größe Bedeutung für das Osteitisrisiko hat und den behandelnden Chirurgen damit erinnert, das bakteriologische Untersuchungsergebnis zu bewerten und in weitere therapeutische Überlegungen mit einzubeziehen.

Material und Methoden

Von Januar 1981 bis Dezember 1989 wurden an der Medizinischen Hochschule Hannover 948 offene Frakturen behandelt. 28 dieser Frakturen (2,95%) entwickelten eine posttraumatische Infektion des Knochens. Diese Frakturen bilden die Basis dieser Studie zur Beurteilung der perioperativen Risikobegrenzung durch die Hannover Fracture Scale. Für jede offene Fraktur wurden 155 Variablen statistisch (Statistical Package for the Social Sciences: SPSS) untersucht, um den Einfluß jeder einzelnen Variable auf die Entwicklung einer posttraumatischen Knocheninfektion zu untersuchen.

Alle 948 offenen Frakturen entstanden durch Verkehrs- oder industrielle Unfälle. Das Behandlungsprotokoll beinhaltete eine sorgfältige Evaluation und Klassifikation der Verletzungen entsprechend der Tscherne-Klassifikation (Tabellen 1 und 2) und der Hannover Fracture Scale (Tabelle 4).

Ergebnisse

19 knöcherne Infektionen aus 297 offenen Frakturen (6,4%) entstanden von Januar 1981 bis Dezember 1983 und wurden retrospektiv ausgewertet. In einer folgenden Serie von Januar 1984 bis Dezember 1989 wurden 651 offene Frakturen prospektiv dokumentiert. Neun (1,4%) offene Frakturen aus diesem Kollektiv entwickelten eine knöcherne Infektion.

Von allen ossären Infekten traten 38,1% nach 2.-gradig offenen Frakturen und 61,9% nach 3.-gradig offenen Frakturen auf. Keine Infektion des Knochens wurden bei 1. oder 4.-gradig offenen Frakturen beobachtet. Alle Fälle einer posttraumatischen Osteitis waren beschränkt auf die untere Extremität, 56% entfielen allein auf die Tibia, an der oberen Extremität trat keine knöcherne Infektion auf.

Ergebnisse der retrospektiven Serie (1981–1983)

Mit einer Diskriminanzanalyse wurden alle erfaßten Größen der offenen Frakturen hinsichtlich ihrer Wertigkeit im Zusammenhang mit dem Auftreten einer Osteitis untersucht und die so ermittelten Faktoren einzeln durch Varianzanalysen und χ^2-Tests in ihrer Signifikanz für die Osteitis geprüft. In absteigender Größe der Korrelationskoeffizienten sind folgende verletzungsbedingten Größen einflußreich in der Entstehung einer Osteitis:

– Knochenverlust (Fracture-Scale-Größe),
– tiefer Weichteilschaden (Fracture-Scale-Größe),
– Art der Keimbesiedlung im primären Abstrich (aerob-anaerob),
– Fracture-Scale-Gesamtpunktwert,
– protrahierte Weichteilprobleme (Weichteilinfekt),
– Hautverlust (Fracture-Scale-Größe),
– Kompartmentsyndrom,
– Frakturart,
– Hautzustand,
– Ischämie,
– Frakturtyp (AO-Klassifikation [25]).

Besondere Bedeutung in der retrospektiven Analyse hat der Knochendefekt (Fracture-Scale-Größe), dieser Faktor wies im Zusammenhang mit einer Osteitis den größten Korrelationskoeffizienten auf. Die Abb. 1 zeigt den erheblichen Anstieg der Infektrate in Abhängigkeit vom Knochenverlust. Verletzungen ohne Knochenverluste haben eine Infektrate, die ganz erheblich unter der durchschnittlichen Rate von 6,4% des retrospektiven Kollektivs liegt. Bei kleinen Knochendefekten (< 2 cm) fand sich eine Osteitishäufigkeit, die etwas über dem Durchschnitt der untersuchten Gruppe liegt, bei großen Defekten (> 2 cm) stieg die Infektrate auf mehr als das 4fache des Durchschnitts an.

Die Weichteile hatten einen erheblichen Einfluß im Falle einer ausgeprägten Schädigung sowohl in oberflächlicher als auch in tiefer Ausdehnung (Abb. 2 und 3). Jedweder größerer oberflächlicher Schaden verdoppelt bis verdreifacht die Infektions-

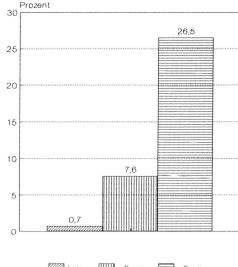

Abb. 1. Osteitisrate in Abhängigkeit vom
Knochenverlust (p < 0,0001)

rate. Dabei ist interessant, daß auch Veletzungen mit einem ausgedehnten Décollement und besonders mit ausgedehnten Kontusionierungen der Weichteile eine erhebliche Anzahl von Infektionen zur Folge hatten. Bei kleineren offenen Wunden (< 5 cm), geringen Kontusionen und Décollements (< 15 cm) lag die Infektrate unter dem Durchschnitt. Die Abb. 2 zeigt diesen Zusammenhang, die Infektraten betrugen bei ausgedehnter Kontusion 19,4%, bei Décollements über 15 cm Größe 14,3% sowie bei Hautdefekten 16,0%. Die Unterschiede zwischen den ausgedehnten und den geringen Hautschäden ist statistisch signifikant (p < 0,0005).

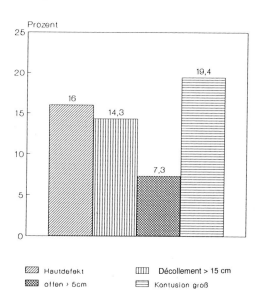

Abb. 2. Osteitisrate in Abhängigkeit vom
primären Hautzustand (p < 0,0005)

88

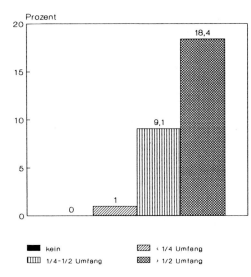

kein ■
1/4-1/2 Umfang ▥
< 1/4 Umfang ▨
> 1/2 Umfang ▩

Abb. 3. Osteitisrate in Abhängigkeit vom tiefen Weichteilschaden (Fracture-Scale-Größe) (p < 0,0004)

Bei den tiefen Weichteilen wird die Ausdehnung in der Fracture Scale auf den Umfang des betroffenen Extremitätenabschnittes normiert und als Bruchteil dessen angegeben. Keine oder unwesentliche Schädigungen wiesen eine weit unter dem Durchschnitt liegende Infekthäufigkeit auf; betrug der tiefe Weichteilschaden 1/4–1/2 der Zirkumferenz, lag die Infektrate bereits deutlich über dem Durchschnitt. Bei noch größerem Schadenausmaß (> 1/2 des Umfangs) verdreifachte sich die Inzidenz der Osteitis (18,4%). Die Abb. 3 illustriert diesen Zusammenhang, die Irrtumswahrscheinlichkeit betrug p < 0,0004.

Eine ganz andere Aussagegröße ist die „primäre Kontamination". Sie hat ebenfalls eine statistisch signifikanten Einfluß (p < 0,0001) auf die Osteitis, und zwar unabhän-

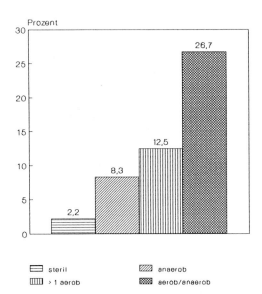

steril ▭
> 1 aerob ▥
anaerob ▨
aerob/anaerob ▩

Abb. 4. Osteitisrate in Abhängigkeit vom primären Keimnachweis (p < 0,0001)

gig von der Qualität des Débridements. Betrachtet man lediglich die bakteriologischen Untersuchungsergebnisse des primären Abstriches, d.h. des Abstriches vor dem
Débridement, so steigt die Infekthäufigkeit mit anaerober Kontamination, dem Nachweis von mehr als einem aeroben Keim und ganz besonders bei vorhandener aerober/
anaerober Mischflora auf 26,7% an (Abb. 4). Da dieser Zusammenhang auch qualitativ in der prospektiven Studie (Abb. 10) trotz verbessertem Débridement gültig ist,
muß gefolgert werden, daß bei einem Nachweis von Mehrfachkeimbesiedlung im
primären Abstrich – auch bei negativem postoperativem Abstrich – eine entsprechend
der Primärkeime gezielte antibiotische Behandlung bis zum definitiven Wundverschluß erforderlich ist.

Die schweren Extremitätenverletzungen, die mit einer Ischämie einhergehen, entweder durch eine Gefäßverletzung oder ein begleitendes Kompartmentsyndrom, wiesen einen erheblichen Anstieg der Infektraten auf. Bei fehlendem Nachweis einer Gefäßverletzung oder eines Kompartmentsyndroms und bei inkompletter Ischämie oder
nur drohendem Kompartmentsyndrom lagen die beobachteten Infektraten im Durchschnitt des untersuchten Kollektivs. Ein erhebliches Ansteigen der Infektraten war
nachweisbar bei vollständiger Ischämie oder bei einem manifesten Kompartmentsyndrom (Abb. 5). Die Häufigkeit einer Infektion war in beiden Fällen auf mehr als das
Dreifache des Durchschnitts angestiegen. Dabei bestand bei 32% aller Infekte eine
Gefäßverletzung und bei 53% aller Infekte ein drohendes oder manifestes Kompartmentsyndrom.

Eine weitere wesentliche Größe, die signifikanten Einfluß auf die Ausbildung einer Osteitis hat, sind die sog. protrahierten Weichteilprobleme oder auch Weichteilinfekte. In 26,7% aller Fälle, in denen diese Weichteilprobleme auftraten, persistierte
der Weichteilinfekt und ging in eine Osteitis über (Abb. 6).

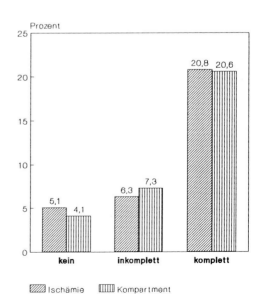

Abb. 5. Osteitisraten bei Gefäßverletzungen und Kompartmentsyndrom
(p < 0,0001)

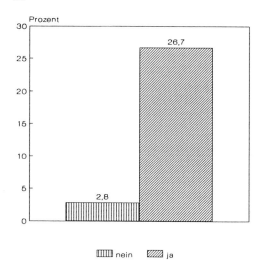

Abb. 6. Häufigkeit ossärer Infekte in Abhängigkeit vom Weichteilinfekt (p < 0,0001)

Gegenübergestellt ist in Abb. 7 die prozentuale Verteilung der protrahierten Weichteilprobleme in Abhängigkeit von der Verletzungsschwere (Tscherne-Klassifikation).

Am Beispiel des Unterschenkels – des am häufigsten betroffenen Extremitätenabschnittes – konnte nachgewiesen werden, daß die Wahl der Osteosynthese einen erheblichen Einfluß auf das Entstehen einer Osteitis nehmen kann.

Betrachtet man die Infektrate bei den 2.-gradig offenen Unterschenkelfrakturen in Abhängigkeit von der Osteosynthese, so zeigt sich, daß bei Plattenosteosynthesen 18,2% ossäre Infekte auftraten, während die Frakturen, die mit einem Fixateur externe stabilisiert wurden, lediglich in 2,6% Infekte entwickelten (Abb. 8). Dies ist besonders beachtenswert, da die offensichtlich schweren Weichteilschäden in der Regel

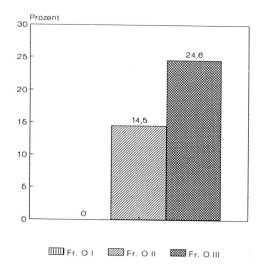

Abb. 7. Prozentuale Verteilung der Weichteilinfekte in Abhängigkeit vom Schweregrad der Verletzung (p < 0,003)

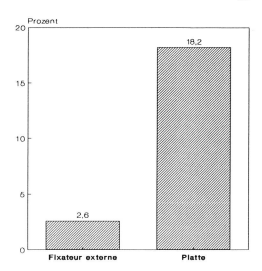

Abb. 8. Osteitisrate bei Fraktur O II in Abhängigkeit des Osteosynthese-verfahrens (p < 0,0005)

mit einem Fixateur externe behandelt wurden. Praktisch identische Ergebnisse werden von der University of Washington in Seattle berichtet [3].

Eine Abhängigkeit vom primären Wundverschluß konnte nicht gefunden werden, da aufgrund der Anwendung des Therapieprotokolls für offene Frakturen nach Tscherne [35, 37–40] der primäre Wundverschluß nur bei 1.-gradig offenen und in wenigen Fällen bei 2.-gradig offenen Frakturen (Typ O I und II) durchgeführt wird.

Da bis 1983 zur Weichteilrekonstruktion praktisch nur lokale Lappen eingesetzt wurden, treten ossäre Infekte bereits bei einem Weichteilscore der Fracture Scale von 6 Punkten auf.

Ein signifikanter Zusammenhang zwischen einer Osteitis und mehreren offenen Verletzungen beim gleichen Patienten, oder einer Osteitis und schweren Begleitverletzungen (polytraumatisierter Patient) konnte in der retrospektiven Analyse nicht gefunden werden.

Ergebnisse der prospektiven Serie (1984–1989)

Wesentliche Merkmale des Krankengutes dieser Serie sind der Einsatz der Jetlavage beim primären Débridement, keine Verwendung von Plattenosteosynthesen bei Unterschenkelschaftfrakturen sowie der frühe Einsatz u.a. auch von freien, mikrovaskulär gestielten Gewebetransfers zur Weichteilrekonstruktion. Demzufolge konnte in der Analyse keine statistische Signifikanz mehr für therapiebedingte Einflußgrößen ermittelt werden.

Wiederum durch eine Diskriminanzanalyse wurden die wesentlichen Einflußgrößen auf die Ausbildung einer posttraumatischen Osteitis ermittelt:

– Ischämie (Fracture-Scale-Größe),
– Fracture-Scale-Gesamtpunktwert,
– protrahierte Weichteilprobleme (Weichteilinfekt),

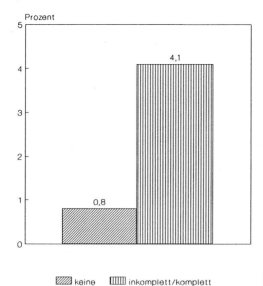

Abb. 9. Osteitisrate in Abhängigkeit von der Ischämie (p < 0,0001)

- Art der Keimbesiedlung im primären Abstrich (aerob-anaerob),
- Weichteilscore (Fracture-Scale-Größe),
- Hautzustand,
- Hautdefekt,
- tiefe Weichteile.

Der Frakturtyp (AO-Klassifikation [25]), die Frakturart, der Knochenverlust und das Kompartmentsyndrom waren in der prospektiven Serie ohne statistisch signifikanten Einfluß.

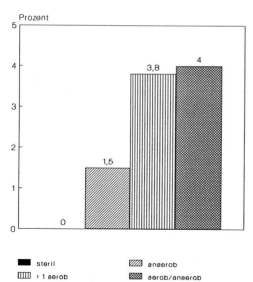

Abb. 10. Osteitisrate in Abhängigkeit von der primären Kontamination (p < 0,002)

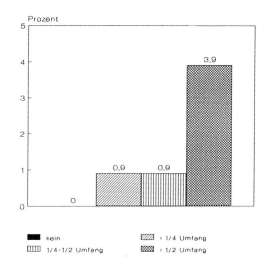

Abb. 11. Osteitisrate in Abhängigkeit
vom tiefen Weichteilschaden (p < 0,003)

kein   < 1/4 Umfang
1/4-1/2 Umfang   > 1/2 Umfang

Die Ischämie weist eine unverändert starken Einfluß auf die Entstehung der Osteitis auf, der Anteil ossärer Infekte bei einer inkompletten bzw. kompletten Ischämie beträgt 55%.

Die Abb. 9 veranschaulicht diesen starken Einfluß, die Irrtumswahrscheinlichkeit der Signifikanz im χ^2-Test betrug p < 0,0001.

Die Art der primären Kontamination hat auch in der prospektiven Studie einen signifikanten Einfluß (p < 0,002), allerdings weist die Verschmutzung mit mehr als einem aeroben Keim das gleiche Osteitisrisiko auf wie eine Mischkontamination aus aeroben und anaeroben Keimen (Abb. 10).

Beim Weichteilschaden hat sich der Schwerpunkt des Osteitisrisikos zu den ausgedehnten Weichteilschäden hin verschoben, die Rate steigt signifikant erst bei einem Weichteilschaden an, der die Hälfte der Zirkumferenz überschreitet (Abb. 11).

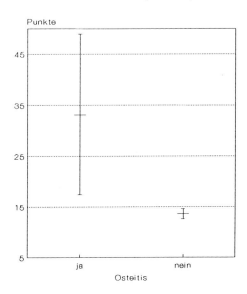

Abb. 12. Mittelwerte und 95%-Konfidenzintervalle der Fracture-Scale-Punktzahl in Abhängigkeit von einer Osteitis (p < 0,0001)

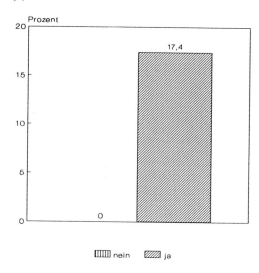

Abb. 13. Häufigkeit ossärer Infekte in Abhängigkeit von einem Weichteilinfekt (p < 0,0001)

Der Gesamtscore der Fracture Scale korreliert signifikant mit dem Auftreten einer Osteitis. In Abb. 12 sind die Mittelwerte und die 95%-Konfidenzintervalle der Fracture-Scale-Punktwerte für die Gruppe der ossären Infekte gegenüber den nicht durch eine Osteitis betroffenen Frakturen dargestellt.

Auch in der prospektiven Studie bleibt der signifikante Einfluß der protrahierten Weichteilprobleme (Weichteilinfekte), die absolut und relativ in deutlich geringerer Höhe gegenüber der retrospektiven Studie aufgetreten sind; die Häufigkeit eines persistierenden in eine Osteitis übergehenden Weichteilinfektes beträgt 17,4% (Abb. 13).

Gegenübergestellt ist in Abb. 14 die prozentuale Verteilung protrahierter Weichteilprobleme in Abhängigkeit vom Schweregrad der Verletzung (Tscherne-Klassifikation). Im Falle des Auftretens eines Weichteilinfektes muß in fast 20% dieser Fälle mit dem nachfolgenden Auftreten einer Osteitis gerechnet werden.

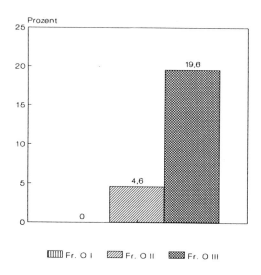

Abb. 14. Prozentuale Verteilung der Weichteilinfekte in Abhängigkeit vom Schweregrad der Verletzung (p < 0,0001)

Schlußfolgerungen

Aus der retrospektiven Studie sind folgende Gesichtspunkte als wesentlich für die Behandlungsstrategie offener Frakturen ermittel worden:

1. Beginn der Behandlung am Unfallort durch Reposition, Ruhigstellung und Anlage eines sterilen Verbandes.
2. Exakte Erfassung des begleitenden Weichteilschadens. Ein Fracture-Scale-Weichteilscore > 6 signalisiert die Gefahr einer Osteitis; Verletzungen mit erheblicher Haut- oder tiefer Weichteilschädigung sind hochgradig gefährdet.
3. Ausgedehntes Débridement bei Erstversorgung, Beseitigung sichtbarer Verschmutzungen durch Einsatz einer Jetlavage; bei „unsicheren" Weichteilen geplantes Redébridement (second look) nach spätestens 2 Tagen.
4. Situationsgerechte Osteosynthese: Erzielen einer maximalen Stabilität unter Berücksichtigung der Knochenvaskularität und Anwendung eines weichteilschonenden Verfahrens.
5. Möglichst kein primärer Wundverschluß, großzügige Indikation für eine plastische Rekonstruktion der geschädigten Weichteile frühsekundär nach 2–5 Tagen.
6. Gezielte antibiotische Behandlung nach Resistenzprüfung, prolongierte Antibiotikagabe bis zum definitiven Wundverschluß in Hochrisikogruppen: Knochenverlust > 2 cm, ausgedehnter Hautschaden, ausgedehnter tiefer Weichteilschaden, begleitender Gefäßschaden, manifestes Kompartmentsyndrom.
7. Beseitigung eines bestehenden Knochendefektes durch eine primäre Verkürzung oder eine frühe Spongiosatransplantation.

Die kontinuierliche Abnahme der Osteitisraten von 1981–1989 (Abb. 15) im analysierten Krankengut (retro- und prospektive Studie) unterstreicht, daß durch ein präzi-

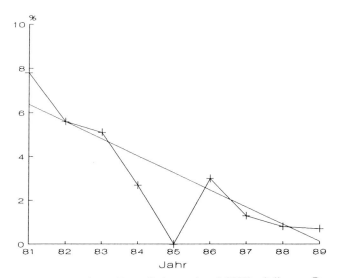

Abb. 15. Zeitlicher Verlauf der Osteitisrate bei offenen Frakturen (p < 0,0002) mit linearer Regression (p < 0,0001)

ses Managementprotokoll [35, 37–40] und konsequente Beachtung der Schlußfolgerungen aus der retrospektiven Studie die Inzidenz der posttraumatischen Osteitis deutlich gesenkt werden konnte.

Weiterhin zeigt die Analyse der beiden Serien, daß die Verwendung eines Weichteilqualitätsscores, wie die Hannover Fracture Scale, viel besser geeignet ist, die Komplexität offener Frakturen hinsichtlich Therapiemanagement und Kontrolle von Komplikationen zu erfassen und zu steuern als durch die bisher gebräuchlichen Klassifikationen.

Literatur

1. Allgoewer M (1971) Weichteilprobleme und Infektrisiko der Osteosynthese. Langenbecks Arch Chir 329:1127
2. Anderson LD (1971) Fractures. In: Campbell's Operative Orthopedics. Mosby, St. Louis
3. Bach AW, Hansen ST Jr (1989) Plates versus external fixation in severe open tibial shaft fractures. A randomized trial. Clin Orthop 241:89–94
4. Benson DR, Riggins RS, Lawrence RM, Hoeprich PD, Huston AC, Harrison JA (1983) Treatment of open fractures: a prospective study. J Trauma 23(1):25–30
5. Biemer E (1982) Internationale Definitionen im Gebiet der Replantationschirurgie und Möglichkeiten eines Bewertungsschemas der funktionellen Ergebnisse. Handchirurgie 14:161
6. Bondurant FJ, Cotler HB, Buckle R, Miller-Crotchett P, Browner BD (1988) The medical and economic impact of severly injured lower extremities. J Trauma 28(8):1270–1273
7. Cauchoix J, Lagneau P, Boulez P (1965) Traitement de fractures ouvertes de jambe. Resultats de 234 cas observes entre le 1er janvier 1955 et le 12 juin 1964. Ann Chir 19:1520
8. Caudle RJ, Stern PJ (1987) Severe open fractures of the tibia. J Bone Joint Surg Am 69(6):801–807
9. Clifford RP, Beauchamp CG, Kellam JF, Webb JK, Tile M (1988) Plate fixation of open fractures of the tibia. J Bone Joint Surg Br 70(4):644–648
10. Court-Brown CM, Wheelwright EF, Christie J, McQueen MM (1990) External fixation for type III open tibial fractures. J Bone Joint Surg Br 72(5):801–804
11. Dellinger EP, Caplan ES, Weaver LD (1988) Duration of preventive antibiotic administration for open extremity fractures. Arch Surg 123(3):333–339
12. Dellinger EP, Miller SD, Wertz MJ, Grypma M, Droppert B, Anderson PA (1988) Risk of infection after open fractures of the arm or leg. Arch Surg 123(11):1320–1327
13. Gustilo RB, Anderson JT (1976) Prevention of infection in the treatment of one thousand and twenty-five open fractures of long bones: retrospective and prospective analyses. J Bone Joint Surg Am 58(4):453–458
14. Gustilo RB, Mendoza RM, Williams DN (1984) Problems in the management of type III (severe) open fractures: a new classification of type III open fractures. J Trauma 24(8):742–746
15. Gustilo RB, Gruninger RP, Davis T (1987) Classification of type III (severe) open fractures relative to treatment and results. Orthopedics 10(12):1781–1788
16. Gustilo RB, Merkow RL, Templeman D (1990) The management of open fractures. J Bone Joint Surg Am 72(2):299–304
17. Haas N, Gotzen L (1987) Plattenosteosynthese. In: Schmit-Neuerburg KP, Stuermer KM (Hrsg) Die Tibiaschaftfraktur beim Erwachsenen. Springer, Berlin Heidelberg New York Tokyo
18. Haas NP, Südkamp NP, Tscherne H (1990) Infektionshäufigkeit: Ursachen und Vermeidung in der Unfallchirurgie. In: Burri C, Neugebauer R (Hrsg) Infektion von Knochen und Gelenken, Huber, Bern Stuttgart Toronto (Aktuelle Probleme in Chirurgie und Orthopädie, Bd 34)

19. Jahna H (1982) Die konservative Behandlung des Oberschenkelschaftbruches. Hefte Unfallheilkd 158:106–111

20. Ketterl RL, Steinau HU, Feller AM, Stübinger B, Claudi BF (1990) Aggressives Débridement und frühzeitige Weichteildefektdeckung bei drittgradig offenen Tibiafrakturen. Zentralbl Chir 115(4):209–218

21. McAndrew MP, Lantz BA (1989) Initial care of massively traumatized lower extremities. Clin Orthop 243:20–29

22. McGraw JM, Lim EV (1988) Treatment of open tibial-shaft fractures. External fixation and secondary intramedullary nailing. J Bone Joint Surg Am 70(6):900–911

23. Merritt K (1988) Factors increasing the risk of infection in patients with open fractures. J Trauma 28(6):823–827

24. Moore TJ, Mauney C, Barron J (1989) The use of quantitative bacterial counts in open fractures. Clin Orthop 248:227–230

25. Müller ME, Nazarian S, Koch P (1988) The AO classification of fractures. Springer, Berlin Heidelberg New York Tokyo

26. Patzakis MJ, Wilkins J, Moore TM (1983) Considerations in reducing the infection rate in open tibial fractures. Clin Orthop 178:36–41

27. Patzakis MJ, Wilkins J, Moore TM (1983) Use of antibiotics in open tibial fractures. Clin Orthop 178:31–35

28. Patzakis MJ, Wilkins J (1989) Factors influencing infection rate in open fracture wounds CLin Orthop 243:36–40

29. Rittmann WW, Schibli M, Matter P, Allgower M (1979) Open fractures. Long-term results in 200 consecutive cases. Clin Orthop 138:132–140

30. Robinson D, On E, Hadas N, Halperin N, Hofman S, Boldur I (1989) Microbiologic flora contaminating open fractures: its significance in the choice of primary antibiotic agents and the likelihood of deep wound infection. J Orthop Trauma 3(4):283–286

31. Rojczyk M (1981) Keimbesiedelung und Keimverhalten bei offenen Frakturen. Unfallheilkunde 84(11):458–462

32. Rommens P, Broos P, Theunis P, Willemen P, Gruwez JA (1985) The operative treatment of tibial shaft fractures: a review of 277 cases. Acta Chir Belg 85(4):268–273

33. Russell GG, Henderson R, Arnett G (1990) Primary or delayed closure for open tibial fractures. J Bone Joint Surg Br 72(1):125–128

34. Schreinlechner P (1982) Infekthäufigkeit nach Plattenosteosynthesen offener Unterschenkelfrakturen. Hefte Unfallheilkd 157:86–89

35. Tscherne H (1983) Management offener Frakturen. Hefte Unfallheilkd 162:10–32

36. Tscherne H, Brueggemann H (1976) Die Weichteilbehandlung bei Osteosynthesen, insbesondere bei offenen Frakturen. Unfallheilkunde 79(11):467–475

37. Tscherne H (1983) Grundsätze der Behandlung offener Schaft- und Gelenkfrakturen. Schriftenreihe: Unfallmed. Tg. d. Landesverb. d. gewerblichen Berufsgenossenschaften 51:263–269

38. Tscherne H, Südkamp N (1985) Offene Frakturen bei Kindern. Z Orthop 123(4):490–497

39. Tscherne H, Südkamp N (1987) Grundsätze der Behandlung von Frakturen mit Weichteilschaden. In: Schmit-Neuerburg KP, Stuermer KM (Hrsg) Die Tibiaschaftfraktur des Erwachsenen. Springer, Berlin Heidelberg New York Tokyo

40. Tscherne H, Südkamp N (1990) Pathophysiologie der offenen Frakturen und die Grundlagen für ihre Behandlung. Acta Chir Trauma Cechoslov 57(3):193–212

41. Weise K, Holz U, Sauer N (1983) Zweit- bis drittgradig offene Frakturen langer Röhrenknochen – therapeutisches Management und Behandlungsergebnisse. Aktuel Traumatol 13(1):24–29

Optimierte offene Wundbehandlung durch Vakuumversiegelung

W. Fleischmann, U. Becker, E. Lang und B. Krämer

Universitätsklinik Ulm, Abt. Unfallchirurgie, Steinhövelstraße 9, D-89070 Ulm

Einleitung

Wunddrainagen haben einen festen Platz im Behandlungskonzept der Traumatologie und Orthopädie. Die Ableitung von Wundsekreten und Blut soll den Bakterien einen potentiellen Nährboden entziehen und damit die Infektionsrate nach operativen Eingriffen senken [5]. Die Wirksamkeit eines solchen Drainagesystems wird jedoch in Frage gestellt, wenn unter dem in Redon-Flaschen üblichen hohen Vakuum von 80 kPa eingesaugtes Subkutan- oder Muskelgewebe die Drainageöffnungen verstopft, oder aber die Drainagen durch die direkte Verbindung zwischen Außenwelt und Wunde einer bakteriellen Aszension Vorschub leisten.

Durch Ummantelung der Vakuumdrainagen mit einem offenporigen Schaumstoff läßt sich eine gleichmäßige, flächenhafte Sogwirkung nach Anschluß von Vakuumflaschen in der gesamten Wunde etablieren [1]. Die Abdichtung zur Außenwelt erfolgt durch direkte Naht oder durch Versiegeln des Wundgebiets mit einer Verbandsfolie. Unabhängig von der Schwerkraft garantiert ein korrekt arbeitendes Versiegelungssystem eine vollständige Ableitung der Wundsekrete [2].

Indikation zur Vakuumversiegelung

Die Vakuumversiegelung dient der Behandlung des Weichteilschadens, wobei im folgenden unterschieden wird zwischen dem traumatischen Weichteilschaden, dem akuten Infekt und dem chronischen Infekt.

Der traumatische Weichteilschaden besteht im wesentlichen aus der isolierten Verletzung (Defektwunde, subkutanes Décollement), den Frakturen mit Weichteilschaden (G2/3, O2/3) und den Verbrennungen. In die Gruppe der akuten Infekte gehören Abszedierungen, Phlegmonen und akut entzündliche postoperative Komplikationen. Die dritte Gruppe der chronischen Infekte schließt die chronischen Formen der Osteitis und Osteochondritis ein. Hinzu kommt der Problembereich der schlecht heilenden Wunde („impaired wound healing"), wie beim Dekubitus, diabetischen Wundheilungsstörungen, strahlengeschädigtem Gewebe etc. Nachdrücklich betont wird, daß es sich bei der Vakuumversiegelung mit Indikationen aus der dritten Indikationsgruppe um eine ausschließlich adjuvante Therapie handelt (Wundkonditionierung).

Hefte zu „Der Unfallchirurg", Heft 255
Kinzl et al. (Hrsg.), Diagnostik und
Therapie der posttraumatischen Osteitis
© Springer-Verlag Berlin Heidelberg 1995

Operationstechnik

Für eine wirksame Vakuumsversiegelung wird ein offenporiger Polyvinylalkoholschaum mit einer Porengröße von 0,2–1 mm (Vacuseal®) eingesetzt. Weiterhin werden eine transparente Polyurethanfolie (Opsite) und ein Vakuumsystem benötigt, das aus Redon-Drainagen und Vakuumsflaschen (Drainobag) oder einem Sekretsauger besteht.

Die Wunde wird einschließlich etwaiger Wundtaschen locker mit Lagen des PVA-Schaums aufgefüllt. In jeder großen Redon-Platte befinden sich 2 Redon-Drainagen der Stärke 16 Charr. Mit Schere oder Skalpell wird das Material an die Form der Wunde angepaßt. Hautklammern oder fortlaufende Naht adaptieren die Wundränder locker an die oberflächliche Schicht des Schaumstoffs. Nachdem die Drainagen durch den Wundrand ausgeleitet worden sind, erfolgt ein luftdichter Verschluß des gesamten Wundgebiets mit einer adhäsiven transparenten Polyurethanfolie. Nach Freigabe des Vakuums baut sich ein Unterdruck von ca. 80 kPa in der Wunde auf. Alternativ verwendete Sekretsauger werden je nach Leistungsfähigkeit auf Werte zwischen 60 und 80 kPa eingestellt.

Die Wundränder werden unter leichter Spannung auf das Schaummaterial aufgenäht, oder es erfolgt, falls möglich, die Vereinigung der Wundränder über dem PVA-Schaum durch Naht. So wird eine Retraktion der Haut vermieden und die Ausdehnung des posttraumatischen Schadens vermindert.

Ein intaktes Versiegelungssystem kann über längere Zeiträume gefahrlos bestehen bleiben. Standardmäßig wird bei uns der erste Versiegelungswechsel 4 Tage nach dem Ersteingriff vorgenommen, um eine evtl. vorhandene Sperrschicht zwischen dem Schaumstoffmaterial und dem Wundgrund zu beseitigen. Diese besteht in den meisten Fällen aus Blutkoageln, gelegentlich aus dickflüssigen Sekreten, wie Eiter. Ist eine Versiegelung über längere Zeiträume erforderlich, so erfolgen aus Sicherheitsgründen wöchentliche Wechsel des Systems.

Kasuistik

Ein 32jähriger Patient mit M. Bechterew erlitt einen PKW-Unfall mit den Folgen einer Luxationsfraktur C5/6 (Abb. 1). Nach ventraler Fusion und Tracheotomie entwickelte sich ein septisches Krankheitsbild infolge eines tiefen Wundinfektes, der sich von der Tracheotomie bis in den Operationsbereich der ventralen Fusion erstreckte. Abszeßausräumung, Entfernung von Platte und allogenem Knochenspan sowie Wunddrainage führten zu einer iatrogenen Verletzung des Ösophagus und zu einem Abszeßrezidiv (Abb. 2). Nach mehrfachen Vakuumsversiegelungen (Abb. 3–5) war der genähte Ösophagus mit gesundem Granulationsgewebe bedeckt (Abb. 6) so daß 5 Wochen nach Behandlungsbeginn eine ventrale Fusion mit einem autogenen Knochenspan erfolgte (Abb. 7). Ein problemloses Abheilen der sekundär verschlossenen Operationswunde (Abb. 8) und ein knöcherner Durchbau der ventralen Fusion C5/6 nach 7 Monaten kennzeichnen den weiteren ungestören Heilverlauf (Abb. 9 und 10).

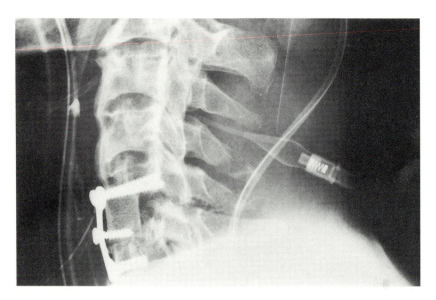

Abb. 1. Ventrale Fusion nach Luxationsfraktur C5/6 (M. Bechterew)

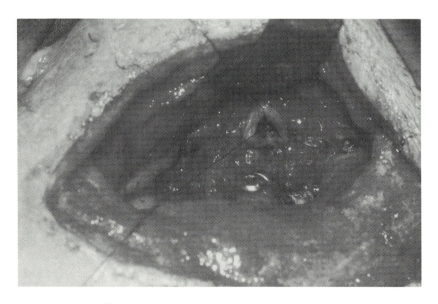

Abb. 2. Iatrogene Ösophagusverletzung bei Abszeßausräumung

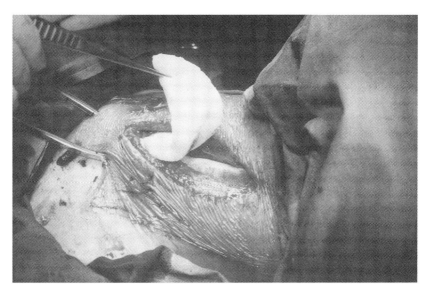

Abb. 3. Die Absezßhöhle am Hals wird mit mehreren Lagen eines drainierten PVA-Schaums aufgefüllt

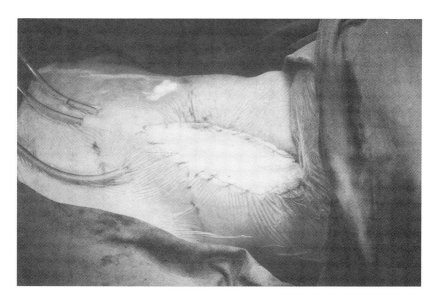

Abb. 4. Die oberflächliche Schicht des PVA-Schaums wird locker an die Hautränder genäht und mit einer transparenten PU-Folie versiegelt

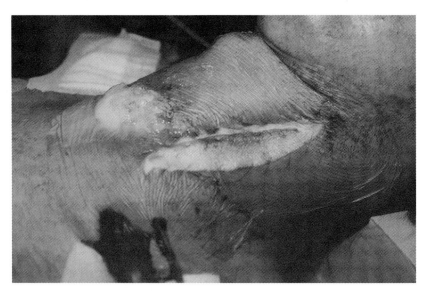

Abb. 5. Durch die Versiegelungstechnik wird die Operationswunde zuverlässig vor den eitrigen Absonderungen aus der Tracheotomie geschützt

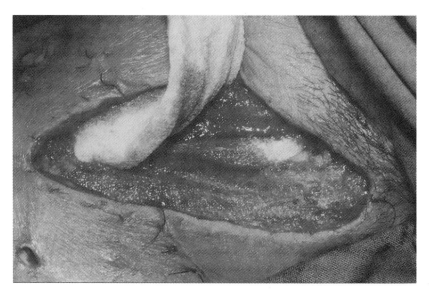

Abb. 6. Ein sauber granulierendes Wundgebiet ist nach mehrfachen Versiegelungswechseln sichtbar

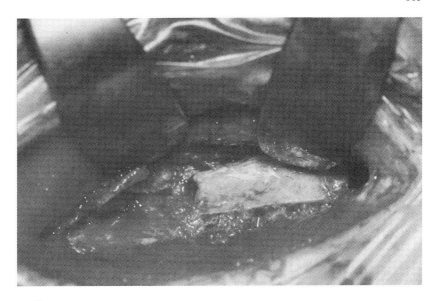

Abb. 7. Die Ösophagusverletzung ist verheilt, die ehemalige Abszeßhöhle mit sauberem Granulationsgewebe ausgekleidet. Es erfolgt die ventrale Fusion mit autogenem Beckenspan

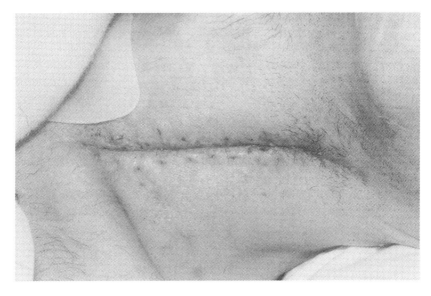

Abb. 8. Komplikationsloses Ausheilen der sekundär verschlossenen Operationswunde

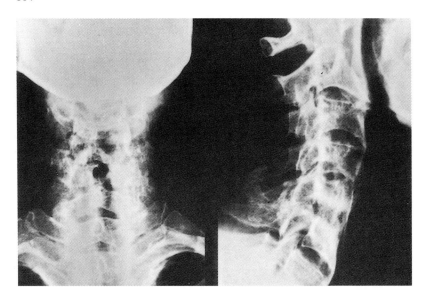

Abb. 9. Knöcherner Durchbau der ventralen Fusion 1/2 Jahr postoperativ

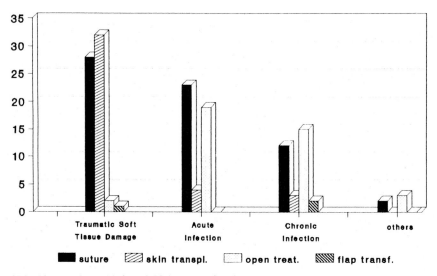

Abb. 10. Wundverschluß nach Vakuumversiegelung

Ergebnisse

Vom 1.1.1992 bis zum 31.8.1993 erfolgte bei 181 Patienten eine Vakuumversiegelung. 121 Patienten, 45 Frauen und 76 Männer, konnten nachuntersucht werden. Da einige Patienten mehrfachverletzt waren, wurden 151 unterschiedliche Versiegelungslokalisationen beurteilt (Abb. 11). Indikationen zur Vakuumsversiegelung waren

A) Weichteilverletzungen (42%),
B) akute Infektionen (31%),
C) chronische Infektionen (24%),
D) Sonderindikationen (3%).

Die durchschnittliche Versiegelungsdauer betrug für A) 14,7 Tage, für B) 12,4 Tage, für C) 17,4 Tage und für D) 16,3 Tage.

Die Zahl der Versiegelungswechsel betrug für A) 2,5; B) 2,3; C) 2,5, und D) 3,0.

Es ergab sich ein durchschnittliches Zeitintervall zwischen den einzelnen Wechseln der Versiegelung von A) 6,4 Tagen; B) 6,3 Tagen; C) 7,0 Tagen; D) 5,6 Tagen. Der Abschluß der Versiegelungsbehandlung in der Gruppe A wurde durch Hauttransplantation (n = 32), Sekundärnaht (n = 28), offene Weiterbehandlung (n = 2) und Lappenplastik (n = 1) erreicht. Die Verteilung in der Gruppe B war Sekundärnaht (n = 23), offene Weiterbehandlung (n = 19) und Hauttransplantation (n = 4). Bezüglich des Abschlusses der Behandlung dominierte in der Gruppe C der Übergang auf eine offene Wundbehandlung (n = 15), gefolgt von Sekundärnaht (n = 12), Hauttransplantation (n = 3) und Lappentransfer (n = 2).

In der Gruppe D erfolgte 3mal der Übergang auf eine offene Wundbehandlung und 2mal eine Sekundärnaht.

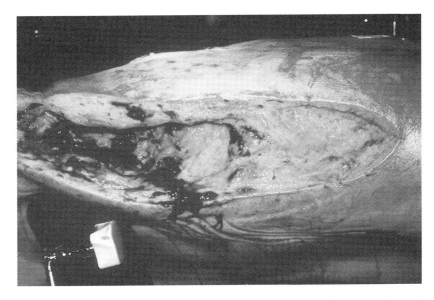

Abb. 11. Ausgedehnter infizierter Weichteilinfekt nach subkutanem Décollement im Bereich der Axilla, des Thorax und des Rumpfes. Skapulatrümmerfraktur rechts

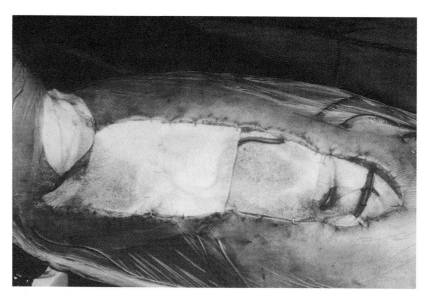

Abb. 12. Vakuumversiegelung des infizierten Weichteildefektes

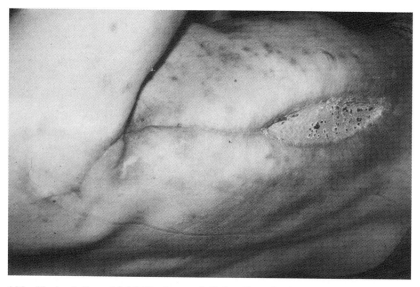

Abb. 13. Ausheilungsbild 5 Wochen nach Behandlungsbeginn. Die Axilla wurde durch einen Rotationslappen rekonstruiert. Der übrige Defektverschluß erfolgte durch Sekundärnaht und Spalthauttransplantation

5mal war in den Gruppen A, B und C eine Kombination von Hauttransplantation, Naht- oder Lappentransfer erforderlich.

Zwischen dem 1.1.1992 und dem 31.12.1992 wurden 151 Patienten mit offenen Frakturen behandelt. 15mal erfolgte eine Vakuumversiegelung. 5 dieser 15 Patienten wurden auf der Intensivstation weiterbehandelt. Die Zeitdauer der Vakuumversiegelung lag zwischen 4 und 15 Tagen (Mittel 7,25 Tage). Bei 5 Patienten wurde zwischen dem 4. und 8. Tag ein Versiegelungswechsel vorgenommen (im Mittel 5,6 Tage). Bei Anwendung der Klassifikation des Weichteilschadens nach Oestern u. Tscherne waren 3 Patienten der Gruppe 0–1 zuzuordnen, 7 Patienten der Gruppe 0–2, und 5 Patienten der Gruppe 0–3. Nach ungestörter Wundheilung wurde der saubere Gewebedefekt 9mal durch Hauttransplantation, 3mal durch Sekundärnaht, einmal durch Hauttransplantation und Naht sowie einmal durch Übergang auf eine offene Wundbehandlung zur Ausheilung gebracht.

Bei einem polytraumatisierten Patienten mit ausgedehntem subkutanem Décollement des rechten Hemithorax und Rumpfes sowie einer offenen Trümmerfraktur der rechten Skapula kam es bei insuffizienter Versiegelungstechnik zu einem Weichteilinfekt, der jedoch ohne weitere Probleme abheilte, nachdem die Versiegelungstechnik korrigiert wurde. Der Weichteildefekt wurde durch Hauttransplantation und einen lokalen Lappen zur Wiederherstellung der Axilla verschlossen (Abb. 12 und 13).

Diskussion

Die Vakuumsversiegelung kann als eine Methode angesehen werden, die die Vorteile der offenen und geschlossenen Wundbehandlung vereint.

Bei geschlossener Wundbehandlung erfolgt ein Kontaminationsschutz durch Naht der Hautränder. Die innere Oberfläche der Wunde wird durch Naht oder Vakuumdrainagen adaptiert. Hierdurch ist ein gleichmäßiges physiologisches Milieu für die Wundheilung garantiert. Weil Heilungsvorgänge unter der geschlossenen Behandlung schnell und sicher ablaufen, ist sie heutzutage ein Standard für aseptische chirurgische Eingriffe [4].

Der Nachteil dieses primären Wundverschlusses besteht in dem Risiko einer spannungsbedingten Hautnekrose mit nachfolgender Infektion der Wunde. Das Risiko ist besonders groß während der posttraumatischen oder postoperativen Ödemphase.

Eine weitere Gefahr bei der geschlossenen Wundbehandlung durch primäre Naht ist eine Flüssigkeitsansammlung, die die zunächst adaptierten Wundoberflächen auseinanderdrängt, den Heilungsprozeß stört und ein Bakterienwachstum begünstigt [3]. Unter hohem Vakuum (80 kp) können lockeres Gewebe oder Blutgerinnsel die Drainagelöcher der Redon-Schläuche blockieren und eine effizientere Drainage durch das System verhindern.

Der Vorteil der offenen Wundbehandlung liegt ganz wesentlich in der ungestörten Blutversorgung des Wundrandes und der Haut. Eitrige Sekretionen haben Abfluß nach außen, toxische Substanzen werden weniger leicht zu septischen Reaktionen führen. Die Wunde ist leicht zugänglich für Reinigung sowie antiseptische oder antibiotische Behandlung [4].

Im Gegensatz zur Wundbehandlung durch primäre Naht ist bei der offenen Wundbehandlung das Wundmilieu (Ph, Temperatur, Gasgehalt etc.) häufig ungünstig für die Heilungsvorgänge. Antiseptika können die immunologischen Vorgänge stören, das Gewebe trocknet aus, oder ein durch Schwerkraft bedingter Sekretverhalt führt zu Eiteransammlungen in den Wundtaschen [3]. Die Notwendigkeit häufiger und schmerzvoller Wechsel immobilisierender Verbände gefährdet beim septischen Patienten die Krankenhaushygiene.

Die Vakuumsversiegelung bietet den Vorteil einer optimierten Drainage, die unabhängig von der Schwerkraft über die winzigen Poren des PVA-Schaums flächig wirksam wird. Unter dem Einfluß des Vakuums, das sich über die gesamte Wundoberfläche erstreckt, kann in keinem Teil der Wunde eine Flüssigkeitsretention entstehen. Zusammen mit der Gewebeflüssigkeit werden mikrobielle Kontaminationen in einem geschlossenen System abtransportiert. Reduktion der Keimzahl und Beseitigung eines potentiellen Nährbodens sind wirksame Maßnahmen der Infektionsprophylaxe. Die transparente Polyurethanfolie ermöglicht eine Diffusion von Wasserdampf und Gasen, stellt jedoch eine wirksame Barriere gegen Bakterien dar. Ein Tourismus von Keimen aus der Wunde in die Patientenumgebung und umgekehrt ist ausgeschlossen. Mit anderen Worten, der Patient wird vor nosokomialen Infektionen geschützt und stellt selbst auch kein Risiko für andere Patienten dar.

Der hohe Unterdruck in der Wunde führt zu einer mechanischen Stimulation der Wundheilung und bewirkt eine schnelle Reinigung von infizierten Wunden [3]. Typisch für die Vakuumversiegelung ist die Entwicklung eines gesunden, straffen Granulationsgewebes. Die toxischen Nebenprodukte, die bei der Immunantwort auf eine Gewebeschädigung oder bei bakteriellem Zerfall entstehen, werden aus der Wunde abgesaugt und weit entfernt in den Vakuumflaschen aufgefangen, wo sie keinen Schaden mehr anrichten können.

Die Visiten werden durch die Vakuumsversiegelung erleichtert. Es gibt keine Notwendigkeit, Verbände zu wechseln, wodurch Zeit gespart wird und für den Patienten unangenehme Manipulationen unterbleiben. Die Wundränder sind der Inspektion jederzeit leicht zugänglich.

Es soll jedoch nicht vergessen werden, daß die Vakuumsversiegelung auch Nachteile aufweist. Bis jetzt benötigen wir für jeden Wechsel des Versiegelungssystems eine Anästhesie, da die Redon-Drainagen durch die Haut gezogen werden. Es ist allerdings zu berücksichtigen, daß tiefe infizierte Wunden im Rahmen der offenen Wundbehandlung ebenfalls, – u.U. häufige – Revisionen in Narkose erforderlich machen. Die Weiterentwicklung der Vakuumversiegelung zielt auf eine Ausleitung der Redon-Drainagen direkt durch die Polyurethanfolie, um dieses Problem zu umgehen.

Das luftdichte Abschließen der Wunde bereitet bisweilen Schwierigkeiten, wenn äußere Fixateursysteme zur Knochenstabilisierung verwendet werden. Es kann günstig sein, zunächst die Versorgung des Weichteilschadens durch Débridement und Vakuumversiegelung vorzunehmen und erst dann gezielt außerhalb des Versiegelungsareals Steinmann-Pins oder Kirschner-Drähte einzubringen. Die Verwendung eines Sekretsaugers anstelle der Vakuumflaschen ist hilfreich bei großflächigen oder schwer versiegelbaren Wunden. Umschriebene Undichtigkeiten werden durch Nachversiegelung mit Polyurethanfolie verschlossen. Verhindern technische Probleme eine

Aufrechterhaltung des Vakuums in der Wunde, so muß auf eine offene Wundbehandlung übergegangen werden.

Die Vakuumversiegelung ist eine Behandlung durch Wundauflage mit einem sehr intensiven Kontakt zur Wundoberfläche. Es handelt sich also um eine Wirkung an der Oberfläche der Wunde, nicht aber außerhalb dieser Kontaktbereiche. Bei tiefreichenden chronischen Entzündungen, der Osteitis und der Osteochondritis, ist die Beseitigung des septischen Herds nach den bewährten chirurgischen Versorgungsprinzipien unabdingbar. Die Vakuumversiegelung ist kein Allheilmittel. Eine klare Indikationsstellung vermeidet ein „Überstrapazieren" der Methode und damit Mißerfolge.

Die Vakuumversiegelung ist eine einfache, sichere und zeitsparende Methode, die seit 1987 so weit entwickelt wurde, daß sie inzwischen einen Behandlungsstandard in unserer Klinik beim ausgedehnten Weichteilschaden, bei akuten und chronischen Infekten darstellt.

Literatur

1. Fleischmann W, Mentzel M, Kinzl L (1990) Brustwirbelsäule, Gefahren und Komplikationen der Therapie. OP-J 3:31
2. Fleischmann W, Strecker W, Bombelli M, Kinzl L (1993) Vakuumsversiegelung zur Behandlung des Weichteilschadens bei offenen Frakturen. Unfallchirurg 96:488–492
3. Fleischmann W, Suger G, Kinzl L (1992) Treatment of bone and soft tissue defects in infected non union. Acta Orthop Belg 58:227 (Suppl 1)
4. Mutschler W, Burri C, Mayer F, Mohr W, Plank E (1978) Tierexperimentelle Untersuchungen zur Wirksamkeit verschiedener temporärer Hautersatzmaterialien bei Verbrennungen und infizierten Wunden. Acta Traumatol 8:375
5. Weise K (1991) Weichteilbehandlung bei Frakturen und Defektverletzungen. In: Weller S, Hierholzer G (Hrsg) Traumatologie aktuell. Thieme, Stuttgart New York

Wertigkeit externer Stabilisationssysteme bei komplexen Extremitätenverletzungen

H. Gerngroß

Bundeswehrkrankenhaus Ulm, Chirurgische Abteilung, Oberer Eselsberg 40, D-89081 Ulm

Die Wertigkeit des Fixateur externe bei der Behandlung komplexer Verletzungen besonders im Rahmen der Behandlung offener Frakturen und der posttraumatischen Osteitis hat im letzten Jahrzehnt einen weltweiten breiten Konsens erzielt. Sind auch die Meinungen in bezug auf Dauer, Umfang, Art und Typ der externen Stabilisation noch kontrovers, so ist man sich doch über die klinische Unverzichtbarkeit dieses Verfahrens weitestgehend einig.

Die Wertigkeit eines Verfahrens wird i. allg. nach ihren Vor- und Nachteilen eingeschätzt. Überwiegen die Vorteile, so ist der Argumentationsbedarf weniger dringend als im umgekehrten Fall.

Tatsache war über viele Jahre, daß die alleinige interne Stabilisation nicht alle Probleme der Frakturbehandlung lösen konnte. Besonders gravierend kam dies in der zunehmenden Behandlung schwer und schwerst traumatisierter Gliedmaßen Mitte der 70er Jahre zum Tragen, als Motorräder mit großen Motorleistungen in Mode kamen. Damals trat eine hohe Rate an Knocheninfekten nach interner Stabilisation auf. Besonders zu dieser Zeit erinnerte man sich an ein bereits altes Verfahren der Knochenbruchbehandlung: der externen Stabilisation.

Bereits 1853 von Malgaigne angegeben, fand es um die Jahrhundertwende Anwendung in Amerika durch Parkhill (1897) und in Europa durch Lambotte (1913). Bezeichnenderweise konnte sich das Verfahren nicht durchsetzen, da die Anforderungen an die Festigkeit und die Biokompatibilität zur damaligen Zeit noch nicht weit genug entwickelt waren. Erst durch Roaul Hoffmann wurde 1936 ein auch noch heute mit wenigen Modifikationen im Gebrauch befindliches System zur externen Knochenstabilisation eingeführt. Es ist kaum zu glauben, daß in Europa, insbesondere im 2. Weltkrieg, die Bedeutung dieses Systems nicht erkannt wurde. Nur die Amerikaner haben darauf bei der Behandlung von Schußfrakturen zurückgegriffen. Vielleicht war es nur eine Ablehnung aus ideologischen Gründen: Hoffmann entstammte einer jüdischen Familie!

Bereits damals hat Hoffmann alle wesentlichen modernen Grundlagen der heute noch gültigen Verfahrensweisen publiziert. Seine „Osteotaxis", die Einrichtung des Knochens bei liegendem System, konnte sich erst nach vielen Jahren und langwierigen Grundsatzdiskussionen in der Klinik durchsetzen (Hoffmann 1951).

Die Bedeutung der externen Fixation wurde Ende der 70er Jahre zunehmend klar, und es begann ein Boom an Entwicklungen, Modifikationen und Modellen auf dem Markt. Die Biomechanik begann sich der Stabilität der Systeme anzunehmen, und über Jahre war eines der Hauptziele, mit dem Fixateur eine der Platte ebenbürdige Stabilität zu erreichen (Claes et al. 1981; Gerngroß u. Claes 1983). Selbst Umwege über die sog. Minimalosteosynthese wurden gegangen, damit um jeden Preis eine der primären Knochenheilung vergleichbare Ausheilung des Knochenbruches unter dem Fixateur stattfand. Dies stellte sich jedoch sehr schnell in den meisten Fällen als ein untaugliches Verfahren heraus.

Die Folge war konsequenterweise die Forderung nach dem Wechsel des Osteosyntheseverfahrens, sobald die Weichteile dies zuließen. Ein gangbarer Weg, sieht man einmal großzügig über den erneuten Eingriff und die Notwendigkeit der späteren Metallentfernung hinweg: War dies nicht schon die Konkurserklärung eines Verfahrens, das so große Hoffnungen bei der komplexen Fraktur geweckt hatte? Es ist nicht verwunderlich, daß in neuester Zeit dem internen Verfahren („unreamed nail"), auch bei der komplexen Fraktur mit schwerem Weichteilschaden, die Favoritenrolle zufällt (Claudi u. Oedekoven 1991). Man muß kein Prophet sein, um vorherzusagen, daß damit die Katastrophen, aus früheren Zeiten hinreichend bekannt, wieder zunehmen werden.

Was also ist zu tun? Gibt es eine Orientierung, um die Wertigkeit des Fixateur externe auf Dauer adäquat einzuschätzen und ihm abseits universitärer Modeströmungen seinen Platz in der Behandlung der komplexen Extremitätenverletzung einzuräumen?

Diese Fragestellung ist auf den ersten Blick relativ einfach, wenn man nur die Vorteile, nicht aber die Nachteile des externen Stabilisationsverfahrens sieht.

Beginnen wir vielleicht mit der Forderung des „primum nihil nocere". Welches Verfahren zur temporären Ruhigstellung bei Sicherung funktioneller Nachbehandlung ist das schonendste? Zweifellos der Fixateur externe. Die Einbringung der Knochenschrauben stellt bei adäquater Technik ein geringes zusätzliches Trauma dar, ihre Lage außerhalb der geschädigten Weichteile und Knochen verspricht eine nicht noch zusätzliche Traumatisierung (Green 1981). Ein Einbringen von Fremdmaterial in den Frakturbereich entfällt, eine zusätzliche Schädigung durch die operative Exposition des bereits unter dem Trauma geschädigten Bereichs ist nicht vorhanden. Selbst in der Hand des wenig geübten Operateurs ist die Möglichkeit einer Katastrophe gering. So wird in der primären Phase der Behandlung Zeit gewonnen, der potentiell fatale Schaden durch die Erstbehandlung auf ein Minimum begrenzt und eine frühfunktionelle Behandlung ermöglicht (Burri u. Claes 1981; Hierholzer et al. 1984).

Weitere Vorteile gibt es sicher, geht man einmal davon aus, daß fast alle modernen externen Fixateure heute eine logische, rationale, unkomplizierte und schnelle Instrumentierung erlauben. Auch unter Zeitdruck, bei beengten Verhältnissen (Eingriffe mit mehreren Teams beim Polytrauma) kann schnell noch ein Fixateur angebracht werden. Findet ein System mit der Möglichkeit der Nachreposition Anwendung (z.B. Unifix, Orthofix, Dynafix, Masliah, etc.) ist die primäre exakte Reposition nicht erforderlich und häufig entbehrlich (De Bastiani et al. 1984; Claes et al. 1989).

Dieser Vorteil kommt besonders bei einer erforderlichen Gefäßrekonstruktion zum Tragen. Einerseits sollte die Stabilisation des Knochens vor der Gefäßrekonstruktion erfolgen, um die filigrane empfindliche Arbeit nicht durch folgende Repositionsmanöver zu gefährden, andererseits ist ein Verfahren gefragt, das die Zeit der Ischämie nicht zusätzlich verlängert: Was wäre hier besser geeignet als eine rasche, einfache und sichere externe Stabilisation?

Wer von den Vorteilen spricht, darf die Nachteile nicht verschweigen. So ist der Pininfekt nach wie vor ein ungelöstes Problem und die Pflege der Hauteintrittsstellen von großer Bedeutung (Gerngroß et al. 1989). Auch ist das Tragen eines außerhalb der Weichteile liegenden „Gestells" nicht für jeden Patienten eine komfortable und akzeptable Methode. Zieht man noch die potentiellen Komplikationen durch Gefäß-Nerven-Verletzungen beim Einbringen der Knochenschrauben in Betracht, so läßt sich verstehen, daß heute auch noch andere Wege beschritten werden.

Die Heilung des Knochens ist unser eigentliches Ziel, abgesehen von der Konditionierung und Heilung der betroffenen Weichteile: Hier erkannte man sehr bald, daß nur der Fixateur allein nicht alles ist bei der Frakturheilung.

Obwohl heute dieses Problem weitestgehend gelöst erscheint, wird immer noch in vielen Kliniken „aus Prinzip" und ohne zwingenden Grund sobald als nur möglich auf ein internes Stabilisationsverfahren gewechselt. Dies ist die Folge der früher implantierten rigiden Konstruktionen, der zu späten Belastung und der Fehleinschätzung des Frakturtyps (Etter et al. 1983). Bei adäquater Anwendung funktioneller Prinzipien bauen heute über 80% der Frakturen im Fixateur innerhalb von 14 Wochen durch. Dies ist durchaus mit den Heilungszeiten bei der konservativen Frakturbehandlung vergleichbar (Gerngroß et al. 1989).

Wann also soll der Fixateur bei komplexen Extremitätenverletzungen benutzt werden? Diese Frage läßt sich näherungsweise sicher wie folgt beantworten: *Im Zweifelsfall immer!*

Wissenschaftliche Grundlagen und Tatsachen

Unter komplexer Extremitätenverletzung möge hier einmal die Fraktur mit schwerem Weichteilschaden (offen oder geschlossen), die Gelenkfraktur mit schwerer Weichteilbeteiligung und der aktue posttraumatische Knocheninfekt, sowie die chronische Osteitis zählen. Die Wertigkeit sei im Sinne des Themas der bleibende Vorteil vor anderen Stabilisationsverfahren, unter Berücksichtigung der Nachteile aller Verfahren. Externe Stabilisationssysteme seien die heute gängigen und angewandten Systeme.

Neue Erkenntnisee über die Frakturheilung haben gezeigt, daß die Knochenneubildung im Frakturbereich bei kleinen Spaltbreiten und axialer Bewegung am größten ist. Dabei handelt es sich immer um eine sekundäre Knochenheilung über einen von Periost und den Frakturflächen ausgehenden Kallus, der durch sein hohes Flächenträgheitsmoment über eine frühe Belastbarkeit auf Biegung verfügt, und sehr früh zur axialen Ausrichtung der Knochenlamellen im Kallus führt. Dagegen zeigt die primäre Knochenheilung auf Kontakt nur eine sehr geringe Belastbarkeit. Die Gefahr einer verzögerten oder ausbleibenden Heilung ist bei gesicherter Vaskularität nur wegen zu großer Spaltbreite interfragmentär oder zu geringer axialer Bewegung gegeben. Daher kann bei adäquater Reposition, flexibler Fixation und früher Belastung (durch steigende Körperlast oder axiale Destabilisierung des Systems) eine knöcherne Konsolidierung erwartet werden. Dieser wichtige Faktor der sog. „Dynamisierung" ist heute anerkannt und in der Klinik eingeführt. Strittig sind bisher aber noch Zeitpunkt, Art und Ausmaß der Dynamisierung.

Wichtig wäre in diesem Zusammenhang also nur noch zu wissen, welcher Frakturtyp nicht auf die zu erwartende Weise zu einer Heilung führt, oder wann in jedem Fall ein Umsteigen zu erfolgen hat.

Aus der klinischen Erfahrung ist seit langem bekannt, daß eine autologe Spongiosaplastik so früh wie möglich bei großen Spaltbreiten erfolgen muß. Wie aber sieht es mit den Fällen aus, in denen eine adäquate Reposition die Ausheilung der Fraktur im Fixateur erwarten läßt?

Dieses Problem liegt im wesentlichen in der nicht bekannten Belastungsfähigkeit des Systems Knochen-Fixateur, da radiologisch erst sehr spät der knöcherne Durchbau des Kallus erkennbar wird. In diesem Fall hat sich die Anwendung des Fraktometers hervorragend bewährt. Damit ist es möglich, durch Messung der Fixateurverbiegung unter axialer Last die zunehmende Durchbauung oder das Ausbleiben biomechanisch direkt und zum frühestmöglichen Zeitpunkt zu erfassen (Gerngroß et al. 1992).

Die bisher vorliegenden Studien geben zu der Hoffnung Anlaß, daß in Kürze sichere Aussagen über den Frakturheilungsverlauf, die Belastbarkeit und die jeweilig erreichte Steifigkeit des Kallus gemacht werden können.

Strebt man eine Ausheilung im Fixateur an, sollte auf jeden Fall eine weitestgehend exakte Reposition angestrebt oder primär autologe Spongiosa eingebracht werden. Auf die Implantation der Knochenschrauben ist subtil zu achten: Exaktes gekühltes Bohren sowie adäquate Weichteilinzisionen und Pflege der Hauteintrittsstellen beseitigen einen großen Teil der Pinkomplikationen. Ob beschichtete Schrauben, die zu einem Anwachsen der Weichteile an die Knochenschrauben führen, die Pininfektrate zu senken in der Lage sind, ist bisher im Tierversuch nachgewiesen, jedoch noch nicht in der Klinik (Gerngroß et al. 1989b).

Welchem Fixateurtyp ist der Vorzug zu geben?

Dies hängt entscheidend von der Art der Fraktur, ihrer Lokalisation und Ausdehnung ab. Die häufigsten Frakturen, bei denen der Fixateur zur Anwendung kommt, sind die offenen Frakturen des Unterschenkelschaftes. Diese Indikation macht nach klinischen Statistiken über 70% im Krankengut eines Unfallkrankenhauses aus. Hier ist der monolaterale „fertige" Fixateur indiziert. Er erlaubt eine schnelle Implantation, guten Weichteilzugang zur Pflege und die Nachreposition bei liegender Montage. Auch können diese Fixateure unter einer Hose getragen werden. In unseren Händen hat sich dabei der Unifix bewährt, der neben einer hohen Sicherheit gegen Verrutschen der Fragmente bei Belastung eine angepaßte Flexibilität besitzt, um axiale Bewegung unter Teilbelastung zu ermöglichen. Durch die einfache Montage, ein integriertes Kontraktions-/Distraktionsteil und die Schwenkbarkeit der Einzelelemente deckt er einen weiten Indikationsbereich ab. Nicht zu vergessen ist seine rasche Implantierbarkeit und die komfortable Weichteilpflege. In unseren Händen hat er sich auch in seiner verkürzten Form (Herausnahme des Mittelteils) zur Transfixation schwer geschädigter Gelenke mit multiplen Bandverletzungen bewährt. Hierbei kann von einem sicheren Halten der Bandkonstruktionen ausgegangen werden, was mit keiner anderen Ruhigstellung zu erreichen ist. Zur sog. „Ligamentotaxis" ist der Fixateur, besonders am Handgelenk und Ellbogen, oft die einzige Möglichkeit der Rekonstruktion. Dabei kann besonders am Handgelenk meist auf die interne Rekonstruktion der Gelenkfläche verzichtet werden.

Für Indikationen im Gelenkbereich, zur Gelenküberbrückung, bei Kettenfrakturen und kleinen Fragmenten sind spezielle multimodale Konstruktionen erforderlich, wie z.B. die Systeme des Halbrohrs der AO, das Stuhler-Heise- oder Hoffmann-System. Der Markt in diesem Bereich ist kaum mehr überschaubar, dennoch wird international durch die genannten Systeme der Großteil der Kliniken abgedeckt. Allen Systemen gemeinsam ist die Schwierigkeit des Zurechtfindens mit den zahllosen Einzelteilen, der zeitaufwendige Zusammenbau und die meist nicht mehr bestehende Möglichkeit einer Nachreposition ohne Umsetzen der Knochenschrauben. Auch ist die biomechanische Belastbarkeit bzw. zu hohe Rigidität der Konstruktion nie annähernd einschätzbar.

Einen Sonderfall stellt in diesem Zusammenhang der Ilizarov-Apparat dar, der durch seine Drahtaufhängung der Fragmente in einem äußerst rigiden Trägersystem eine hohe Flexibilität, Universalität und Tragedauer aufweist. Sieht man einmal von der problematischen Pflege der Weichteile, dem Material und dem Zeitaufwand ab, ist dieses System sicher zur Behandlung langstreckiger Knochendefekte (wie z.B. typischerweise bei Schußfrakturen) das Stabilisationsmittel der Wahl, können doch Fragmentkorrekturen und Segmenttransport ohne Umbau des Gesamtsystems durchgeführt werden. Für Entwicklungsländer ist hier besonders bei der Behandlung der Schußfraktur eine Alternative zu der sonst üblichen primären Amputation gegeben (Ramez et al. 1993).

Eine weitere Sonderstellung nimmt der Zangenfixateur („pinless fixator") ein: Dabei werden keine Knochenschrauben mehr eingebracht, sondern über Knochenklammern, ähnlich der spitzen Knochenfaßzange, wird die Diaphyse festgehalten. Für den Transport sehr gut geeignet ist seine Indikation bei längerer Liegedauer, bisher jedoch wegen zu geringer Belastbarkeit begrenzt. Auch kann er gefahrlos nur an der Tibia ventromediodorsal eingebracht werden, weil hier nur eine geringe Weichteildicke vorliegt (Claudi u. Oedekoven 1991).

Neuere Entwicklungen zielen besonders darauf, die Anzahl der Hautdurchleitungen zu reduzieren, röntgenkontrastfreie Stabilisatoren einzuführen und die Möglichkeit der exakten Reposition auszubauen. Hier wird bereits an eine computerunterstützte Repositionshilfe nachgedacht.

Zusammenfassung

Zusammenfassend kann die Frage nach der Wertigkeit externer Stabilisationssysteme bei der komplexen Extremitätenverletzung dahingehend beantwortet werden, daß solange keine bessere Alternative vorliegt, das Verfahren zu einer schnellen, unkomplizierten, relativ gefahrlosen und komplikationsarmen Behandlung voll geeignet ist.

Literatur

Burri C, Claes L (1981) Indikation und Formen des Fixateur externe am Unterschenkel. Unfall-heilkunde 84:177

Claes L, Burri C, Gerngroß H (1981) Vergleichende Untersuchungen an symmetrischen und einseitig ventromedialen Fixateur-externe-Osteosynthesen. Unfallchirurg 7:193

Claes L, Burri C, Gerngroß H (1989) Unifix, ein neues unilaterales Fixateur-externe-System mit integrierten Repositionsfunktionen. In: Stuhler Th (Hrsg) Fixateur externe – Fixateur interne. Springer, Berlin Heidelberg New York Tokyo

Claudi BF, Oedekoven G (1991) „Biologische" Osteosynthesen. Chirurg 62:367

DeBastiani G, Aldegheri R, Bivio LR (1984) The treatment of fractures with a dynamic axial fixator. J Bone Joint Surg Br 66:538

Etter C, Burri C, Claes L, Kinzl L, Raible M (1983) Treatment by external fixation of open fractures associated with soft tissue damage of the leg. Clin Orthop 178:80

Gerngroß H, Claes L (1983) Grundlagen der Stabilität von Fixateur-externe Osteosynthesen. Wehrmed Monatsschr 9:364

Gerngroß H, Claes L, Kuglmeier K, Meyer H, Zinman C (1989a) Das Anwachsen der Weich-teile in Weichteilkanälen beschichteter Knochenschrauben. In Stuhler Th (Hrsg) Fixateur externe – Fixateur interne. Springer, Berlin Heidelberg New York Tokyo

Gerngroß H, Claes L, Burri C (1989b) Klinische Ergebnisse bei einem neuen Fixateur. In: Stuhler Th (Hrsg) Fixateur externe – Fixateur interne. Springer, Berlin Heidelberg New York Tokyo

Gerngroß H, Claes L, Wentzensen A, Scherer MA, Becker HP (1992) Eine neue quantitative Meßmethode zu Verlauf und Prognose der Knochenheilung. Wehrmed Monatsschr 8:313

Green SA (1981) Complications of external fixation: Causes, prevention and treatment. Tho-mas, Springfield

Hierholzer G, Allgöwer M, Rüedi T (1984) Fixateur-externe-Osteosynthese. Springer, Berlin Heidelberg New York Tokyo

Hoffmann R (1938) Rotules à os pour la réduction dirigée, non sanglante des fractures. Congr Franc Chir Paris 601

Hoffmann R (1951) Perkutane Knochenfeststeller zur sogenannten Osteotaxis. Med Techn 7:111

Ilizarov L (1976) Results of clinical tests and experience obtained from the clinical use of the set of Ilisarov compression-distraction-apparatus. Med Exp (Moscow) 3

Lambotte A (1913) Chirurgie operatoire des fractures. Masson, Paris

Malgaigne JF (1853) Considerations cliniques sur les fractures de la rotule et leur complica-tions. J Conn Med Prat 16:9

Prakhill C (1897) A new apparatus for the fixation of bone after resection in fractures. Trans Am Surg Assoc 15:251

Rames S, Strecker W, Suger G, Karim H (1993) Primäre Behandlung von Schuß- und Explo-sionsverletzungen der Extremitäten mit dem Ringfixateur nach Ilizarov. Unfallchirurg 96:438

Wertigkeit interner Stabilisationssysteme bei komplexen Extremitätenverletzungen

G. Bauer und W. Strecker

Universitätsklinik Ulm, Abt. Unfallchirurgie, Steinhövelstraße 9, D-89070 Ulm

Einleitung

Platte und Marknagel bilden nach wie vor die zwei wesentlichen Säulen der internen operativen Frakturbehandlung. In den letzten Jahren ist eine zunehmende Berücksichtigung der biologischen Voraussetzungen bei Osteosynthesen zu verzeichnen. Die vermehrte Beachtung der Weichteilsituation insgesamt hat einen Wandel bei der Wahl des Verfahrens, bei der Wahl des Implantates und in der Operationstechnik mit sich gebracht [6].

Da komplexe Extremitätenfrakturen immer mit einem begleitenden Weichteilschaden einhergehen, kann sich die Behandlung nicht allein an den biomechanischen Erfordernissen der Frakturstabilisierung orientieren. Von entscheidender Bedeutung für die operative Taktik und die Implantatwahl sind Art und Ausmaß des Weichteilschadens. Das Erkennen und das richtige Einschätzen des Weichteilschadens bestimmt letztendlich das Schicksal der Verletzung.

Der Schweregrad einer Extremitätenverletzung wird jedoch nicht allein durch das Ausmaß des Weichteilschadens bestimmt, sondern es spielen noch eine Reihe anderer Faktoren eine wichtige Rolle, die Rückschlüsse auf den Umfang des Gesamtschadens erlauben: der Frakturmechanismus (indirekt – direkt), die Frakturart (Gelenkfraktur, Trümmerfraktur), die Kontamination bei offenen Frakturen, die Zeitspanne zwischen Unfall und Versorgung [15].

Kriterien zur Implantatwahl

Die Wahl des Osteosyntheseverfahrens hängt zum einen von lokalen Faktoren, wie vom Grad der Weichteilschädigung, der Frakturform und deren Lokalisation ab, zum anderen müssen pathophysiologische Auswirkungen von Zusatzverletzungen mitberücksichtigt werden.

Auch wenn letztendlich erst durch den Operateur eine definitive Festlegung des gesamten Ausmaßes der Verletzung erfolgen kann, bietet eine gute Klassifikation des Weichteilschadens unter Berücksichtigung aller Einflußfaktoren die beste Hilfestellung für das therapeutische Vorgehen und die operative Taktik. In der Praxis hat sich die Einteilung nach Tscherne u. Oestern [16] bzw. Tscherne u. Südkamp [17] bewährt.

Hefte zu „Der Unfallchirurg", Heft 255
Kinzl et al. (Hrsg.), Diagnostik und
Therapie der posttraumatischen Osteitis
© Springer-Verlag Berlin Heidelberg 1995

Prinzipiell sind zunächst die Vor- und Nachteile der einzelnen Verfahren zu bedenken.

Die Plattenosteosynthese

Die Plattenosteosynthese stellt die höchsten biomechanischen Anforderungen und ist auch für Chirurg und Patient ein anspruchsvolles Verfahren. Im Gegensatz zum ursprünglichen Prinzip der anatomischen Reposition und stabilen internen Fixierung aller Fragmente mit dem Ziel der primären Knochenheilung [10], basiert die in den letzten Jahren entwickelte „biologische" Plattenosteosynthese auf anderen Überlegungen. Dem Erhalt der Fragmentvitalität kommt höhere Priorität zu als der anatomisch exakten Reposition der Fraktur. Indirekte Repositionstechniken (z.B. Distraktor) sowie die Anwendung einer Platte mit einer ca. 50% reduzierten Knochenkontaktfläche (LC-DCP) schaffen darüber hinaus bessere Voraussetzungen für eine günstigere lokale Situation und damit für eine möglichst ungestörte knöcherne Konsolidierung [2, 10].

Die Marknagelung

Die Marknagelung ist aus biomechanischer Sicht (zentraler Kraftträger) und hinsichtlich der unproblematischen Nachbehandlung das günstigste Verfahren. Der Trend zur vermehrten Beachtung der Weichteile ist auch hier zu beobachten: So ist die früher häufig durchgeführte offene Marknagelung fast vollständig zugunsten der geschlossenen Marknagelung mit Erhaltung der Fragmentvitalität verlassen worden.

Mit der Einführung der Verriegelungsnagelung kann auf eine langstreckige Verklemmung des Implantates in der Markhöhle verzichtet werden. Damit entfällt auch eine ausgedehnte Aufbohrung der Markhöhle, die zu extremen Druckanstiegen in der Markhöhle, zur Einschwemmung von Knochen- und Blutbestandteilen sowie von Arachidonsäuremetaboliten in das Venensystem mit Anstieg des Pulmonalarteriendrucks führt, und als Ursache pulmonaler Alterationen, wie thromboembolischer Komplikationen intra- und postoperativ, bis zur Entwicklung eines ARDS diskutiert wird [12, 18, 19]. Des weiteren kommt es beim Aufbohren durch die Zerstörung des medullären Gefäßsystems zu schweren knöchernen Durchblutungsstörungen [3, 4, 11, 13, 19].

Vor diesem Hintergrund wurden dünnlumige Nägel entwickelt, bei denen der Aufbohrvorgang völlig entfällt. Erste Ergebnisse bei Polytraumatisierten sowie bei Patienten mit schweren offenen und geschlossenen Weichteilschäden erscheinen vielversprechend [1, 8, 9, 20].

**Anwendung der internen Osteosyntheseverfahren
bei komplexen Frakturen in Abhängigkeit vom Weichteilschaden
und der Frakturlokalisation**

Oberschenkel

Aufgrund der Ergebnisse in der Literatur [13, 18] sollte am Oberschenkel bei gleichzeitigem Thoraxtrauma oder Polytrauma mit Lungenkontusion grundsätzlich keine primäre Nagelung – auch nicht mit der unaufgebohrten Technik – durchgeführt werden. Alternativ kommt hier die Plattenosteosynthese oder der Fixateur externe – mit eingeplantem Verfahrenswechsel – zur Anwendung.

Bei Grad-III-Verletzungen liegt immer ein begleitendes Kompartmentsyndrom vor, das mittels Dermatofasziotomie behandelt wird, so daß sich in diesen Fällen die Plattenosteosynthese anbietet. Alternativ kann jedoch auch die Verriegelungsnagelung in der unaufgebohrten oder aufgebohrten Technik eingesetzt werden.

Zweitgradig offene Frakturen (O.II) können unserer Meinung nach sowohl plattenosteosynthetisch versorgt als auch unaufgebohrt genagelt werden. Aufgrund der Weichteilbehandlung mittels der Versiegelungstechnik [5] sehen wir bei der Nagelung kein höheres Infektrisiko als bei der Plattenosteosynthese.

Für die drittgradig offenen Frakturen (O.III) gelten die gleichen Grundsätze wie für die Verletzungen O.II. Ist jedoch durch die Nagelung oder Platte eine weitere Schädigung der Vaskularität des Knochens zu erwarten, oder liegt eine erhebliche Verschmutzung vor, sollte der lateral angelegte Fixateur externe temporär zur Anwendung kommen.

Unterschenkel

Der Unterschenkel ist aufgrund seiner ungünstigen Weichteildeckung nach Frakturen problematischer hinsichtlich Infektion und mangelnder knöcherner Konsolidierung als der Oberschenkel oder die obere Extremität.

Drittgradig geschlossene (G.III) Frakturen können mit Plattenosteosynthese oder unaufgebohrter Marknagelung bei gleichzeitiger Versiegelung der Weichteile nach Fasziotomie versorgt werden.

Die Behandlung zwei- sowie drittgradig offener Frakturen (O.II, O.III) erfolgt in der Regel mit dem Fixateur externe (meist temporär). Zunehmend werden diese Verletzungen primär mit dem unaufgebohrten Verriegelungsnagel und Weichteildeckung mittels Versiegelungstechnik behandelt [2, 8].

Obere Extremität

Mit Ausnahme der drittgradig offenen Frakturen (O.III) (temporär Fixateur externe) ist für alle anderen Verletzungen der oberen Extremität, sowohl am Oberarm – wenn die Indikation zur operativen Versorgung gegeben ist – als auch am Unterarm, die Plattenosteosynthese das Verfahren der Wahl. Die Weichteildeckung ist in der Regel so gut, daß eine Platte unter vitalem Gewebe plaziert werden kann. Nach Kompartmentspaltung oder bei Weichteildefekten ist mit der Versiegelungstechnik eine sichere Bedeckung des Implantates gewährleistet.

Für den Oberarm sind verschiedene Nagelsysteme auf dem Markt. Deren Einsatz wäre speziell beim Mehrfachverletzten, wenn eine Versorgung in Rückenlage günstiger ist, auch wünschenswert, doch ist keines dieser Implantate bisher in der Lage, die Ergebnisse der Plattenosteosynthese zu erreichen. Weitere Entwicklungen und Verbesserungen sind somit abzuwarten.

Komplexe Gelenkfrakturen bzw. gelenknahe Frakturen

Bei komplexen Gelenk- bzw. gelenknahen Frakturen am Unterschenkel sowie am distalen Oberschenkel ist die Marknagelung nicht indiziert, die Plattenosteosynthese dagegen die Methode der Wahl.

Für den Bereich des proximalen Oberschenkels sind in den letzten Jahren zentrale Kraftträger (Gammanagel, Classic Nagel, Rekonstruktionsnagel, UFN) entwickelt worden, mit denen sich komplexe gelenknahe Frakturen biomechanisch günstig versorgen lassen.

Bei drittgradig geschlossenen (G.III) Frakturen bevorzugen wir die Plattenosteosynthese in Verbindung mit der Versiegelungstechnik [5].

Lediglich drittgradig offene Frakturen (O.III) bei zusätzlichen ungünstigen Allgemeinbedingungen (Alter, Osteoporose, Diabetes etc.) erfordern unserer Meinung nach den gelenküberbrückenden, temporären Fixateur externe. Ansonsten kann auch bei diesen Frakturen die Plattenosteosynthese in Verbindung mit der Weichteilversiegelung angewandt werden.

Zusammenfassung

Auch in Zukunft bilden die 3 Grundimplantate Platte, Marknagel und Fixateur externe die 3 wesentlichen Säulen in der operativen Behandlung bei Schaft- und Gelenkfrakturen. Basierend auf neuen Forschungsergebnissen hat die zunehmende Berücksichtigung der biologischen Voraussetzungen von Osteosynthesen und die vermehrte Beachtung der Weichteile einen Wandel bei der Wahl des Verfahrens, bei der Wahl des Implantates und in der Operationstechnik herbeigeführt.

Die Indikation zur Plattenosteosynthese im Bereich der oberen Extremität hat sich nicht wesentlich verändert, verbessert wurde jedoch die Operationstechnik und das Implantat (LC-DCP). Am Tibia- und Femurschaft werden in Abhängigkeit vom Weichteilschaden und Allgemeinzustand des Patienten intramedulläre und externe Stabilisierungsverfahren bevorzugt. Die Bedeutung des klassischen, unverriegelten Marknagels mit langstreckiger ausgedehnter Aufbohrung der Markhöhle ist erheblich zurückgegangen zugunsten von dünnlumigen Verriegelungsnägeln, die nur ein moderates oder kein Aufbohren der Markhöhle erfordern. Mit dieser Technik und v.a. auch durch die verbesserte Weichteilbehandlung (Versiegelungstechnik) hat sich der Indikationsbereich interner Stabilisierungsverfahren bei komplexen Frakturen erweitert.

Literatur

1. Arens W (1977) Muß und soll die frische Fraktur für die Küntscher-Nagelung aufgebohrt werden? Hefte Unfallheilkd 129:57
2. Claudi BF, Oedekoven G (1991) „Biologische" Osteosynthesen. Chirurg 62:367
3. Danckwardt-Lilliesström G, Lorenzi GL, Olerud S (1970) Intramedullary nailing after reaming. Acta Orthop Scand 134:1
4. Danckwardt-Lilliesström G, Lorenzi GL, Olerud S (1970) Intracortical circulation after intramedullary reaming with reduction of pressure in the medullary cavity. J Bone Joint Surg Am 52:1390
5. Fleischmann W, Strecker W, Bombelli M, Kinzl L (1993) Vakuumversiegelung zur Behandlung des Weichteilschadens bei offenen Frakturen. Unfallchirurg 96:488
6. Haas N, Krettek C (1991) Neue Trends bei der Versorgung von Schaftfrakturen. Langenbecks Arch Chir Suppl 478
7. Haas NP, Südkamp NP (1991) Der Weichteilschaden und die Wahl der Osteosynthesemethode. In: Wolter D, Zimmer W (Hrsg) Die Plattenosteosynthese und ihre Konkurrenzverfahren. Springer, Berlin Heidelberg New York Tokyo
8. Krettek C, Haas N, Schandelmaier P, Frigg R, Tscherne H (1991) Der unaufgebohrte Tibianagel (UTN) bei Unterschenkelfrakturen mit schwerem Weichteilschaden. Erste klinische Erfahrungen. Unfallchirurg 94:579
9. Lottes JO (1987) Lottes nailing. In: Browner BD, Edwards CC (eds) The science and practice of intramedullary nailing. Lea & Febiger, Philadelphia
10. Müller ME, Allgöwer M, Schneider R, Willenegger H (Hrsg) (1990) Manual of internal fixation. Springer, Berlin Heidelberg New York Tokyo
11. Pape HC, Dwenger A, Regel G et al. (1991) Pulmonary damage due to intramedullary femoral nailing in severe trauma in sheep – is there an effect from different nailing methods? Circulat Shock 31:54
12. Strecker W, Gonschorek O, Fleischmann W, Brückner U, Beyer M, Kinzl L (1993) Thromboxane – Co-factor of pulmonary disturbances in intramedullary nailing. Injury 24:68
13. Strecker W, Gonschorek O, Bux R, Berger D, Kinzl L (1993) Endotoxin im Blutplasma von Patienten nach Trauma. Unfallchirurg 96:433
14. Stürmer KM, Schuckardt W (1980) Neue Aspekte der gedeckten Marknagelung und des Aufbohrens der Markhöhle im Tierexperiment. II. Der intramedulläre Druck beim Aufbohren in der Markhöhle. Unfallheilkunde 83:346
15. Tscherne H (1983) Management offener Frakturen. Unfallheilkunde 162:10
16. Tscherne H, Oestern HJ (1982) Die Klassifizierung des Weichteilschadens bei offenen und geschlossenen Frakturen. Unfallheilkunde 85:111
17. Tscherne H, Südkamp N (1987) Grundsätze in der Behandlung von Frakturen mit Weichteilschaden. In: Schmit-Neuerburg KP, Stürmer KM (Hrsg) Die Tibiaschaftfraktur beim Erwachsenen. Springer, Berlin Heidelberg New York Tokyo
18. Wenda K, Ritter G, Ahlers J, Issendorff WD von (1990) Nachweis und Effekte von Knochenmarkeinschwemmungen bei Operationen im Bereich der Femurmarkhöhle. Unfallchirurg 93:56
19. Wenda K, Ritter G, Degreif J, Rudigier J (1988) Zur Genese pulmonaler Komplikationen nach Marknagelosteosynthesen. Unfallchirurg 91:432
20. Whittle AP, LaVelle DG, Taylor JC, Russell TA (1991) Treatment of open tibial shaft fractures with unreamed interlocking intramedullary nails. Vortrag, AAOS, 58th Annual Meeting

Posttraumatischer Knocheninfekt – Ansätze zur adjuvanten immunmodulatorischen Therapie

M. Storck[1] und E. Faist[2]

[1] Universitätsklinik Ulm, Abt. Chirurgie II, Steinhövelstr. 9, D-89070 Ulm
[2] Chirurgische Klinik und Poliklinik, Klinikum Grosshadern, Universität München, Marchioninistraße 15, D-81377 München

Die posttraumatische Osteitis ist eine gefürchtete Komplikation im Rahmen der Frakturbehandlung nicht nur bei Schwerverletzten. In jedem Falle ist eine Osteitis gefolgt von einer langwierigen und z.t. sehr kostspieligen Behandlung. Die Rolle der körpereigenen Abwehrlage als prädisponierender Faktor wird zwar in vielen Arbeiten hervorgehoben [2], ist jedoch oft nicht ausreichend definiert.

Für die Entstehung infektiöser Komplikatonen nach Trauma im allgemeinen ist eine Reihe von Faktoren verantwortlich, die sich in präexistente (darunter Vorerkrankungen, wie z.B. Diabetes) und direkt traumabedingte unterscheiden lassen, einschließlich Schock und Blutverlust, größeres Weichteiltrauma sowie das operationsinduzierte Gewebetrauma. Die Balance zwischen der Virulenz pathogener Erreger und einer resultierenden Immundefizienz ist auch im Falle der Osteitis entscheidend, wenn auch die Häufigkeit gegenüber anderen Organkomplikationen, v.a. pulmonalen Komplikationen, prozentual (3–7%) in den Hintergrund tritt. Der Zusammenhang zwischen Wahrscheinlichkeit einer Infektion und bakteriellem Inokulum ist eine direkte Funktion der Abwehrlage des Patienten [10] (Abb. 1).

Die übliche klinische Behandlung tiefer Wundinfekte durch effektives Débridement sowie geeignete Drainagetechniken ist selbst als eine der Determinanten einer

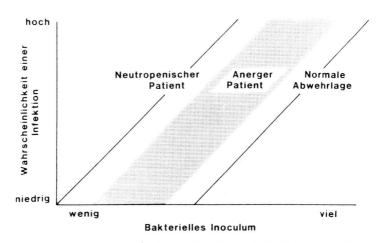

Abb. 1. Abhängigkeit von präoperativer Abwehrlage und resultierender Infektionswahrscheinlichkeit. (Nach Meakins)

Hefte zu „Der Unfallchirurg", Heft 255
Kinzl et al. (Hrsg.), Diagnostik und
Therapie der posttraumatischen Osteitis
© Springer-Verlag Berlin Heidelberg 1995

Infektion anzusehen, d.h. der chirurgische Eingriff selbst kann im positiven Sinne immunmodulierend wirksam sein. Darüber hinaus ist es neuerdings möglich durch pharmakologische Interventionen regulierend auf die Immunitätslage im Sinne einer Immunaugmentation einzuwirken. Im folgenden soll deshalb auf Möglichkeiten und bereits bestehende Erfahrungen mit der präventiven immunmodulatorischen Therapie am Menschen eingegangen werden.

Alteration der Immunantwort nach schwerem Trauma

Schweres akzidentelles Trauma führt über die Zerstörung physiologischer Barriere-funktionen und über Endotoxineinschwemmung zu einer kaskadenartigen Aktivie-rung von Mediatorsystemen, mit der Folge einer akuten, *unspezifischen* systemischen hyperinflammatorischen Reaktion, sowie zum Defekt *spezifisch-zellulärer Funktio-nen* [4, 6, 7]. Die resultierende Anergie (d.h. die Unfähigkeit, nach Erkennung eines spezifischen Antigens einen adäquaten Effektormechanismus zu aktivieren), ist im wesentlichen charakterisiert durch eine gestörte Makrophagen-T-Zell-Interaktion. Die normale zellvermittelte Immunantwort auf pathogene Erreger aktiviert T-Helferzel-len, welche über die Freisetzung von Interleukinen (IL-2, IL-4, IL-5, IL-6) die Proli-feration und Differenzierung von weiteren T- und B-Lymphozyten steuern. Darüber hinaus werden Knochenmark (IL-3) und Makrophagen (y-IFN) aktiviert; v.a. letzteres Kompartment ist für eine Antigenpräsentation von Peptidspaltprodukten zusammen mit dem MHC-Komplex von zentraler Bedeutung für eine effektive MØ-T-Zell-In-teraktion. Invasives intensivmedizinisches Monitoring sowie ein vorhandenes ausge-dehntes Weichteiltrauma führt über Störungen der physiologischen Barrierefunktion zur bakteriellen Kontamination, Endotoxinfreisetzung sowie zur lokalen Inflamma-tion. Die hierdurch freigesetzten Toxine, Mediatoren (TNF-a, IL-6, TXA2, PGE-2, LTB4 etc.) sowie weitere, suppressoraktive Substrate verstärken auf systemischem Wege die zelluläre Anergie. Zu den typischerweise veränderten Parametern des spezi-fischen Immunsystems gehören u.a. die Lymphopenie mit verminderter CD4/CD8-Ratio, supprimierter Lymphozytenproliferation gemessen mittels LTT (Lymphozyten-transformationstest), eine gestörte ausreichende Interleukinsynthese, eine verminderte IL-2-Rezeptorexpression sowie eine verminderte MHC-Klasse-II-Expression. Ein Teil dieser gestörten Funktionen läßt sich immunpharmakologisch günstig beeinflus-sen.

Adjuvante immunmodulatorische Therapie

Eine immunmodulatorische Therpaie bzw. Prophylaxe sollte primär zum Ziel haben, die Entstehung von opportunistischen Infektionen zu verhindern oder bereits entstan-dene Infektionen zu kontrollieren. Der Einsatz einer perioperativen Immunprophylaxe wurde v.a. für Patienten mit erhöhtem postoperativem Infektionsrisiko nach großem elektivem chirurgischen Eingriff entwickelt. Voraussetzung ist die Möglichkeit zum kontrollierten, reproduzierten Erfassen des Immunitätszustandes des behandelten Pa-tienten vor und während der Behandlung. Ein einfacher In-vivo-Test des Funktionszustandes der zellvermittelten Immunität (CMI) wird mit Hilfe einer Batterie von Re-callantigen nach intradermaler Applikation durchgeführt. Sensibilisierte Lymphozy-ten treffen in der Dermis auf das Antigen und locken durch Lymphokinsynthese wei-tere, nicht sensibilisierte T-Zellen, Granulozyten und Makrophagen an. Durch Frei-setzung weiterer Mediatoren kommt es zur lokalen inflammatorischen Reaktion mit Ödem und Induration bei gleichzeitiger Abräumung des Antigens. Klinisch lassen sich nach 24–48 h positive Hautreaktionen nach Summen der Durchmesser und Zahl der Reaktionen quantifizieren. Dieses Monitoring eignet sich besonders gut für Traumapatienten, da die Inzidenz und Dauer einer Anergie mit dem Traumaschwere-grad korreliert [1]. Neben diesem einfach durchzuführenden In-vivo-Test werden heutzutage für ein effektives immunologisches Monitoring nach Trauma auch meh-rere biochemische Parameter (Elastase, Neopterin, CRP, Laktat, IL-6) empfohlen [3]; das Monitoring von T- und B-Zell- als auch MØ-Funktion im Detail bleibt Speziallabors vorbehalten (Abb. 2).

Die wesentlichen therapeutischen Prinzipien der Immunmodulation beinhalten die initiale hyperinflammatorische Reaktion zu dämpfen, eine ausreichende Substratzu-fuhr zu ermöglichen und somit die gestörte Interaktion von antigenpräsentierenden Zellen und Lymphozyten zu restaurieren. Bei immunmodulatorisch wirksamen Sub-stanzen kann zwischen *inhibierenden* und *aktivierenden* Substanzen unterschieden werden. Aus der Gruppe der Inhibitoren sind v.a. antiinflammatorische Substanzen (NSAIDS; Prototyp Indometacin) zu nennen: Ihr wesentlicher Wirkungsmechanismus ist die Inhibition der Cyclooxygenase, somit die Synthese von Prostaglandinen aus Arachidonsäure. Durch die erreichte PGE2-Inhibition resultiert eine Protektion der Expression des IL-2-Rezeptors, der IL-2-Synthese sowie die Aufhebung der PGE2-vermittelten intrazellulären cAMP-Aktivierung [5].

Die aktivierenden Substanzen umfassen die Gruppe der Interferone (γ-IFN), ver-schiedene „growth factors" wie den Granulozyten-Makrophagen-Kolonie-stimulie-renden Faktor (G-CSF/GM-CSF) sowie rekombinantes Wachstumshormon (rhGH). Seit vielen Jahren gibt es Erfahrungen mit thymomimetischen Substanzen (Prototyp Thymopentin; TP5), welche in der Lage sind, die T-Zell-Reifung zu beschleunigen und somit zur Restauration der gestörten Immunantwort beizutragen [8]. Durch gleichzeitige Kombination mit NSAIDS ist es sogar möglich, die IL-2-Synthese nach definiertem operativem Trauma zu restaurieren [9].

Die direkte Applikation von Zytokinen wie IL-2 ist wegen ihrer toxischen Neben-wirkungen bei geringer therapeutischer Breite bisher nicht praktikabel, es konnte je-doch an einem thoraxchirurgischen Kollektiv gezeigt werden, daß eine Aktivierung des monozytären Systems bewirkt wird, gemessen an erhöhten Serum-Neopterin-Spiegeln der behandelten Gruppe im Vergleich zur unbehandelten Gruppe.

Eine Ausnahme bezüglich der Toxizität bildet das γ-IFN, welches derzeit als peri-operatives Adjuvans getestet wird. Der Mechanismus des Zytokines (MG 25000 Dalton) ist eine direkte Vorwärtsregulierung der Makrophagenfunktion. Die niedrig dosierte Applikation (100 µg) kann subkutan erfolgen und ist praktisch nebenwir-kungsfrei. Die zytotoxische Makrophagenfunktion sowie die Phagozytosekapazität von polymorphkernigen Granulozyten läßt sich auch durch die Verabreichung hämo-poetischer Wachstumsfaktoren (5–10 µg/KG/Tag von G-CSF bzw. GM-CSF) gegen-regulieren.

124

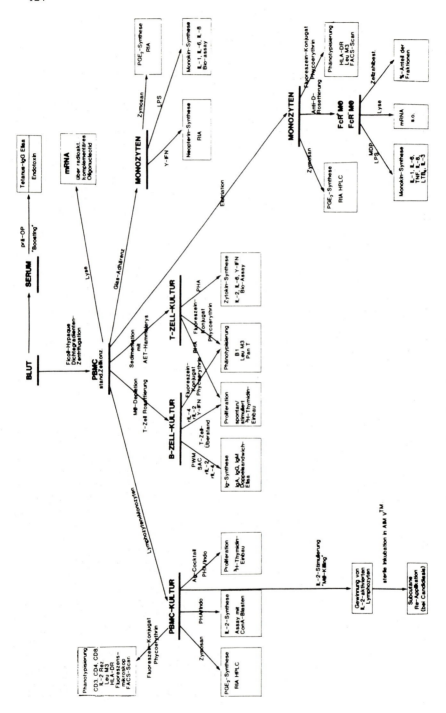

Abb. 2. Arbeitsschritte der in unserem Labor verwendeten Techniken zur Analyse der posttraumatischen bzw. septischen Immundefizienz

Die subkutane Applikation von rekombiniertem Wachstumshormon (rhGH, Dosis
etwa 8 I.U. täglich) bewirkt über einen anabolen Effekt (Stimulation des Somato-
medin C, Syn. IGF-1) eine Steigerung der DNA- und RNA-Synthese. Über eine gesteigerte Proteinsynthese kann ein günstiger Einfluß auf die Geschwindigkeit der
Wundheilung beobachtet werden; gleichzeitig kommt es zur verbesserten Immunreaktion vom verzögerten Typ, gemessen am Hauttest mit 7 Recallantigenen (s. oben).
Nebenwirkungen treten praktisch nicht auf.

Durch gezielte parenterale bzw. enterale Ernährung kann ebenfalls die Immunitätslage effektiv beeinflußt werden. Durch eine spezielle Formel, welche Arginin,
mehrfache ungesättigte Fettsäuren und Nukleotide enthält („Impact"), kann durch
frühenterale Ernährung die Barrierefunktion des Darmes über einen gesteigerten
Mukosastoffwechsel etabliert werden, darüber hinaus wird durch eine Änderung der
Zusammensetzung der Zellmembranen eine alterierte Mediatorsynthese nach inflam-
matorischem Stimulus erreicht. In einer Studie an Patienten nach Resektionen im Ga-
strointestinaltrakt konnte die Rate infektiöser Komplikationen gesenkt und der Kran-
kenhausaufenthalt verkürzt werden.

Ausblick

Die bisherigen Erkenntnisse auf dem Gebiet der adjuvanten antiinfektiösen Prophylaxe deuten darauf hin, daß insbesondere nach schwerem Trauma die Niederregula-
tion der Immunantwort therapeutisch beeinflußbar ist. Die Charakterisierung eines
Risikokollektivs durch Verletzungsscores beispielsweise, aber auch durch Altersstra-
tifikation ist heute anhand immunologischer bzw. laborchemischer Paramter möglich.
Die optimale Behandlungsform steht dagegen auch heute noch aus; es scheint sich jedoch herauszustellen, daß die Restauration der defekten MØ/T-Zellinteraktion nach
Trauma als Goldstandard angesehen werden muß, an welchem sich die verschiedenen
Therapieformen messen lassen müssen. Angesichts der auch heute noch hohen Letalität infektiöser Komplikationen nach schwerem Trauma, einschließlich hoher Be-
handlungskosten wie im Falle der posttraumatischen Osteitis, lassen die Suche nach
einer optimalen Strategie zur Immunprävention gerechtfertigt erscheinen.

Literatur

1. Christou NV, McLean APH, Meakins JL (1993) Host defense in blunt trauma: interrela-
tionship of kinetic of anergy and depressen neutrophil function, nutritional status and sepsis. J Trauma 20:833–841
2. Eid AM, Issa H, Deif AL (1980) Some immunological aspects of staphylococcal hämato-
gous osteomyelitis. Arch Orthop Trauma Surg 96:221–224
3. Ertel W, Faist E (1993) Immunologisches Monitoring nach schwerem Trauma. Unfallchirurg 96:200–212
4. Faist E, Mewes A, Strasser T et al. (1988) Alteration of monocyte funtion following major
injury. Arch Surg 123:287
5. Faist E, Ertel W, Cohnert T, Huber P, Inthorn D, Heberer G (1990) Immunoprotective effects of cyclooxygenase inhibition in patients with major surgical trauma. J Trauma
30:8–18

6. Faist E, Markewitz A, Storck M, Ertel W, Schildberg FW (1992) Der Einfluß der ausgedehnten operativen Intervention auf die zellvermittelte Immunantwort. Internist 33:370
7. Faist E, Storck M, Hültner L, Redl H, Ertel W, Walz A, Schildberg FW (1992) Functional analysis of patients with surgical intensive care. Surgery 112:562
8. Hadden JW, Hadden EM (1993) Therapy of secondary T-cell immunodificiencies with biological substances and drugs: an update. In: Faist E, Meakind JL, Schildberg FW (eds) Host defense dysfunction in trauma shock and sepsis. Springer, Berlin Heidelberg New York Tokyo, pp 1097–1107
9. Markewitz A, Faist E, Weinhold C, Lang S, Endres S, Hültner L, Reichart B (1993) Alterations of cell-mediated immune responses following cardiac surgery. Eur J Cardiothorac Surg 7:193–199
10. Meakins JL (1988) Host defense mechanisms in surgical patients: effect of surgery and trauma. Acta Chir Scand (Suppl) 550:43–53

Diskussion

Die Infektionsprophylaxe spielt eine führende Rolle im therapeutischen Konzept der Knochenbruchbehandlung. Zunächst gilt es, das individuelle Komplikationsrisiko zu erkennen. Die nachfolgende Therapie wird dann exakt auf den jeweiligen Verletzungstyp ausgerichtet.

Südkamp weist auf die Notwendigkeit einer differenzierten Erfassung von infektionsbegünstigenden Faktoren hin. Zielgrößen wie der Knochen- und Weichteilschaden, die Durchblutungsverhältnisse und die Wundkontamination sind weiter aufgeschlüsselt in der Hannover Fracture Scale enthalten. Diese erlaubt eine prognostische Wertung der Verletzung und impliziert eine Behandlungsstrategie insbesondere bei offenen Frakturen.

Trotz aller bisherigen Klassifizierungsversuche stehen eindeutige und praxisrelevante morphologische oder biochemische Parameter zur exakten Bestimmung des Weichteilschadens z.Z. noch nicht zur Verfügung. Es ist bislang noch nahezu unmöglich, die räumliche Ausdehnung und das Ausmaß der Gewebestoffwechselstörung im zeitlichen Verlauf mit ihren Auswirkungen auf den Gesamtorganismus zu erfassen.

Die Vakuumversiegelung eröffnet neue Möglichkeiten zur Infektprophylaxe bei der Behandlung des Weichteilschadens. Einerseits wird die Wunde sicher vor Kontaminationen geschützt, andererseits erfolgt eine vollständige, flächige Drainage von Wundflüssigkeiten, die einen potentiellen Nährboden, insbesondere für Hospitalkeime, darstellen könnten.

Trotz eindrucksvoller klinischer Ergebnisse fehlt bislang der Nachweis der Wirksamkeit der Methode durch vergleichende prospektive Therapiestudien. Auch das wissenschaftliche Potential der Vakuumversiegelung als Wundheilungsmodell für die Grundlagenforschung wurde bis jetzt nur unvollständig genutzt. Der Einwand, daß die Vakuumversiegelung durch einen „Feuchte-Kammer-Effekt" Infektionen verursacht, konnte entkräftet werden.

Eine immunmodulatorische Therapie bietet insbesondere Ansätze zur Senkung infektiöser Komplikationen, insbesondere beim anergen Patienten. Die biomechanische und zelluläre Komplexität immunologischer Vorgänge hat bislang einem umfassenden therapeutischen Durchbruch bei der Prophylaxe und Therapie von Infektionen, insbesondere beim Risikopatienten, aufgehalten.

Die Wahl des geeigneten Osteosyntheseverfahrens ist ein wesentlicher Faktor in der Osteitisprophylaxe. Die äußere, frakturferne Stabilisation ermöglicht, nahezu in

Hefte zu „Der Unfallchirurg", Heft 255
Kinzl et al. (Hrsg.), Diagnostik und
Therapie der posttraumatischen Osteitis
© Springer-Verlag Berlin Heidelberg 1995

„No-touch-Technik", die gewebeschonende Osteosynthese. Der lokale iatrogene Zusatzschaden bleibt gering, da traumatisierende Zugangswege zum Knochenbruch entfallen. Entsprechend gilt die Fixateur-externe-Montage als Standardverfahren bei Frakturen der Extremitäten mit schwerem Weichteilschaden. Nachteilig im Vergleich zur internen Osteosynthese ist die Behinderung des Patienten durch die äußere Montage, weiterhin die Problematik von Pinpflege und Pininfekt. Sollte im Behandlungsverlauf ein Verfahrenswechsel zu einem internen Verfahren erfolgen müssen, so wird bei vorangegangen oder bestehenden Pininfekten das letztendlich für den Patienten bestehende Infektrisiko stark erhöht. Prospektive Langzeitstudien müssen die Wertigkeit des Fixateur externe im Vergleich zum soliden, ungebohrten Marknagel bei Frakturen mit schwerem begleitenden Weichteilschaden noch festlegen.

Eine erfolgreiche Osteitistherapie beinhaltet die Infektherdsanierung. Diese erfolgt chirurgisch durch vollständige Resektion von infektgeschädigtem Knochen und Weichgewebe. Brutscher bevorzugt bei kortikalen Resektionsdefekten bis 3 cm die autogene Spongiosaplastik zum knöchernen Wiederaufbau, bei größeren Defektstrekken die Kompressionsdistraktionsmethode der Kallusdistraktion.

Jeanneret beschreibt das Vorgehen bei der operatien Behandlung der Spondylitis. Dieses entspricht den allgemeinen Grundsätzen der Osteitisbehandlung: Infektherdsanierung und Stabilisation. Eine Besonderheit ist die perkutane Spül-Saugdrainage, verbunden mit temporärer perkutaner Stabilisation durch den Fixateur externe. Dieses Verfahren ist als Notfalleingriff, insbesondere aber bei multimorbiden Patienten mit hohem Operationsrisiko, angezeigt. Je nach Ausgangssituation ist nach Infektkontrolle eine sekundäre ventrale Fusion zur Vemeidung kyphotischer Knickbildungen der Wirbelsäule anzustreben.

Ungewöhnlich gute Behandlungsergebnisse bei periprothetischen Infektionen nach Kniegelenkersatz konnte von Förster aus der Endoklinik Hamburg vorweisen. Mehr als 2/3 der 118 Patienten wurden im Rahmen einer einzeitigen Austauschoperation über einen postoperativen Verlauf von 5–15 Jahren saniert. Die Erfolgsquote konnte durch weitere einzeitige Austauschoperationen noch weiter erhöht werden.

Teil IV

Therapie: Infektherdsanierung

Débridement oder Kompression/Distraktion – zwei Wege, ein Ziel

R. Brutscher

Städtische Kliniken Darmstadt, Abt. Unfallchirurgie, Grafenstraße 9, D-64283 Darmstadt

Einleitung

Die Behandlung der posttraumatischen Knochendefekte in Kombination mit einer posttraumatischen Osteitis sind die schwierigsten Problemfälle des unfallchirurgischen Patientengutes. In der Regel steht der Weichteilschaden mit Infekt im Vordergrund, unter dem sich der Knochendefekt mit posttraumatischer Osteitis verbirgt, wobei einerseits der Weichteilinfekt die Knochenheilung, andererseits der Infekt des Knochens die Spontanregeneration des Weichteilmantels verhindert. Bei den bisherigen Behandlungsmethoden hat die lokale Weichteilsanierung durch ortsständige Lappen, sowie der Aufbau eines Knochendefekts durch autogene Spongiosaplastik im Vordergrund gestanden. In den letzten Jahren hat jedoch die Möglichkeit der Kallusdistraktion, sowohl zur Sanierung der Weichteile, als auch zur Behandlung des Knochendefekts, mit guten Ergebnissen beigetragen.

Débridement und autogene Spongiosaplastik

Das Débridement der Weichteile und des infizierten Knochens ist die Grundbedingung, um eine Sanierung der posttraumatischen Osteitis überhaupt bewerkstelligen zu können. Die Radikalität des Débridements der Weichteile hat an Großzügigkeit im Laufe der letzten Jahre wesentlich zugenommen, zumal die Weichteildekkung durch ortsständige Lappen oder durch freien Gewebetransfer unter mikrochirurgischen Bedingungen wesentlich einfacher geworden ist. Dadurch konnte auch die nur zögernde radikale Entfernung des infizierten Knochens früherer Jahre wesentlich großzügiger angegangen werden. Die heutige Forderung zur Sanierung der Osteitis besteht darin, infizierten Knochen komplett bis zu seiner Demarkationsgrenze zum normal durchbluteten hin Knochens durchzuführen. Dadurch kann ein 2,5 cm großer Knochendefekt, der in seiner kleinsten Ausdehnung evtl. noch einen minimalen Kortikaliskontakt zur anderen Seite hat, in kürzester Zeit zu einem Defekt von 3–5 cm ausgedehnt werden.

Die wichtigste Forderung zur Einheilung der autogenen Spongiosa besteht in einem gut vaskularisierten Transplantatlager. Der Heilungsprozeß hängt im wesentlichen von der osteogenetischen Potenz und von der Art des knöchernen Umbaus der eingebrachten Spongiosa ab. Diese wesentlichen Leistungen eines Knochentrans-

Hefte zu „Der Unfallchirurg", Heft 255
Kinzl et al. (Hrsg.), Diagnostik und
Therapie der posttraumatischen Osteitis
© Springer-Verlag Berlin Heidelberg 1995

plantats können jedoch nur unter einer biomechanisch wirksamen stabilen Abstützung erreicht werden. Dabei spielt eine wesentliche Rolle, daß der transplantierte Knochen nicht nur als Knochenplombe in den Defekt eingebracht wird, sondern über den Defekt hinaus nach proximal und distal an den noch vitalen vorhandenen Knochen angelagert wird und damit über die Periostreaktion vaskulären Anschluß bekommen kann. Die Problematik der autogenen Spongiosatransplantation besteht darin, daß nur eine begrenzte Transplantatmenge zur Verfügung steht. Häufig wird die eingebrachte Spongiosa als Knochenplombe und somit als starre, rigide Säule in den Knochendefekt eingebracht. Bei langstreckiger Defektauffüllung wird diese „Säule" den Anforderungen eines Röhrenknochens nicht gerecht und neigt deshalb zur Refraktur und Pseudarthrose.

Die Kombination der „Fibula-pro-Tibia-Operation" mit autogener Spongiosaplastik ist für langstreckige Defekte ein zusätzliches Verfahren, wobei durch die verschobene Fibula eine weitere knöcherne Stabilität des ursprünglichen Defekts erreicht wird. Jedoch ist auch mit diesem Verfahren die Wiederherstellung eines Röhrenknochens in der ursprünglichen Röhrenform nicht gewährleistet.

Kallusdistraktion und Segmentverschiebung

Die im Rahmen der posttraumatischen Osteitis geforderte Wiederherstellung des Röhrenknochens in seiner ursprünglichen Röhrenform kann auf elegante Weise mit Hilfe der Kallusdistraktion durch die Verschiebung eines Knochensegments wiederhergestellt werden. Bei diesem Verfahren steht bei großen Weichteildefekten als erste Forderung die Sanierung der Weichteile im Bereich des Knochendefekts, sei es durch ortsständigen oder mikrovaskulären Gewebetransfer. Bei sanierten Weichteilen kann danach großzügig der infizierte Knochen reseziert werden, bis guter vitaler Knochen vorhanden ist. Mit einem Knochensegment, welches durch eine Meißelosteotomie oder durch eine Meißelkortikotomie im defektfernen, guten Weichteilgewebe gebildet wurde, kann durch einen Zugmechanismus das Segment täglich um 1 mm in den ursprünglichen osteitischen Infekt/Defekt hineingeschoben werden. Dadurch kommt es zu einer Verkleinerung des ehemaligen Defekts und zu einer Erweiterung des Osteotomie- oder Kortikotomiespaltes. Nach abgeschlossener Segmentverschiebung befindet sich nun der ehemalige osteitische Defekt in einem gesunden Weichteillager der Osteotomie- oder Kortikotomiezone. In diesem Areal kommt es spontan durch den intakten Weichteilmantel sowie durch die Zugspannung, welche durch die Segmentverschiebung entstanden ist, zur Osteogenese und zur Ausbildung von primärem Faserknochen, der sich im Laufe der Zeit zum Lamellenknochen umwandelt. Dieser Knochen wird, im Gegensatz zu transplantiertem Knochen, nicht als Knochensäule, sondern in seiner ursprünglichen Form als Röhrenknochen wieder angelegt. Diese Zone der Knochenneubildung ist in der Regel nicht die Problemzone bei diesem Behandlungsverfahren, sondern die Problemzone bleibt im Bereich des ehemaligen Knochendefekts, nämlich an der Stelle, an der das verschobene Segment an den ursprünglichen Knochen Anschluß finden muß. Sehr häufig ist zwischen dem Segment und dem noch vorhandenen Knochen Weichteilgewebe interponiert, welches eine knöcherne Konsolidierung verhindert. Bei unserem Patientengut sind wir dazu übergegangen, diese Weichteilbrücke zu entfernen und durch eine autogene Spongiosaplastik die Heilungsvorgänge an dieser Stelle zu beschleunigen. Dadurch wird die Refrakturrate im Bereich der Anschlußstelle wesentlich gesenkt und die Problemzone behoben. Der wesentliche Nachteil dieser Behandlungsmethode besteht darin, daß eine entsprechende Zeitdauer für die Segmentverschiebung und für den Reifungsprozeß des neugebildeten Knochens erforderlich ist und damit eine lange Stabilisierungsphase in der Regel durch Fixateur externe erforderlich wird. In jüngster Zeit werden Segmentverschiebungen nach dem „Monorail-System" über einen Marknagel propagiert. Im Rahmen der Osteitisbehandlung dürfte dieses Verfahren jedoch nicht das Mittel der Wahl sein. Bei der Osteitis wird das dominante Stabilisationsverfahen der Fixateur externe bleiben.

Kallusdistraktion und Kompression/Distraktion

Eine zunehmende Variante der Behandlung von posttraumatischen Knochendefekten im Rahmen der Osteitis besteht darin, daß aufgrund der schwerwiegenden Weichteilsituation und des infizierten Knochenareals bei der Erstversorgung die Verkürzung des Röhrenknochens und damit die Entspannung der Weichteile sowie die direkte Kompression der beiden aneinander gebrachten Knochenflächen erreicht werden kann. Sehr häufig ist damit eine Weichteildeckung und die Revaskularisation und Frakturheilung des komprimierten Knochens wieder möglich, jedoch um den Preis einer Verkürzung der Extremität. In diesem Fall kann durch sekundäre Meißelosteotomie oder Kortikotomie im gesunden Weichteilmantel desselben Röhrenknochens und die kontinuierliche Distraktion in der Osteotomiezone eine schrittweise Aufdehnung und damit der Ausgleich des ursprünglichen Längenverlustes wieder erreicht werden. Diese Methode der Kallusdistraktion hat jedoch zur Folge, daß z.B. am Unterschenkel sehr häufig eine noch stehende oder intakte Fibula osteotomiert werden muß und damit die letzte Brücke der Stabilität beseitigt wird. Um so mehr ist deshalb bei diesem Verfahren auf eine suffiziente biomechanische externe Fixation zu achten, die in der Regel bei diesem Verfahren nur mit dem Ringfixateur erreicht werden kann. Der durch die Kallusdistraktion hervorgerufene biologische Effekt der Hypervaskularität sowie der osteogenetischen Induktion durch Zugspannung kommt sowohl dem geschädigten Weichteilmantel als auch dem spontan entstehenden Röhrenknochen zugute.

Der Nachteil dieses Verfahrens besteht darin, daß es z.B. am Unterschenkel nur bis zu einer Defektstrecke von 5–6 cm angewandt werden kann, da die sperrende Fibula ein Hindernis für die Verkürzung darstellt.

Schlußfolgerungen

Die Behandlung der posttraumatischen Osteitis besteht im wesentlichen aus der primären Sanierung der Weichteile durch ortsständige Lappenplastik oder mikrovaskulären Gewebetransfer. Im zweiten Schritt muß der infizierte Knochen radikal bis auf den normal durchbluteten Knochen entfernt werden. Bis zu Knochendefekten von

3 cm an einem langen Röhrenknochen muß die autogene Spogiosaplastik als dominantes Verfahren angesehen werden, zumal dieses damit aufgebaute Knochenareal aus biomechanischer Sicht nicht wesentlich Refraktur und Pseudarthrose gefährdet ist. Die biomechanisch wirksame Abstützung ist eine unabdingbare Forderung, um das Behandlungsziel eines infektfreien belastbaren Knochens zu erreichen.

Bei langstreckigem osteitischen Röhrenknochendefekt ist der aufzubauende Knochen mit autogener Spongiosa einerseits durch die vorhandene Menge des Transplantats begrenzt, andererseits wird die eingebrachte Spongiosa als Knochensäule den biomechanischen Anforderungen eines Röhrenknochens nicht gerecht, so daß auch mit einer Fibula-pro-Tibia-Operation und einer autogenen Spongiosaplastik der Wiederaufbau eines Röhrenknochens nicht gewährleistet ist. Durch bei Belastung auftretenden Scher- und Torsionskräfte kann eine so entstandene Knochensäule den Belastungen nicht standhalten und deshalb sind entsprechende Refrakturen zu erwarten.

Die Segmentverschiebung beim posttraumatischen osteitischen Knochendefekt von mehr als 3 cm ist eine elegante Methode, um einen Röhrenknochen wieder aufzubauen und nur dadurch wird das Behandlungsziel „Röhrenknochen" letztendlich erreicht. Durch die Segmentverschiebung können Knochendefekte von 10–20 cm absolut therapiert und eine gebrauchsfähige, voll belastbare Extremität wieder hergestellt werden. Als wesentlicher Nachteil muß jedoch die Behandlungsdauer und die Verweildauer des entsprechenden Fixateur-externe-Systems angesehen werden.

Als Kombinationsmethode zur Behandlung des Weichteilschadens und des Knochendefekts muß die Kompression/Distraktionsmethode der Kallusdistraktion betrachtet werden, zumal damit Knochendefekte von 3–5 cm Länge im Rahmen der Knochendefektsanierung gleichzeitig mit einer Sanierung des Weichteilgewebes stattfinden.

Die Behandlung der posttraumatischen Osteitis kann über 2 Wege zum Ziel führen, wobei die Methoden der ortsständigen knöchernen Rekonstruktion durch autogene Spongiosa und die Möglichkeit der Wiederherstellung eines Röhrenknochens durch Kallusdistrakion keine konkurrierenden Verfahren darstellen. Beide Wege müssen je nach Größe des Knochendefekts und des bestehenden Weichteilschadens als 2 sich ergänzende Methoden angesehen werden, wobei jede Methode im Einzelfall ihren Stellenwert und ihre Berechtigung hat.

Operative Behandlung der Spondylitis

B. Jeanneret

Klinik für Orthopädische Chirurgie, Kantonspital, CH-9007 St. Gallen

Einführung

Im Vergleich zur posttraumatischen Osteitis der Extremitäten weist der Infekt an der Wirbelsäule einige Besonderheiten auf:

- Die Mehrzahl der Spondylitiden sind primärer (hämatogener) Natur. Posttraumtische Infekte als Folge offener Verletzungen sehen wir hierzulande nicht und postoperative Infekte sind heutzutage noch selten, werden aber mit zunehmender Zahl der operativen Eingriffe an der Wirbelsäule ohne Zweifel an Häufigkeit zunehmen.
- Die Tuberkulose ist auch heute noch bei uns für rund 50% der primären Spondylitiden verantwortlich [7]. Staphylococcus aureus wird in ca. 30% der Fälle nachgewiesen.
- Der Infekt ist meistens ventral im Bereich der Bandscheiben und Wirbelkörper lokalisiert. Die unmittelbare Nähe des Spinalkanals erklärt die häufigen neurologischen Komplikationen, welche nicht selten einen Notfalleingriff unumgänglich machen.
- Die Weichteildeckung ist sehr gut. Weichteilprobleme sind im Rahmen einer primären Spondylitis deshalb selten. Wir haben erst 2mal eine plastische Deckung eines Weichteildefeks im Rahmen eines postoperativen Infekts an der Wirbelsäule durchführen müssen.

Indikationen und Ziel der operativen Behandlung

Indikationen und Ziel der operativen Behandlung leiten sich aus dem Spontanverlauf einer unbehandelten Spondylitis ab.

Diese führt:

- zu einer zunehmenden Knochendestruktion, meist im Wirbelkörperbereich, mit daraus resultierender Instabilität und Kyphosierung,
- zu einer entzündlichen Reaktion der Umgebung mit Abszeßbildung (Epiduralabszeß, Senkungsabszeß, Lungenabszeß usw.) und diffuser Infiltration des Epiduralgewebes,
- zu einem septischen Zustandsbild.

Hefte zu „Der Unfallchirurg", Heft 255
Kinzl et al. (Hrsg.), Diagnostik und
Therapie der posttraumatischen Osteitis
© Springer-Verlag Berlin Heidelberg 1995

Sowohl die kyphotische Fehlstellung als auch der Epiduralabszeß und die entzündlichen Veränderungen des Epiduralgewebes können zur einer Rückenmarkkompression und zu einer zunehmenden Lähmung führen.

Indikationen zur Operation sind Abszeßbildung, Sepsis, neurologische Komplikationen, kyphotische Fehlstellung und instabilitätsbedingter Schmerz.

Ziele der operativen Behandlung sind die Sanierung des Infektherdes, die Dekompression eines evtl. komprimierten Rückenmarks, die Restitution der normalen Wirbelsäulenkonfiguration sowie die Stabilisierung der Wirbelsäule.

Operative Therapie der primären Spondylitis

Ventrales Débridement mit interkorporeller Spondylodese, evtl. kombiniert mit dorsaler Stabilisation

Die klassische Behandlung, von Hodgson und Stock 1956 eingeführt [2–4], beinhaltet Débridement und interkorporelle Spondylodese (Abb. 1). Der Infektionsherd wird radikal débridiert, gegebenenfalls muß vorübergehend eine Spülsaugdrainage implantiert werden. Bei der Tuberkulose erachten wir dies nicht als notwendig, benützen die Spül-/Saugdrainage dagegen regelmäßig bei den pyogenen Infekten. Der Zugang erfolgt ventral trans- oder retroperitoneal zum Bewegungssegment L5/S1, retroperitoneal zu den Segmenten L2–L4, mittels einer Thorakophrenolumbotomie zu den Segmenten Th12–L2, transthorakal zu den Segmenten Th4–Th12, posterolateral zu den Segmenten Th2–Th4, anterolateral zu den Segmenten C2–Th1 [2], transoral zum Atlantoaxialgelenk.

Nach erfolgtem Débridement wird die Form der Wirbelsäule und ihre Stabilität wiederhergestellt. Durch maximales Aufspreizen des radikal débridierten Bewegungssegments wird die kyphotische Fehlstellung korrigiert, zudem wird dadurch ein dorsal vorgewölbter Anulus firbrosus gedehnt: beides bewirkt eine Dekompression des Spinalkanals. Kompressionsstabile autologe kortikospongiöse Späne aus dem vorderen Beckenkamm werden in den Defekt eingepaßt [5]; Rippen werden als Spanmterial nicht benützt, da sie brechen können [8]. In Anbetracht der hohen Pseudarthroserate nach alleiniger ventraler interkorporeller Spondylodese mit funktioneller Nachbehandlung werden die ventralen Spondylodesen an unserer Klinik mit einem dorsalen Implantat stabilisiert: Dies erlaubt eine frühzeitige Mobilisation des Patienten ohne Pseudarthrosegefahr und verhindert einen möglichen Korrekturverlust. An der Halswirbelsäule verwenden wir dazu AO-Haken- oder 3,5-mm-Rekonstruktionsplatten (Fa. Synthes), an der Brust- und Lendenwirbelsäule den Fixateur interne oder ein anderes Pedikelsystem (z.B. AO-Universalsystem). Die Patienten werden am 2. Tag nach der dorsalen Stabilisation mobilisiert.

Eine Alternative zur adjuvanten dorsalen Stabilisation stellt in gewissen Situationen die orthotische Stabilisation bis zur Konsolidation der Späne dar: das reklinierende Gipskorsett kann für Läsionen am thorakolumbalen Übergang verwendet werden, der Minerva-Gipsverband oder das Halokorsett für Läsionen im Halswirbelsäulenbereich.

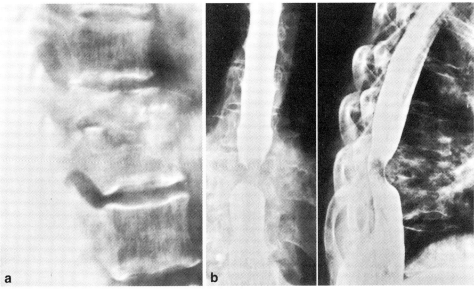

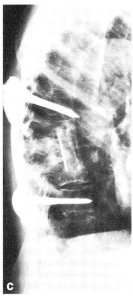

Abb. 1 a–c. 69jährige Patientin mit Spondylitis tuberculosa Th9/10. **a** Destruktion des ganzen Wirbelkörpers Th9 und partiell Th10. Beginnende Paraparese Frankel D [1]. **b** Das Myelogramm zeigt eine massive Einengung des Spinalkanals auf Höhe Th9 von ventral her. **c** Nach Hodgson und Stock [1–3] erfolgte die ventrale Dekompression sowie das radikale Débridement Th9–10. Die Rekonstruktion erfolgte in derselben Sitzung mittels interkorporeller Spondylodese Th8–10 mit einem autologen Knochenspan aus dem vorderen Beckenkamm. 1 Woche später erfolgte die zusätzliche dorsale Stabilisation Th7–11 mit dem AO-Fixateur interne. Dies ist das radiologische Resultat 1 Jahr nach dem Eingriff. Die interkorporelle Spondylodese ist durchgebaut, der Infekt ist geheilt. Die Patientin weist keine neurologischen Ausfälle auf

Die antibiotische Nachbehandlung erfolgt resistenzgerecht i.v. während 6 Wochen, gefolgt von einer 6wöchigen peroralen Behandlung. Für die Behandlung einer Tuberkulose erhalten die Patienten eine Dreierkombination während 3 Monate, gefolgt von einer Zweierkombination während weiterer 9 Monate.

Perkutane Spül-/Saugdrainage und perkutane Stabilisation mit Fixateur externe

Die klassische Behandlung mit ventralem Débridement und interkorporeller Spondylodese ist ein recht invasives Vorgehen mit entsprechenden Risiken, besonders für vorerkrankte Patienten (Status nach Herzinfarkt oder Lungenembolie, vorbestehende Lungenerkrankungen, Sepsis usw.). Eine Alternative stellt bei dieser Patientengruppe sowie bei anderen Patienten (s. unten) die perkutane Behandlung mit dem Fixateur externe dar [6, 9].

Technik. Perkutan werden Schanz-Schrauben transpedikulär in die Wirbelkörper kranial und kaudal der infizierten Wirbelkörper implantiert. Durch ventrale Distraktion wird die kyphotische Fehlstellung korrigiert und die Wirbelsäule stabilisiert. Gleichzeitig wird dadurch ein dorsal vorgewölbter Anulus fibrosus gedehnt und der Spinalkanal so dekomprimiert. Anläßlich des selben Eingriffs wird perkutan und transpedikulär der infizierte Intervertebralraum von beiden Seiten her punktiert. Nach Aspiration von Eiter oder Spülflüssigkeit für die bakteriologische Untersuchung (Schnellbakteriologie), wird beidseits transpedikulär je ein Redondrain in den Intervertebralraum vorgeschoben und eine Spül-/Saugdrainage errichtet. Die antibiotische Behandlung erfolgt resistenzgerecht. Nach 4–5 Tagen wird die Spül-/Saugdrainage entfernt. Falls der ventrale Knochendefekt eine spätere nicht vertretbare Kyphose erwarten läßt, kann sekundär eine ventrale interkorporelle Spondylodese durchgeführt werden, nachdem die allgemeine Situation optimiert wurde. Der Fixateur externe wird bis zur Einheilung des Spans und Ausheilung des Infekts belassen, in der Regel 3 Monate lang. Die Dauer der antibiotischen Behandlung entspricht derjenigen bei der klassischen Behandlung (s. oben).

Indikationen. Indikationen für diese perkutane Behandlung sehen wir bei:

– vorerkrankten Patienten mit hohem Operationsrisiko. Bei dieser Patientengruppe wird man wohl auch bei größeren ventralen Defekten auf einen sekundären ventralen Zugang verzichten wollen und eine größere Kyphose in Kauf nehmen als bei sonst gesunden Patienten.
– Situationen, bei denen ein operativer Eingriff zwar notfallmäßig erfolgen muß, ein ventraler Zugang aber zu diesem Zeitpunkt aus verschiedenen Gründen nicht wünschenswert erscheint (sehr schlechter Allgemeinzustand, Segment L5/S1, personelle Engpässe). In dieser Situation kann mit der perkutanen Behandlung das Rückenmark dekomprimiert (sofern nicht eine diffuse peridurale Infiltration für die Rückenmarkkompression verantwortlich ist) und der Infekt behandelt werden. Eine ventrale interkorporelle Spondylodese kann später, falls noch notwendig, unter optimalen Verhältnissen erfolgen (Abb. 2).
– Patienten mit schmerzhaften Läsionen am lumbosakralen Übergang oder im hohen Thorakalbereich, die zwar an sich keine Operationsindikation darstellen, eine Mobilisation aber aus Schmerzgründen nicht erlauben (Abb. 3). In dieser Situation kann der Fixateur externe als Adjuvans zur konservativen Behandlung angesehen werden.

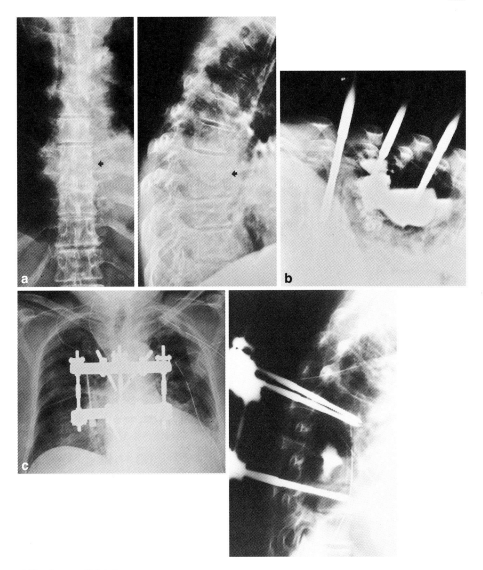

Abb. 2 a–e. 58jährige Patientin in sehr schlechtem Allgemeinzustand mit Spondylitis Th8/9 aufgrund eines Staphylococcus aureus-Infekts. **a** Septisches Zustandsbild, Paraparese Frankel C. **b** In dieser Situation wollten wir auf eine notfallmäßige Thorakotomie verzichten und den Eingriff unter optimalen Bedingungen durchführen. Notfallmäßig erfolgte die perkutane Behandlung. Mit dem Fixateur externe wurde die Wirbelsäule stabilisiert und der Spinalkanal mittels Distraktion dekomprimiert. Intraoperativ stellte sich ein großes Pleuraempyem nach Punktion des Intervertebralraums Th8/9 dar: das Kontrastmittel floß direkt aus dem Intervertalbralraum in den Pleuraraum ab. Das Pleuraempyem wurde perkutan drainiert. **c** Status nach Anlegen des Fixateur externe sowie der Spül-/Saugdrainage des Intervertebralraums Th8/9. Auf dem a.-p.-Bild sind die Drainagen des Pleuraempyems links sowie die 2 in den Intervertebralraum eingeführten Redons sichtbar. Der Defekt läßt sich mit Kontrastmittel, durch das zuführende Drain instilliert, darstellen (Seitenbild)

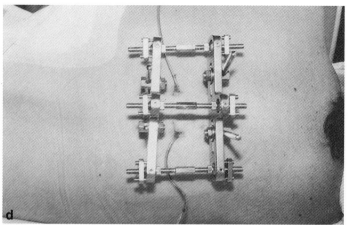

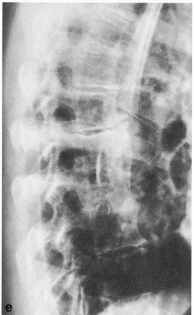

Abb. 2 d. Klinisches Bild welches den Fixateur externe sowie die 2 in den Intervertebralraum eingeführten Redons zeigt. *Oben links* im Bild ist noch knapp eines der 2 Pleuradrains zu erkennen. **e** 2 Wochen später erfolgte die linksseitige Thorakotomie: eine Pleuraschwarte wurde reseziert, ferner wurde ein radikales Débridement sowie eine interkorporelle Spondylodese Th8–10 durchgeführt. Der Fixateur externe wurde bis zur Heilung der ventralen Spondylodese, d.h. 3 Monate lang, belassen. Dies ist das Resultat 1 Jahr nach dem Eingriff, die Patientin beschwerdefrei und der Infekt ist geheilt

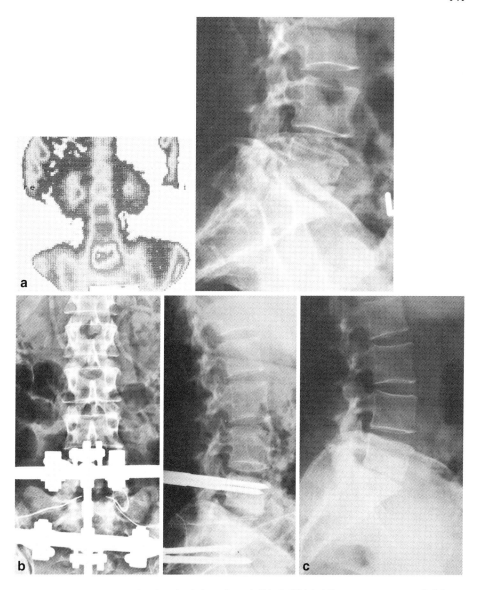

Abb. 3 a–c. 48jährige Patientin mit eitriger Spondylitis L5/S1 bei Peptostreptococcus-Infekt. **a** Das Technetiumszintigramm zeigt eine massive Anreicherung L5/S1. Der Knochendefekt ist gering, eine konservative Behandlung wäre eigentlich möglich. Die Patientin hat aber so starke Schmerzen, daß eine Mobilisation nicht möglich ist. **b** Um eine mehrwöchige Bettruhe zu umgehen, entschlossen wir uns zur perkutanen Stabilisation des schmerzhaften Bewegungssegments mit dem Fixateur externe (L4/Ilium). Während derselben Narkose wurde die diagnostische Punktion des Intervertebralraums L5/S1 vorgenommen und eine Spül-/Saugdrainage L5/S1 für 5 Tage angelegt. Die zu- und abführenden Drainagen sind auf dem a.-p.- und seitlichen Röntgenbild sichtbar. Am 2. postoperativen Tag konnte die Patientin mobilisert werden. Der Fixateur externe wurde nach Wochen ohne Anästhesie entfernt. Antibiotische Behandlung für insgesamt 12 Wochen. **c** 2 Jahre später klagt die Patientin noch über geringe lumbale Rükkenschmerzen. Der Infekt ist geheilt

Operative Therapie des postoperativen Infekts

Die Grundregeln der Behandlung des postoperativen Infekts an der Wirbelsäule entsprechen denjenigen der Behandlung der primären Spondylitis. Die Patienten sind
aber voroperiert; der Zugang ist in der Regel erschwert. Zudem sind die Weichteile,
besonders nach dorsalen Eingriffen mit Infekt, vernarbt und deshalb minderdurch-
blutet und für eine dorsale Instrumentierung ungeeignet. Ferner können Metallimplantate den Infekt weitergeleitet haben, der Infekt kann also wesentlich ausgedehnter
sein, als bei der Spondylitis üblich ist. Zwei Situationen sollen im Hinblick auf die
Behandlung unterschieden werden: Infekt ohne Verbindung zu Metallimplantaten und
Infekt mit Verbindung zu Metallimplantaten.

Infekt ohne Verbindung zu Metallimplantaten
Falls kein Metallimplantat verwendet wurde oder keine Verbindung zum Implantat
vorliegt, entspricht die Behandlung des Infekts derjenigen der primären Spondylitis
(radikales Débridement und interkorporelle Spondylodese). Diese Situation ist selten,
kann aber z.B. im Anschluß an eine Diskektomie mit zusätzlicher dorsaler Spondylodese vorliegen, wenn ein Infekt sich nur im entsprechenden Intervertebralraum entwickelt hat.

Infekt mit Verbindung zu Metallimplantaten (Abb. 4)
Diese Situation entsteht, wenn ein Infekt sich im Bereich einer instrumentierten
Spondylodese entwickelt. Der Infekt kann sich dabei entlang des Implantats ausbreiten; falls Pedikelschrauben verwendet wurden von dorsal bis in die instrumentierten
Wirbelkörper. Sind die Implantate stabil und werden sie zur Stabilisation einer Fraktur (welche selbst nicht infiziert ist) benötigt, können sie evtl. bis zur Frakturheilung
belassen werden. In der Regel müssen aber sämtliche Implantate sowie nicht einge-
heilte Spongiosaspäne oder Sequester entfernt werden. Zudem müssen die Weichteile
débridiert und eine Spül-/Saugdrainage installiert werden. Falls die Wirbelsäule nach
der Metallentfernung instabil ist, kann sie mit einem perkutan im gesunden Gewebe
eingesetzten Fixateur externe stabilisiert werden. Eine erneute dorsale Instrumenta-
tion nach dorsalem Infekt ist, wegen der schlechten Weichteildurchblutung und der
Gefahr des erneuten Infekts nicht ratsam. Ein evtl. sich von dorsal nach ventral aus-
dehnender Infekt muß nach dem dorsalen Débridement durch ein radikales ventrales
Débridement, gegebenenfalls mit Spül-/Saugdrainage saniert werden. Erst nach siche-
rem Abheilen des Infekts kann die Rekonstruktion des Defekts ventral in Angriff ge-
nommen werden. Ist der Defekt zu groß und kann er nicht durch autologe kompressionsstabile kortikospöngiöse Späne überbrückt werden, kommen künstliche Platzhalter (z.B. Titanzylinder usw.) zusammen mit autologer Spongiosa zum Einsatz. Die
Mobilisation des Patienten erfolgt in Abhängigkeit der Wirbelsäulenstabilität. Bei
schlechter Knochenqualität (Osteoporose) und fehlender dorsaler Stabilisation kann
eine vorübergehende Bettruhe von 8–10 Wochen notwendig sein.

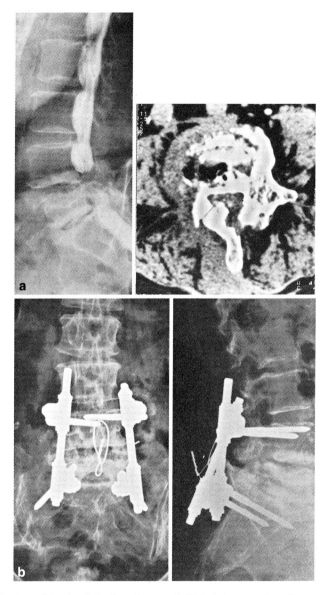

Abb. 4 a–d. 68jährige Patientin. **a** Massive Spinalkanalstenose L4/5 bei degenerativer Spondylolisthesis L4/5. **b** An einer auswärtigen Klinik erfolgte die Dekompression L4/5 sowie die dorsale Stabilisation und Fusion L4/S1 mit dem AO-Fixateur interne. Aus den Akten geht hervor, daß postoperativ ein Frühinfekt mit Wundspreizung behandelt wurde. Nachdem die Wunde allmählich zugranuliert hatte, wurde die Patientin nach Hause entlassen. 1 Monat später wurde sie in septischen Zustand bei uns eingeliefert. Die Punktion des Operationssitus ergab flüssigen Eiter. Notfallmäßig wurde ein dorsales Débridement mit Metallentfernung und Installation einer Spül-/Saugdrainage vorgenommen. Beim Eröffnen des früheren Operationsgebiets entleerte sich mehr als 1 l Eiter, das Metall war locker und der Eiter floß aus den Schraubenkanälen heraus

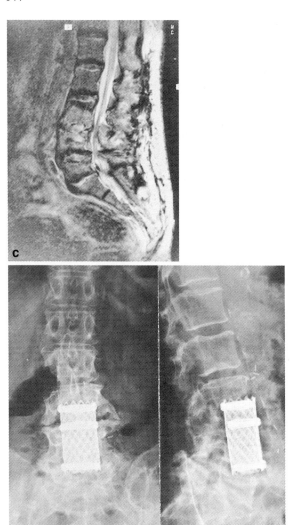

Abb. 4 c. Die 1 Woche später durchgeführt Magnetresonanztomographie zeigte eine Destruktion des Wirbelkörpers L4 aufgrund entzündlicher Veränderungen sowie ein Befall der Bodenplatte L3. Es erfolgte ein ausgedehntes ventrales Débridement mit Korporektomie L4 und Resektion der angrenzenden Deck- und Bodenplatten von L5 bzw. L3. Eine Spül-/Saugdrainage wurde angelegt. **d** 10 Tage später wurde der große Defekt mit einem mit Palacos-Zement gefüllten Harms-Korb (Fa. Fehling) ersetzt und die Abstützfunktion der Wirbelsäule wieder hergestellt: Der Defekt war so groß, daß er mit einem autologen kortikospongiösen Span nicht überbrückt werden konnte. Nach 8wöchiger Bettruhe wurde die Patientin mit einem Schalenkorsett für weitere 8 Wochen allmählich mobilisiert. Dies ist das Resultat 1 Jahr nach dem Eingriff. Die Patientin ist in gutem Allgemeinzustand und ohne Schmerzen mobil. Die Infektparameter sind normal

Schlußfolgerung

Radikales Débridement und interkorporelle Spondylodese stellen die Basis der operativen Behandlung der Spondylitis dar. Zur Verhinderung von Pseudarthrosen und Korrekturverlusten ist eine zusätzliche dorsale Stabilisation ratsam.

Die perkutane Stabilisation und Spül-/Saugdrainage ist eine echte Alternative zur konventionellen Behandlung, insbesondere bei vorerkrankten Patienten mit hohem Operationsrisiko sowie in anderen speziellen Situationen.

Die Prinzipien der Behandlung der Spondylitis (radikales Débridement, Wiederaufbau) gelten auch für die Behandlung des postoperativen Infekts. Allerdings kann die Behandlung dieser Situation wesentlich aufwendiger sein, wenn der Infekt sich entlang des Implantats ausbreiten konnte und sowohl ventral als auch dorsal zunächst ausgeräumt werden muß, ehe an eine Rekonstruktion gedacht werden kann.

Literatur

1. Frankel HL, Hancock DO, Hyslop G et al. (1969) The value of postural reduction in the initial management of closed injuries of the spine with paraplegia and tetraplegia. Paraplegia 7:179–192
2. Hodgson AR, Stock FE (1956) Anterior spinal fusion. A preliminary communication on the radical treatment of Pott's disease and Pott's paraplegia. Br J Surg 44:266–275
3. Hodgson AR, Stock FE (1960) Anterior spine fusion for the treatment of tuberculosis of the spine. J Bone Joint Surg [Am] 42:295–310
4. Hodgson AR, Stock FE, Fang HSY, Ong GB (1960) Anterior spinal fusion. The operative approach and pathological findings in 412 patients with Pott's disease of the spine. Br J Surg 48:172–178
5. Jeanneret B, Magerl F, Ruflin G (1990) Langzeitresultate 10 bis 20 Jahre nach ventralen interkorporellen Spondylodesen bei degenerativen Erkrankungen der lumbalen Wirbelsäule. In: Debrunner AM (Hrsg) Langzeitresultate in der Orthopädie. Enke, Stuttgart
6. Jeanneret B, Magerl F (1995) Treatment of osteomylitis of the spine using percutaneous suction/irrigation and percutaneous external spinal fixation. J Spinal Disord (in press)
7. Kaegi F, Magerl F, Jeanneret B (1983) Diagnostische Wirbelpunktion. Münch Med Wochenschr 41:901–902
8. Kemp HBS, Jackson JW, Jeremiah JD, Cook J (1973) Anterior fusion of the spine for infective lesions in adults. J Bone Joint Surg [Br] 55:715–734
9. Magerl F (1985) External spinal skeletal fixation. In: Weber BG, Magerl F (Hrsg) The external fixator. Springer, Berlin Heidelberg New York Tokyo

Mittel- bis langfristige Ergebnisse nach Behandlung von 118 periprothetischen Infektionen nach Kniegelenkersatz durch einzeitige Austauschoperation

G. v. Foerster, G. D. Klüber und U. Käbler

Endo-Klinik Hamburg, Holstenstraße 2, D-22767 Hamburg

Einleitung

H. W. Buchholz und H. Lodenkämper begründeten 1969 die Methode der einzeitigen Austauschoperation zur Behandlung der periprothetischen Infektion, der schwerwiegendsten Komplikation nach Gelenkersatz [1]. Radikale Exzision des infizierten Weichteilgewebes, Entfernung der Prothese und ggf. allen Zements und Reimplantation einer adäquaten Prothese unter Verwendung von spezifisch antibiotikahaltigem Zement waren bis 1975 im AK St. Georg und sind seit 1975 in der Endo-Klinik in Hamburg die wesentlichen Merkmale dieses, unseres Konzepts. Da der Hüftgelenkersatz früher begann und häufiger stattfand, sind 118 nach diesem Konzept behandelte und nach einer Verlaufszeit von 5–15 Jahren überprüfte, periprothetische Infektionen nach Kniegelenkersatz wenig im Vergleich zu mehr als 2000 einzeitigen, septischen Austauschoperationen nach Hüftgelenkersatz, die während der gleichen Periode von der gleichen Gruppe von Operateuren durchgeführt wurde [2]. Dennoch läßt sich zeigen, daß das Konzept wie in der Hüft-, so auch in der Kniegelenkregion, wenn auch mit etwas verminderter Effizienz, wirksam ist. Dies ist nicht ausreichend bekannt und deshalb dient dieser Bericht der Schilderung der guten und schlechten Erfahrungen der Gruppe der Chirurgen der Endo-Klinik mit einzeitigen Austauschoperationen bei periprothetischer Infektion nach Kniegelenkersatz. Alternative Techniken und deren Ergebnisse werden mangels ausreichender Fallzahlen nicht genauer analysiert.

Das Kollektiv der Fälle mit periprothetischer Infektion nach Kniegelenkersatz

Die Zusammensetzung des Kollektivs ist in Tabelle 1 beschrieben, 3/4 der zwischen 1976 und 1980 behandelten 157 Fälle mit periprothetischer Infektion nach Kniegelenkersatz wurden einzeitig ausgetauscht. Unter den alternativen Methoden war die Spül-/Saugdrainage am häufigsten vertreten. Die Spül-/Saugdrainage wurde in jenen Fällen durchgeführt, in denen aufgrund des frühen Stadiums der Infektion eine Chance auf Erfolg bestand oder in denen eine allgemeine Sepsis beherrscht werden sollte. Die Versager dieser Therapie wurden meist sekundär dem einzeitigen Austausch zugeführt, sind jedoch wie allen anderen Fälle mit alternativer Initialtherapie in dieser Analyse ausgeschlossen. Zerstörungen des Streckapparats und Fälle ohne

Hefte zu „Der Unfallchirurg", Heft 255
Kinzl et al. (Hrsg.), Diagnostik und
Therapie der posttraumatischen Osteitis
© Springer-Verlag Berlin Heidelberg 1995

Tabelle 1. Das Kollektiv der Fälle der periprothetischen Infektionen nach Kniegelenkersatz

	n	%
Art der Behandlung der periprothetischen Infektionen (n = 157)		
Spül-/Saugdrainagen	25	
Arthrodesen	6	
Amputationen	3	
Antibiotikahaltige Zementplomben	5	
Einzeitige Austauschoperationen	118	
Grunderkrankungen (n = 118)		
Idiopathische Gonarthrose	61	52
Rheumatoide Arthritis	34	29
Posttraumatische Arthrose	11	9
Andere Diagnosen	12	10
Altersverteilung (n = 118)		
< 60 Jahre	26	22
61–70 Jahre	45	38
71–75 Jahre	26	22
> 75 Jahre	21	18
Geschlechtsverteilung (n = 118)		
Männlich	29	25
Weiblich	89	75
Zeitpunkt des Entstehens der Infektion nach letzter aspetischer Operation (n = 118)		
Sofortinfektion (innerhalb von 4 Wochen)	30	25
Frühinfektion (innerhalb von 12 Monaten)	33	29
Spätinfektion (später als 12 Monate)	51	43
Unklar	4	3
Keimverteilung (n = 118)		
Staphylococcus koag. neg.	37	
Staphylococcus aureus	30	
Streptokokken	14	
Corynebakterien	4	
Escherichia coli	3	
Propionibakterien	3	
Pseudomonas	3	
Yersinia	2	
Peptokokken	2	
Enterobacter	1	
Klebsiellen	1	
Candida	1	
Sonstige	4	
Mischinfektionen ohne Escherichia coli oder Pseudomonas	9	
Mischinfektion mit Escherichia coli oder Pseudomonas	4	
Erfassungsgrad und Zeitpunkt der Erfassung		

118 einzeitige Austauschoperationen
  14 nicht erfaßt (verzogen, verstorben etc.)
104 erfaßte einzeitige Austauschoperationen

  66 in 1990 nachuntersucht. Verlaufszeit 5–15 Jahre
  38 vorher nachuntersucht. Verlaufszeit > 5 Jahre
Durchschnittliche Verlaufszeit aller erfaßten Fälle 75,5 Monate

jegliche präoperative Beweglichkeit bedingten einige Arthrodesen bzw. deren Versuch. Amputationen dienten der Beherrschung einer allgemein septischen Situation oder als endgültige Maßnahme nach Fehlschlägen. Antibiotikahaltige Zementplomben wurden in der ersten Phase des Kollektivs noch versucht, gehören jedoch als alleinige Maßnahme nicht mehr zum therapeutischen Spektrum bei periprothetischer Infektion.

Unter den Grunderkrankungen der 118 Fälle, welche durch eine einzeitige Austauschoperation behandelt wurden, dominierte die idiopathische Gonarthrose und – in einem gegenüber der Verteilung in der primären Indikation erhöhten Anteil – die rheumatoide Arthritis. Die posttraumatische Arthrose und andere Diagnosen ergaben den Rest. Die Alters- und Geschlechtsverteilung entsprach den üblichen Zusammensetzungen in der Endoprothetik.

Die periprothetische Infektion trat in mehr als der Hälfte der Fälle als Sofort- oder Frühinfektion auf, d.h. früher als 2 Wochen bzw. 12 Monate nach der letzten Operation und in weniger als der Hälfte als Spätinfektion, per Definition nach mehr als 12 Monaten nach dem letzten Eingriff.

Unter den Keimen waren die Staphylokokken und Streptokokken die häufigsten Verursacher, jedoch auch der Anteil der besonders gefürchteten Mischinfektionen war nicht klein. Pathogenitätsentwicklungen bei bislang apathogenen Keimen und Resistenzentwicklungen bei bislang sensiblen Erregern verursachten teilweise Probleme.

Von den 118 Fällen konnten 104 im Jahre 1990 analysiert werden, in 14 Fällen konnten keine Daten erhoben werden. Von den 104 Fällen wurden 65 im Jahre 1990 nachuntersucht, die postoperative Verlaufszeit betrug 5–15 Jahre; 39 Patienten waren zwar zwischenzeitlich aus Gründen, die nicht im Zusammenhang mit der Infektion standen, verstorben, waren jedoch zu einem früheren Zeitpunkt mit einer Mindestverlaufszeit von 5 Jahren von uns nachuntersucht worden. Kürzere Verläufe sind in der Studie nicht enthalten. Die durchschnittliche Verlaufszeit aller 104 Fälle nach septischer Austauschoperation betrug 75,5 Monate.

Die Methode der einzeitigen Austauschoperation bei periprothetischer Infektion nach Kniegelenkersatz

Die methodischen Schritte sind in Tabelle 2 zusammengefaßt. Die klassischen, klinischen Parameter führen zum Verdacht auf die Infektion, einfache Röntgenaufnahmen in 2 Ebenen erhärten den Verdacht. Infektiöse Lyse und und periostale Appositionen sehen anders aus als bei aseptischer Lockerung. Fistelfüllungen können bei Verdacht auf Nachbarschaft der Fisteln zu Nerven und Gefäßen oder bei abnormer Lage dem Operateur helfen. Szintigramme führen wir nicht durch. Die Aussagekraft eines einzelnen Szintigramms ohne Verlaufskontrolle ist gering. Die bakteriologische Diagnostik beweist die Infektion. Punktionen und Fistelabradate sollten bei Unsicherheit, bei jedoch dringendem, klinischem Verdacht durchaus wiederholt werden. Antibiotika sollten einige Tage zuvor abgesetzt werden. Falls dies nicht möglich ist, sollte das Punktat gegebenenfalls in ARD (antibiotic removal device) abgenommen werden. Wegen der zunehmenden Bedeutung der Anaerobier sind anaerobe und aerobe Nähr-

Tabelle 2. Die Methode der einzeitigen Austauschoperationen bei periprothetischer Infektion nach Kniegelenkersatz (*CRP* C-reaktives Protein)

Diagnostik

Klinische Infektionszeichen (Calor, Dolor, Rubor, Tumor, Functio laesa)
Laborparameter (BSG, CRP, Blutbild, Temperatur)
Röntgendiagnostik (Übersichtsaufnahmen in 2 Ebenen, Fistelfüllungen)
Bakterielle Diagnostik (Punktion, Fistelabradat)

Operationsplanung

Keim- und Resistenzbestimmung
Auswahl der topischen und systemischen Antibiotika
Auswahl des adäquaten Implantats (Primär-, Sekundär- und Tertiärimplantat)

Operation

Radikale Exzision von infiziertem Weichteilgewebe, Fisteln und Abzessen
Entfernung der Prothese und ggf. jeglichen Zements
Resektion von nicht erholungsfähigem Knochen
Kürettage und Druckspülung des Restknochens
Reimplantation des adäquaten Implantats mit antibiotikahaltigem Zement
Beginn einer adjuvanten, systemischen, antimikrobiellen Therapie
Primärer Wundverschluß

Nachsorge

Ruhigstellung bis zur Wundberuhigung
Fortsetzung der systemischen Therapie für 1 Woche
Entfernung der Drainage am 3. bis 4. Tage, bakterielle Untersuchung der Drainagespitzen
Kontrolle des Verlaufs durch Laborparameter (BSG, CRP, Blutbild, Temperatur)
Kontrollpunktion nach einigen Wochen (fakultativ)

Häufigkeit der topisch verwendeten Antibiotika

	n		*n*
Gentamicin	75	Mefoxitin	2
Lincomycin	67	Urfamycin	2
Cefalotin	18	Ampicillin	2
Cefazedon	11	Cefuroxim	1
Oxacillin	10	Tobramycin	1
Cefotaxim	5	Penicillin	1
Amikacin	4	Nebacetin	1
Sisomicin	3	Sonstige	3

150

Tabelle 2 (Fortsetzung)
Häufigkeit der Implantate ($n = 118$)

	n
Kondyläre Primär-implantate	2
Intrakondyläre Primär-implantate	91
Sekundärimplante	22
Tertiärimplantate	3

Häufigkeit der systemisch verwendeten Antibiotika

	n		n
Oxacillin	31	Tetracyclin	4
Lincomycin	23	Amikacin	3
Cefotaxim	15	Gentamicin	2
Penicillin	12	Ampho-Moronal	2
Ampicillin	6	Flucloxacin	1
Cefazedon	5	Trimethoprim	1
Cefalotin	4	Rifampicin	1
Cefuroxim	4	Sonstige	3

und ggf. Transportmedien unerläßlich. Aufgrund der zentralen Bedeutung der prä-operativen, bakteriologischen Diagnostik für das therapeutische Konzept ist ein hoher und auf die Infektion des Knochens spezialisierter Standard des materialverwerten-den, bakteriologischen Instituts eine unabdingbare Voraussetzung. Unter den Labor-parametern ist der Fieberverlauf wichtig für das Erkennen einer drohenden Sepsis und für die Kontrolle des postoperativen Verlaufs. Die BSG hat ihren üblichen Stellen-wert. Das C-reaktive Protein ist ein empfindlicher Parameter für das Erkennen der In-fektion und die Verlaufskontrolle nach Operation.

Nach Keimanzüchtung wird unter den wirksamen Antibiotika das passende ausge-sucht. Passend heißt, daß das Antibiotikum als Pulver verfügbar ist – und dies ist nicht immer die für die systemische Therapie zu verwendende Trockensubstanz – und es heißt, daß es nach Vermengung mit dem Monomer und Zementaushärtung in ge-nügender Konzentration genügend lange aus dem Zement ausgeschieden wird. Es werden dem Zement 1–3 Antibiotika in einer Menge von bis zu 3–4 g zugefügt. Gentamycin und Lincomycin waren am häufigsten vertreten. Bezüglich genauerer Angaben wird auf spezielle Literatur verwiesen [2, 3].

Die Größe des adäquaten Implantats hängt vom Ausmaß des Knochensubstanz-verlusts ab und wir unterscheiden zwischen Primär-, Sekundär- und Tertiärimplantat. Das Primärimplantat ist in der Regel eine intrakondyläre Stielprothese, das Rota-tionsknie Endo-Modell oder – in Fällen ausgeprägter Weichteilschädigung – die Scharnierprothese, Endo-Modell. Diese Primärimplantate mit normal langen Stielen werden verwendet, wenn der Knochensubstanzverlust, die septische Resorption, be-grenzt ist und die Stabilität des Restknochens nicht wesentlich beeinträchtigt ist. Die Reimplantation kondylärer, minder stabilisierter Primärimplantate ist selten, da der

Bandapparat in den betroffenen Fällen durch den infektiösen Prozeß oder die notwendige Exzision meist deutlich geschwächt ist. Die Verwendung eines patellaren Gleitlagerersatzes hängt davon ab, ob zuvor einer verwendet wurde und war immer erforderlich bei Revision von trikompartimentalem, kondylärem Oberflächenersatz im zugewiesenen Kontingent und dann begleitet von einer Entfernung des „Patellaknopfes" und einer tangentialen Hemipatellektomie oder Patellektomie.

Ist die Resorption fortgeschritten und der Restknochen deutlich geschwächt, sind Sekundärimplantate nötig.

Dies sind die Primärimplantate mit verlängerten Stielen und in einigen speziellen Fällen auch Sonderanfertigungen. Femurale Schaftverlängerungen sind häufiger als tibiale. Der patellare Gleitlagerersatz ist in diesen Fällen häufig und bei vorangegangenem Verzicht auf den Ersatz abhängig von der Lokalisation der Resorption. Regionen des Knochensubstanzverlusts werden nicht wie bei Verwendung der Revisionsimplantate in der aseptischen Revisionsarthroplastik oder nach Tumorresektion durch Polyäthylenhülsen ersetzt, sondern stattdessen wird der Schaft mit antibiotikahaltigem Zement ummantelt, um so das topische Depot zu vergrößern.

Ist aufgrund extremer Schwächung des Knochens der Restknochen zur Reimplantation von Stielprothesen nicht mehr geeignet, wird ein Tertiärimplantat geplant und dies ist der modulare, totale Femurersatz, Endo-Modell. Dieses Maximalimplantat mit proximalem Hüftsegment und distalem Knie ersetzt die lastübertragenden Funktion des Femurs. Der schlanke Schaftteil und die proximale, lösbare Verbindung zum Hüftsegment ermöglichen es, Restknochen durch Aufschieben auf den Schaft zu erhalten. Im Falle des totalen Femurersatzes nach Kniegelenkendoprothese können dadurch der proximale Femurknochen und damit die Ansätze der für die Hüftfunktion wichtigen, kurzen Hüftmuskeln erhalten werden. Während uns in der aseptischen Revisionsalloarthroplastik der totale Femurersatz spätestens dann, wenn mehr als die Hälfte des Femurs für die stabile Verankerung einer Stielprothese ausgefallen ist, indiziert scheint, ist das Vorgehen in der septischen Revisionsalloarthroplastik anders. Wir implantieren auch bei statischer Insuffizienz des größeren Anteils des Femurs noch ein Sekundärimplantat und dann notwendigerweise mit einem Schaft bis in die intertrochantäre Region, warten die Sanierung und danach auch das mechanische Versagen ab, um dann – später – das Tertiärimplantat zu verwenden. Der Grund ist die Angst, bei Versagen der Therapie die Infektion in das Nachbargelenk hineingetragen zu haben. Dies ist „Zweizeitigkeit" in unserem Sinne.

In der überwiegenden Mehrzahl aller Eingriffe reichten intrakondyläre Primärimplantate, in einem geringen Teil waren Sekundärimplantate und selten Tertiärimplantate erforderlich.

Die Operation beginnt mit der Exzision der alten Narbe und gegebenenfalls der Fistelöffnungen. Danach scharfe Exzision jeglichen infizierten Gewebes im Gesunden. Fisteln werden verfolgt und Abszeßmembranen präpariert – auch in gefährlichen Regionen. Nach Entfernung des Implantats gegebenenfalls Entfernung jeglichen Zements. Werden Perforationen oder Fenster in der Markhöhle sondiert, wird der Knochen zumindest regional freigelegt, denn oft verbergen sich dort isolierte Abszesse. Nicht erholungsfähiger, nekrotischer Knochen wird reseziert. Kürretage und Druckspülung des Restknochens. Reimplantation des adäquaten, antibiotikahaltigen Zements nach den heutigen Richtlinien für moderne Zementierungstechnik. Ummantelung knochenfreier Implantatstrecken mit antibiotikahaltigem Zement. Diese Zement-anteile können „konservativ" angerührt werden. Weichteilrekonstruktion und primä-rer Wundverschluß unter großzügiger Drainage in allen Etagen.

Nach intraoperativer Entnahme von Gewebeproben an verschiedenen Orten für die bakteriologische Untersuchung zwecks Bestätigung des präoperativen Befundes oder, um bei bakteriologischer Fehldiagnose zumindest postoperativ die systemische Be-gleittherapie umdisponieren zu können, beginnt schon intraoperativ eine hochdo-sierte, spezifische, systemische Therapie für einige Tage.

Nach Nachbehandlung respektiert zunächst das oberste Gebot jeglichen Infek-tionsbehandlung – das Bein wird ruhiggestellt. Nach einer Drainagezeit von 3–4 Ta-gen werden die Spitzen der Drainagen bakteriologisch untersucht. Ein positiver Keimbefund kann ein erster Hinweis auf ein Fehlschlagen der Therapie sein. Bilden sich Ergüsse, so wird großzügig punktiert. Die Mobilisierung erfolgt nach Beruhi-gung des Wundgebiets. Das Implantat ist belastbar, Entlastungsauflagen können an-dere Gründe haben. Verlaufskontrollen des C-reaktiven Proteins sind wertvoll, eine Kontrollpunktion nach einigen Wochen kann eine Sanierung bestätigen.

Die Ergebnisse der einzeitigen Austauschoperationen bei periprothetischer Infektion nach Kniegelenkersatz

Die Ergebnisse der einzeitigen Austauschoperationen sind in Tabelle 3 beschrieben. Wir benutzten konventionelle statistische Methoden und die Überlebensratenanalyse.

Konventionelle Statistik. Von 104 erfaßten und durch die einzeitige Austauschopera-tion behandelten Fälle konnten 76 durch diese eine Maßnahme saniert werden und blieben bis zum Nachuntersuchungszeitpunkt ohne Rezidiv. Das entspricht 73%. Durch eine weitere Austauschoperation bei Rezidiven konnte die Anzahl der sanier-ten Fälle auf 84 erhöht werden. Das entspricht 81%. Eine 3. Austauschoperation in vereinzelten Fällen erhöhte diesen Prozentsatz nicht mehr wesentlich. In 20 Fällen (19%) konnte die Infektion auch durch gegebenenfalls wiederholte Prozedur nicht kontrolliert werden. In diesen Fällen resultierten endgültig 6 Arthrodesen, 5 Amputa-tionen und es verblieben 9 persistierende Infektionen.

Die Aufschlüsselung der Sanierungsrate in Abhängigkeit von den verursachenden Keimen ergab, daß die Ergebnisse bei Staphylokokkenbefall weitaus günstiger waren, als bei Streptokokken, während Mischinfektionen, insbesondere bei Beteiligung von Escherichia coli oder Pseudomonas ungünstige Voraussetzungen waren. Genauere Aussagen sind mangels größerer Zahlen nicht möglich.

Überlebensanalyse. Obwohl wir auch 15 Jahresverläufe kontrollierten, ließen wir die Überlebensratenkurve bewußt nach 10 Jahren enden, da die Zahl der den letzten Ab-schnitt der letzten Kurve repräsentierenden Fälle zu klein war, um eine verläßliche graphische Darstellung zu gewährleisten. Die Sammelkurve aller Fälle zeigt, daß die Mehrzahl der Rezidive in den ersten 2 Jahren eintraten. Die Rezidivwahrscheinlich-keit betrug dann 20%. Während der nächsten 8 Jahre traten nur weitere 13% Versager auf und die Rezidivwahrscheinlichkeit betrug nach 10 Jahren etwa 33%. Nicht-septi-

Tabelle 3. Die Ergebnisse der einzeitigen Austauschoperationen bei periprothetischer Infektion nach Kniegelenkersatz

Sanierungsrate nach 1–3 einzeitigen Austauschoperationen ($n = 104$)

	Nach 1. Austausch		Nach 2. Austausch		Nach 3. Austausch	
	n	$\%$	n	$\%$	n	$\%$
Sanierung	76	73	83	80	84	81
Rezidiv	28	27	21	20	20	19

Keine Sanierung in 20 Fällen (19%) 6 Arthrodesen
5 Amputationen
9 persistierende Infektionen

Sanierungsraten in Abhängigkeit vom verursachenden Keim

	Saniert	Nicht saniert
Staphylococcus koag. neg.	27	2
Staphylococcus aureus	23	6
Streptokokken	9	3
Mischinfektion ohne Escherichia coli oder Pseudomonas	6	3
Mischinfektion mit Escherichia coli oder Pseudomonas	1	2

Beugefähigkeit bei sanierter Infektion

$\%$	Grad
25	45
25	90
50	100 und vereinzelt mehr

Patientenurteil bei sanierter Infektion

	$\%$
Sehr zufrieden	46
Zufrieden	39
Nicht zufrieden	15

„Nicht-septische" Befunde bei sanierter Infektion

5 aseptische Lockerungen nach 2–9 Jahren
85% röntgenologisch ohne Befund zum Zeitpunkt der Nachuntersuchung
15% kontrollbedürftige Resorptionssäume zum Zeitpunkt der Nachuntersuchung

154

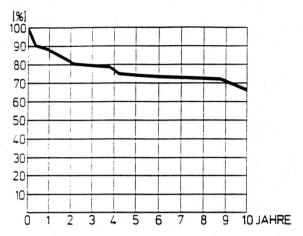

Abb. 1. Überlebensratenkurve aller mit einzeitiger Austauschoperation behandelter periprothetischer Infektionen nach Kniegelenkersatz

sche Versager sind wie in den konventionell statistischen Angaben nicht eingschlossen (Abb. 1). Eine Differenzierung der Kurve in Abhängigkeit von verschiedenen Parametern (Grunderkrankung, Keim etc.) war mangels eines größeren Kontingents nicht möglich.

Funktionelle Ergebnisse sind abhängig vom Ausmaß der vorangegangenen Weichteilschädigung. Immerhin konnten 1/4 der Patienten bis 45°, ein weiteres Viertel bis 90° und die Hälfte der Patienten 100° und vereinzelt auch mehr beugen.

Das Patientenurteil war überwiegend „zufrieden" oder „sehr zufrieden", 15% der Patienten waren „nicht zufrieden" – in der Regel aufgrund von Restbeschwerden.

Nicht-septische-Befunde. 5 der 104 sanierten Patienten hatten nach 2–9 Jahren eine aseptische Lockerung meist nur einer Komponente und wurden reoperiert; 85% der Röntgenbilder der Sanierten zeigten zum Zeitpunkt der Nachuntersuchung einen stabilen Sitz der Prothese, während in 15% der Fälle Resorptionssäume unterschiedlichen Ausmaßes sichtbar waren, welche Kontrolluntersuchungen erfordern.

Diskussion

Wir haben darüber berichtet, daß eine einzeitige Austauschoperation als initiale Maßnahme 73% von 104 periprothetischen Kniegelenkinfektionen für 5–15 Jahre sanierte, daß dieser Prozentsatz durch eine Wiederholung des Eingriffs um weitere 75% gesteigert werden konnte, die sanierten Kniegelenke in der überwiegenden Zahl eine ausreichende Funktion hatten und daß die meisten Patienten zufrieden waren. Damit liegt die Erfolgsquote um etwa 10% unter der Rate nach Anwendung des gleichen Konzepts bei periprothetischer Hüftgelenkinfektion [2]. Dieser Unterschied ist mit der schlechteren Durchblutung und Weichteildeckung der peripheren Kniegelenkregion zu begründen, denn die Reihenfolge, Gewichtung und Präzision der Maßnahmen sind dieselben.

Es ist das Verdienst von H. W. Buchholz und H. Lodenkämper zu erkennen, daß die Radikalität der chirurgischen Maßnahme und die Nutzung des Zements zur Erzeugung hoher, antimikrobieller Gewebespiegel die einzeitige Reimplantation und den primären Wundverschluß bei periprothetischer Infektion erlauben. Dem Argument, der Zement werde durch die Antibiotika in nicht verantwortbarer Weise geschwächt, begegnen wir mit der Aussage, daß die Infektionstherapie Vorrang hat, die bis zu 20%ige mechanische Schwächung in praxi durch die bei der Zementierung meist nicht vermeidbaren Bluteinschlüsse zumindest regional weit überschritten wird und wir keine Häufung von aspetischen Lockerungen nach einzeitiger septischer Austauschoperation beobachten konnten [6]. Eine ungünstige Form- und Querschnittsgeometrie des Implantats, die Überschreitung der kritischen Festigkeitswerte des Zements durch Ecken und Kanten bei kurzen Schäften sind in unseren Augen kritischere Parameter.

Die systemische Antibiotikatherpaie hat adjuvanten Charakter: Erst nach Exzision minderdurchbluteten, infizierten Gewebes, erst nach dieser „Anfrischung", ist ein effizienter Spiegel am Ort des Geschehens möglich. Die systemische Therapie hat wohl ihren Sinn in der Bekämpfung phlegmonöser Komponenten. Bei einem Abszeß oder Empyem – und dies ist die periprothetische Infektion unter pathologisch-anatomischen Gesichtspunkten – ist die systemische Therapie als dominanter Bestandteil einer Therapie nicht ernsthaft diskutierbar.

Alternative, gelenkerhaltende Maßnahmen sind die Spül-/Saugdrainage und die zweizeitige Austauschoperation oder – das Gelenk opfernd – die Arthrodese oder die Amputation. Bis auf die zweizeitige Austauschoperation im üblichen Sinn wurden alle alternativen Maßnahmen z.T. als initiale Therpaie, z.T. als letzter Versuch von uns angewendet – allerdings in einer für statistische Aussagen zu kleinen Zahl [7].

Die *Spül-/Saugdrainage* kann das Gelenk retten, wenn sie sehr früh angewandt wird und wenn sie qualifiziert ist. In der Behandlung von periprothetischen Hüftgelenkinfektionen konnten wir durch die Analyse von 77 Fällen nachweisen, daß die Spül-/Saugdrainage erregerabhängig bis zu 60% sanierend sein kann, wenn es sich um eine Sofortinfektion handelt und wenn der Eingriff von den gleichen, gründlichen Exzisionsmaßnahmen begleitet wird, wie dies für die einzeitige Austauschoperation beschrieben wurde. Bei der Früh- oder Spätinfektion sind die Sanierungsaussichten gering und die Spül-/Saugdrainage dient dann ggf. nur noch als entlastende, operative Maßnahme, um einen Patienten aus einer allgemein septischen Situation zu befreien. Sie ist dann nur ein vorbereitender Eingriff für die sich nach Beherrschung der allgemeinen Sepsis anschließende einzeitige Austauschoperation [9]. Unter diesen Gesichtspunkten hat der Versuch der Spül-/Saugdrainage auch in der Kniegelenkregion einen Sinn.

Die zweizeitige Austauschoperation beurteilen wir zurückhaltend, weniger weil wir nicht an die grundsätzliche Erfolgsmöglichkeit glauben, sondern wegen der Belastung des Patienten durch 2 große Eingriffe, wegen der nach Schrumpfung und Vernarbung im Intervall zu erwartenden operationstechnischen Schwierigkeiten bei Reimplantation, wegen der aus dem gleichen Grund zu erwartenden postoperativen Funktionsminderung und nicht zuletzt wegen eines gewissen Mangels an Logik im

Konzept [4, 10]. Letzteres betrifft die immer wieder angeführte Behauptung, das Intervall sei implantatfrei und deshalb erfolgversprechend. Dabei wird übersehen, daß oft auf den Nutzen der topischen Therapie durch meist industriell gefertigte, antibiotikahaltige Ketten ohne genügende Variationsbreite der Antibiotika nicht verzichtet wird und somit doch ein Implantat, der Zement, verwendet wird. Dem fügen wir beim einzeitigen Austausch „ein Stück Metall", die Prothese, hinzu.

Die *Arthrodese*, entweder durch Arthrodesenagel, mit spezifisch antibiotikahaltigem Zement fixiert, oder durch Fixateur externe in Verbindung mit intramedullären Zementplomben (selbstgefertigte Kugeln mit spezifischen Antibiotika), ist von uns als initiale Therapie versucht worden oder war eine zwangsläufige Maßnahme bei Verlust des Streckapparats. Es gibt keinen Grund anzunehmen, dies sei die Methode der Wahl, denn auch beim Versteifungsversuch gibt es Rezidive und bei Erfolg ist der Nachteil der Verlust der Gelenkfunktion.

Die *Amputation* dient der Bekämpfung einer allgemein septischen Situation oder als endgültige Therapie bei Fehlschlag aller Bemühungen.

Die in der Literatur beschriebenen Therapien lassen in der Regel kein eindeutiges Konzept erkennen [7, 8]. Die Empfehlungen reichen von der konservativen, systemischen Langzeittherapie über die zweizeitige Austauschoperation mit unterschiedlichsten Intervallen von wenigen Tagen bis zu vielen Monaten oder bis zum Verzicht auf die Reimplantation überhaupt bis zur sofort durchgeführten Arthrodese oder Amputation. Die Forderung nach sorgfältiger bakteriologischer Analyse der Fälle wird meist nicht erfüllt. Zur einzeitigen Austauschoperation wird selten geraten. Um dem zu begegnen, war es unser Anliegen, zu zeigen, daß durch die strenge Anwendung eines in der Hüftgelenkchirurgie in großer Fallzahl erprobten Konzepts auch in der Therapie der periprothetischen Infektion nach Kniegelenkersatz eine gute Chance besteht, daß durch *einen* Eingriff ein sofort belastbares Gelenk mit Funktion resultieren kann.

Zusammenfassung

Von 1976–1975 wurden in der Endo-Klinik in Hamburg 157 periprothetische Infektionen nach Kniegelenkersatz operativ behandelt. Von diesen wurden 118 Fälle einzeitig, unter Reimplantation mit spezifisch antibiotikahaltigem Zement ausgetauscht; 104 konnten mit einer postoperativen Verlaufszeit von 5–15 Jahren analysiert werden; 76 Fälle wurden durch diese eine Maßnahme saniert. Durch eine Wiederholung bei Versagen der Therapie wurde die Zahl auf 84 erhöht. In 20 Fällen versagte die Methode der einzeitigen Austauschoperation bei periprothetischer Infektion nach Kniegelenkersatz.

Literatur

1. Buchholz HW, Engelbrecht H (1970) Über die Depotwirkung einiger Antibiotika bei Vermischung mit dem Kunstharz Palacos. Chirurg 40:511–515
2. Buchholz HW, Engelbrecht E, Lodenkämper H, Röttger J, Siegel A, Elson RA (1981) Management of deep infection of total hip replacement. J Bone Joint Surg [Br] 63:342–353

3. Foerster G von, Buchholz HW, Lodenkämper U (1982) Behandlung der Osteomyelitis mit Antibiotikazement. Chirurg 53:709–715
4. Freeman MAR, Insall JH, Thompson FM, Brause BD (1983) Two-stage reimplantation for the salvage of infected total knee arthroplasty. J Bone Joint Surg [Am] 65:1087–1098
5. Johnson DP, Bannister GC (1982) The outcome of infected arthrosplasty of the knee. J Bone Joint Surg [Br] 68:289–291
6. Lee AJC, Ling RSM, Vangala SS (1978) Some clinically relevant variables affecting the mechanical behaviour of bone cement. Arch Orthop Trauma Surg 92:1–18
7. Morrey BF et al. (1989) Long-term results of various treatment options for infected total knee arthrosplasty. Clin Orthop Relat Res 248:120–128
8. Rosenberg AG et al. (1988) Salvage of infected total knee arthroplasty. Clin Orthop Relat Res 226:29–33
9. Mella-Schmidt C, Steinbrink K (1989) Stellenwert der Spül-/Saugdrainage bei der Behandlung des Frühinfekts von Gelenkimplantaten. Chirurg 60:791–794
10. Wilde AH, Ruth JT (1988) Two-stage reimplantation in infected total knee arthrosplasty. Clin Orthop Relat Res 236:23–35

Teil V

Therapie: Knochen- und Weichteilrekonstruktion

Autogener, allogener und alloplastischer Knochenersatz beim postraumatischen Knocheninfekt

W. Mutschler

Universitätsklinik des Saarlandes, Abt. Unfallchirurgie, D-66424 Homburg

Zwei Ziele sind bei der Behandlung der posttraumatischen Osteitis an oberster Stelle zu nennen: Die Sanierung des Infektherdes und die Belastungsstabilität der betroffenen Körperregion [5, 6]. Je nach der Infektausdehnung in Knochen und Weichteilen, der Chronizität der Erkrankung, den vorausgegangenen Operationen, dem Alter, der Befindlichkeit, der Compliance und den Erwartungen des Patienten können diese Ziele prinzipiell durch eine Amputation, durch extremitätenerhaltende Eingriffe (z.B. Arthrodesen) oder durch knochen- und gelenkerhaltende Operationen erreicht werden. Wird eine Extremität erhalten, muß sie durch ihre Beweglichkeit, ihre korrekte Achsenstellung und ihre Länge der Amputation funktionell überlegen sein [20]. Dies ist heute etwa in 95% der Fälle mit posttraumatischer Osteitis zu gewährleisten, wenn die von Burri [5] seit Jahren verfochtenen und international akzeptierten 5 Therapieschritte: 1. radikale Infektausräumung, 2. externe oder interne Stabilisierung, 3. systemische und/oder lokale antimikrobielle Therapie, 4. Revaskularisierung und Weichteilsanierung durch lokale oder freie Weichteilübertragung sowie 5. Knochendefektüberbrückung eingehalten werden.

Als Möglichkeiten zur Knochendefektbehandlung stehen uns die reinen Weichteileingriffe, z.B. die Muskelplombe nach Knochenmuldung, der Knochenersatz oder die Segmentresektion – Kallusdistraktion zur Verfügung.

Wenn im folgenden auf den Knochenersatz beim posttraumatischen Knocheninfekt eingegangen wird, muß dies stets im Kontext mit den genannten und weiter oben abgehandelten 4 Therapieschritten gesehen werden.

Allgemeine Überlegungen zum Knochenersatz

Knochendefekte können mit autogenen vaskularisierten oder nicht-vaskularisierten Knochentransplantaten, mit allogenen Knochentransplantaten, mit anorganischen und organischen Knochenersatzmaterialien oder mit alloplastischen Metallimplantaten überbrückt werden. Ihr Wert läßt sich daran messen, wie schnell und wie dauerhaft ein Knochendefekt zu verschließen ist, wie sicher das Verfahren ist und wie hoch der technische Aufwand, die Morbidität und die Kosten sind.

Erste Voraussetzung für jeden Knochenersatz ist ein Knochendefekt, der nach Art, Lokalisation und Volumen für das jeweilige Material geeignet ist. Aus klinischer Sicht halten wir die Unterscheidung in spongiöse bzw. metaphysäre Defekte mit und

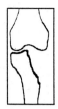

SPONGIÖSER / METAPHYSÄRER DEFEKT

Autogene Spongiosa / Span
Bei Gelenkdefekt :   Arthrodese
Ausnahme   :   Alloplastischer Ersatz

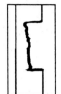

CORTICALER HALBSCHAFTDEFEKT

Klein :   Muldung und Weichteilverschluß
Groß :   Autogene Spongiosa / Span
        geschlossene Technik

CORTICALER VOLLSCHAFTDEFEKT bis 6 cm Länge

Obere Extremität   : Autogene Spongiosa / Span
                    Autogener vask. Span
                    Segmenttransfer - Kallusdistraktion
Untere Extremität : Autogene Spongiosa / Span (Tibia)
                    Segmenttransfer - Kallusdistraktion
                    Autogener vask. Span

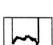

CORTICALER VOLLSCHAFTDEFEKT über 6 cm Länge

Obere Extremität   : Autogener vask. Span
                     Segmenttransfer - Kallusdistraktion
Untere Extremität   : Segmenttransfer - Kallusdistraktion
                     Autogener vask. Span
                     Autogene Spongiosa / Span (Tibia)
Bei Gelenkbeteiligung : Alloplastischer Ersatz als Salvage-
                     OP vor Amputation (Humerus, Femur)
                     Arthrodese (Knie, Sprunggelenk)

Abb. 1. Empfehlung zur Behandlung knöcherner Defekte bei der posttraumatischen Osteitis (nach Infektsanierung, ohne Berücksichtigung der Stabilisierungsverfahren und Weichteileingriffe)

ohne Gelenkbeteiligung und in Defekte von langen Röhrenknochen der oberen oder unteren Extremität für sinnvoll, wobei letztere wiederum in Halbschaftdefekte, Vollschaftdefekte unter und über 6 cm Länge oder rein intramedulläre Läsionen (Markraumphlegmone) zu unterteilen sind (Abb. 1) [7]. Vollschaftdefekte ab 3 cm Länge einzuteilen, erscheint wenig praxisbezogen. Wird das Débridement so vollständig wie gefordert durchgeführt, sind Vollschaftdefekte dieser Größe, anders als beim Halbschaftdefekt, kaum denkbar. Sollte tatsächlich ein solcher Defekt vorliegen, würde sich außerdem die hier nicht zu besprechende Verkürzung mit Kompressionsosteosynthese anbieten.

Die Klassifizierung der Defekte erfolgt nach der Entfernung avitaler und infizierter Knochenanteile und ist somit unabhängig von einer akuten oder chronischen Infektsituation und vorausgegangenen Eingriffen. Intramedulläre Infekte eignen sich nicht für den Knochenersatz; für alle anderen Defektformen lassen sich Möglichkeiten der Überbrückung mit einer der genannten Arten des Knochenersatzes angeben.

Zweite Voraussetzung ist ein ersatzstarkes Lager [26, 27], das nach adäquatem Débridement, Revaskularisierung und Weichteilverschluß gut vaskularisierte und keimfreie Gewebe mit proliferativer Kapazität enthält, die mit dem eingebrachten Knochenersatz in Interaktion treten können. Wird diese Voraussetzung nicht erfüllt, ist mit Infektrezidiven, verlängerter Heilungszeit und vermehrten Komplikationen zu rechnen. Daher richtet sich der Zeitpunkt, zu dem die definitive Defektsanierung erfolgt, an der Lagerqualität aus. Ist der Defekt klein und der Infekt chronisch und mit geringer eitriger Sekretion, darf einzeitig vorgegangen werden, da nach dem Débridement ein ersatzstarkes Lager vorhanden sein sollte. Im akuten Infekt und bei großen Knochen- und Weichteildefekten hat sich dagegen das zweizeitige Vorgehen durchgesetzt, wobei zwischen 2–8 Wochen zugewartet wird [6, 10, 14, 19].

Autogene vaskularisierte Transplantate

Von der biologischen Wertigkeit her sind autogene vaskularisierte Transplantate am höchsten einzuschätzen (Abb. 1), [1, 21]. Durch die Mitverpflanzung der versorgenden Blutgefäße bleiben die Knochenzellen erhalten und entfalten ihre volle osteogenetische Potenz. Das Transplantat ist nicht auf eine Revaskularisierung aus dem Transplantatlager angewiesen. Es unterliegt keinem schleichenden Ersatz, sondern macht von Beginn an den Remodelingprozeß zur Anpassung an die neue mechanische Belastung durch. Die eingeschränkte Verfügbarkeit und der hohe technische Aufwand beschränken die Anwendung auf Vollschaftdefekte der langen Röhrenknochen ab 6–10 cm Defektstrecke (Abb. 1).

Bei der chronischen Osteitis werden als Spenderknochen Fibula, Beckenkamm und (selten) Skapula verwendet. Die größten Erfahrungen liegen mit dem vaskularisierten Fibulatransplantat vor (Abb. 2). Voraussetzungen für ein Gelingen der Transplantation sind eine entsprechende operative Erfahrung, eine exakte präoperative Planung, ein nicht infiziertes Lager, eine sicher arterielle und venöse Anschlußmöglichkeit, eine solide interne Fixation, eine zusätzliche Spongiosaplastik an den Anschlußstellen und eine sorgfältige Nachbehandlung [1, 11, 16, 31]. Auch unter diesen Bedingungen ist mit einem Gefäßverschluß in 7–27%, einer Reoperationsrate von 10–20% und einem letztendlichen Transplantatverlust bei 1–9% der Fälle zu rechnen [11, 31]. Das vaskularisierte Fibulatransplantat muß gegen Streßfrakturen, die häufig klinisch inapparent verlaufen und fast ausschließlich bis zum 8. postoperativen Monat auftreten, mit Gehhilfen und Orthesen geschützt werden. Trotzdem werden Streßfrakturen in 10–30% der Fälle beschrieben, die in der Regel unter konservativer Behandlung ausheilen [11].

Als langfristige Einheilungsraten wurden für den vaskularisierten Fibulatransfer zunächst 50–67%, nach Modifikationen der Methode bis zu 80% angegeben. Hiernen et al. [11] konnten mit dem vaskularisierten Beckenkammtransplantat sogar in 100%

164

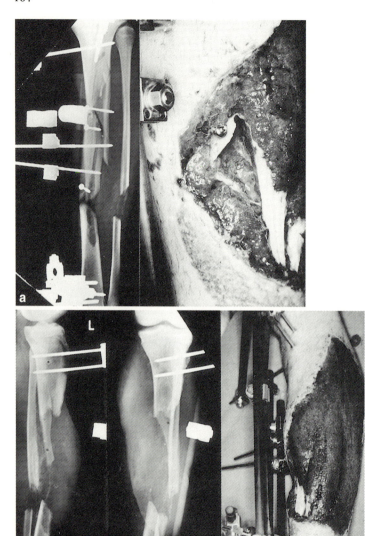

Abb. 2 a–d. Vaskularisierter Fibulatranfer. **a** Ausgangslage nach drittgradig offener Unterschenkelfraktur mit mehrwöchig bestehendem Infekt – Defekt, großem Knochensequester und freiliegenden Sehnen und Muskeln auf der Lateralseite. **b** Schrauben- und Sequesterentfernung, Reduktion der äußeren Stabilisierung auf einen ventralen Klammerfixateur, Wundkonditionierung

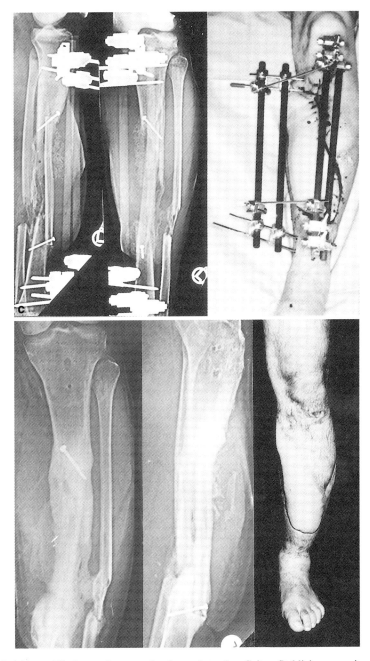

Abb. 2 c. Vaskularisierter Fibulatransfer von der kontralateralen Seite, Stablisierung mit Schrauben an den Anschlußstellen und V-förmigen Fixateur externe, zusätzliche Spongiosaanlagerung, M. latissimus dorsi-Lappen. Der freie Lappen wurde an der A. poplitea, das Gefäß der Fibula an der A. tibialis anterior angeschlossen. **d** (*unten*) Einheilungsbild nach 6 Monaten. Die volle Belastung ist unter dem Schutz einer Orthese möglich. Die distale Varus- und Anteversionsstellung von jeweils 10° wurde mittlerweile korrigiert

der Osteitisfälle knöcherne Stabilität erzielen. Damit sind autogene vaskularisierte Transplantate bei der Behandlung der chronischen posttraumatischen Osteitis nicht mehr als „risikoreiche Sensationsoperationen" einzuordnen, sondern als Alternativmethode zur Segmentresektion – Kallusdistraktion beim ausgedehnten Knochendefekt an Tibia, Femur und Humerus in die therapeutischen Überlegungen miteinzubeziehen.

Autogene nicht-vaskularisierte Knochentransplantate

Für den infizierten Defekt im spongiösen Bereich, den Halbschaftdefekt und für kurzstreckige Vollschaftdefekte der langen Röhrenknochen stellt die freie Übertragung von autogener Spongiosa oder kortikospongiösen Spänen nach wie vor den therapeutischen „Goldstandard" dar (Abb. 1), [6]. Tierexperimentell [1] und aus langer klinischer Erfahrung [4, 18, 28] ist bewiesen, daß Zellen mit freitransplantiertem Knochen überleben und in geringem Maße zur Knochenbildung fähig sind. Hauptsächlich wirkt das autogene Transplantat osteoinduktiv (Tabelle 1) [1]. Limitierend ist die begrenzte Verfügbarkeit. Der technische Aufwand wird im allgemeinen als gering angesehen; nach unserer Auffassung ist er bei der Verwendung großer kortikospongiöser Späne nicht zu unterschätzen. Dies gilt auch für die Morbidität, die zu berücksichtigen hat, daß bis zu 30% der Patienten über langdauernde Beschwerden an den Entnahmestellen, v.a. nach Ausräumung des hinteren Beckenkamms, klagen [1, 20] und teilweise lange Entlastungszeiten notwendig werden.

Prinzipiell kann autogener Knochen aus dem Becken, dem Trochanter major und den Metaphysen der langen Röhrenknochen entnommen werden. Aus Stabilitätsgründen sowie von der Qualität und Quantität her kommt aber heute eigentlich nur der vordere oder hintere Beckenkamm als Spenderregion in Betracht.

Tabelle 1. Wertung der verschiedenen Möglichkeiten zur knöchernen Defektüberbrückung

	Autogene Transplantate vaskularisisiert	nicht vaskularisiert	Allogene Transplantate	Knochenersatzmaterialien	Alloplastische Implantate
Osteogenese	+++	+	– –	– –	– –
Osteoinduktion	++	+++	+	+	– –
Osteokonduktion	– –	– –	+	++	+
Verfügbarkeit	+	++	+++	+++	+++
Technischer Aufwand	+++	++	++	– –	++
Morbidität	++	++	+	– –	+
Langzeitstabilität	++	++	+	+	+

Für das taktische Vorgehen bei der Implantation ist zwischen Defekten mit erhaltener Stabilität und mit Instabilität [5, 6] sowie zwischen der Verwendung autogener Spongiosa und kortikospongiöser Späne zu unterscheiden.

Reine Spongiosa wird zur Auffüllung von Knochendefekten eingesetzt oder an kortikalen Knochen zur Schaffung der Knochenkontinuität angelagert [5]. Da Knochenhöhlen nicht spontan schrumpfen oder zugranulieren, sollen sie auch bei gegebener Stabilität zur dauerhaften Infektberuhigung aufgefüllt werden [4]. Die dafür entwickelte offene Technik nach Papineau [24] hat im deutschen und angloamerikanischen Sprachraum stark an Bedeutung verloren, weil viel wertvolles autogenes Material benötigt wird, häufig instabile Narben verbleiben und die Infektrezidivrate höher als beim geschlossenen Verfahren liegt [15]. Die offene Spongiosatransplantation wird nur noch empfohlen, wenn der umgebende Weichteildefekt klein und nicht erheblich vernarbt und die Gefäßversorgung der Umgebung gut ist. Die besten Erfolge sind beim metaphysären Defekt zu erzielen [20].

Im Schaftbereich kommt heute praktisch immer die geschlossene Technik zum Einsatz. Auch bei instabilen Situationen kann autogene Spongiosa alleine verwendet werden. Für die infizierte Tibiaschaftpseudarthrose sind z.B. vielfältige Formen der tibiofibularen Synostose (interossäre Spongiosaplastik) beschrieben, durch die Belastungsstabilität auch bei Defekten bis zu 6 cm Länge erreicht werden kann [10, 20, 21]. Dabei sind ausreichende Transplantatmengen wichtig, um sanduhrförmige Schwachstellen zu vermeiden [5]. Ein anderes Beispiel ist die Unterfütterung des Plattenlagers bei der „Wellenplatte" am Femurschaft [6].

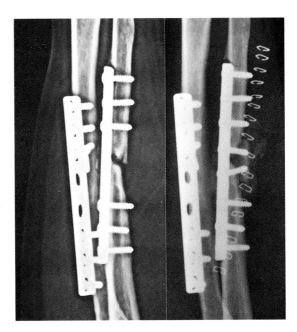

Abb. 3. Infizierte Pseudarthrose des Radius nach Osteosynthese einer Unterarmfraktur. Einzeitige Ausräumung und Defektauffüllung mit autogener Spongiosa und kortkospongiösem Span. Das Plattenlager wurde gesäubert, danach die Platte wieder eingesetzt

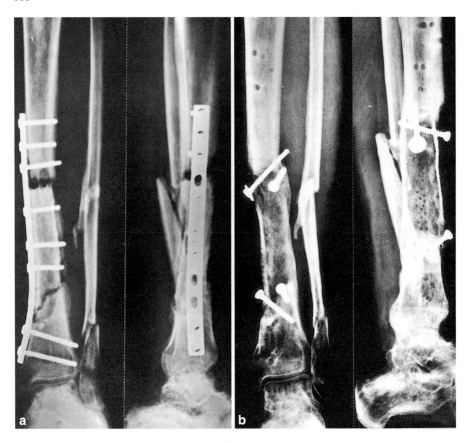

Abb. 4 a, b. Chronische Tibiaosteitis mit avitalem Knochenfragment nach Plattenosteosynthese einer Zweietagenunterschenkelfraktur. **a** Präoperative Röntgenaufnahme. **b** Plattenentfernung, Débridement, Anlagen eines Fixateur externe, zweizeitige Implantation eines kortikospongiösen Spans und von autogener Spongiosa. Die Röntgenaufnahme wurde 5 Monate nach der Spaninterposition und nach Entfernung des Fixateur externe angefertigt

Mit zunehmender Sicherheit der Weichteildeckung gewann der autogene kortikospongiöse Span an Bedeutung, weil er spongiöse Defekte z.B. im Wirbelkörper oder Halbschaft- und Vollschaftdefekte sofort und in voller Defektlänge abstützen kann (Abb. 3 und 4). Der „vaskuläre Aufschluß" des Knochens durch Resorption und Einsprossen von Gefäßen führt allerdings zur erhöhten „Spongiosierung" und verminderter Belastbarkeit [1, 2], so daß die Entlastungszeiten gegenüber der reinen Spongiosatransplantation nicht verkürzt werden. Die Resorption des Spans und seine mechanische Schwächung machen es erforderlich, daß der Span stabil fixiert und an den Anschlußstellen zusäztlich und breitblasig Spongiosa angelagert wird [6].

Das wichtigste Kriterium zur Beurteilung jedes Knochenersatzes ist die knöcherne Konsolidierungsrate, die mit dem jeweiligen Material erreicht werden kann. Dies gilt auch für die Osteitis. Bei den üblichen Angaben zur Rezidivrate geht die Lagersanierung als gewichtiger Faktor mit ein und verfälscht die Ergebnise bezüglich der Leistungsfähigkeit des Knochenersatzes.

Zur Ermittlung der knöchernen Konsolidierungsrate haben wir die chronisch infizierte Tibiapseudarthrose gewählt, weil sie unter den Ostitislokationen zahlenmäßig die größte klinische Bedeutung hat und die meisten therapeutischen Probleme aufwirft [20]. Nach der Standardisierung der ortsständigen und freien Weichteilübertragungen und vor Einführung der Kallusdistraktion wurde sie ab Anfang der 80er Jahre relativ einheitlich mit äußerer Stabilisierung, konsequenter Weichteilsanierung und zweizeitiger Knochentransplantation behandelt. Auch wenn kaum Angaben über die Defektgrößen gemacht werden und die Nachuntersuchungszeiträume stark differieren, geben in größeren Serien Schmidt ($n = 104$), Lob ($n = 60$) und Ascherl ($n = 101$) eine annähernd gleich hohe knöcherne Ausheilungsrate von 92, 94 und 97% an (alle in [8]). Esterhai et al. [10] erreichten bei 42 Patienten 87,5 und Klemm u. Schnettler [4] bei 109 Patienen 79,8% Ausheilungen.

Ein 2. Kriterium, das zur Beurteilung der Langzeitstabilität herangezogen werden kann, ist die Refrakturrate, die aus allgemeinen Überlegungen zum Umbau von autogener Spongiosa und Knochenspänen im Röhrenknochenlager als eher hoch eingeschätzt wird [1, 5, 27]. Erstaunlicherweise werden dazu in der Literatur, auch in den Standardwerken, kaum konkrete Angaben gemacht. Auf der 16. Tagung der Österreichischen Gesellschaft für Unfallchirurgie 1980 war die posttraumatische Osteitis Hauptthema. Die hier mitgeteilten Prozentangaben zur Refraktur [23] müssen als repräsentativ für die „Plattenära" angesehen werden. Vécsei berichtet über 3,8, Muhr über 13,3 und Sander über 16,6% Refrakturen nach Behandlung infizierter, überwiegend tibialer Pseudarthrosen. Als Risikofaktoren werden übereinstimmend offene Spongiosaplastik, mangelnde Weichteilsanierung und vorzeitige Plattenentfernung angegeben. Kessler u. Schweiberer [13] sahen von 1981–1986 6% Refrakturen an Femur und Tibia, von denen sich die Hälfte nach Plattenosteosynthesen infiziert hatte. Aus neuerer Zeit liegen keine Daten vor, so daß die Refraktur heute offensichtlich als untergeordnetes Ereignis angesehen werden darf [9].

Faßt man die Literaturangaben zur freien autologen Knochentransplantation bei der akuten und chronischen Osteitis und an verschiedenen Lokalisationen zusammen, so kann in etwa 90% der Fälle der infizierte Knochendefekt sicher und dauerhaft überbrückt werden. Die freie autologe Knochentransplantation ist daher in der überwiegenden Zahl der Fälle nach wie vor als Methode der Wahl anzusehen (Abb. 1).

Allogene Knochentransplantate

Unbegrenzte Verfügbarkeit und fehlende Spendermorbidität sind die Vorteile kryokonservierter allogener Knochentransplantate. Der technische Aufwand zur Führung einer Knochenbank ist hoch. Für den Empfänger ergibt sich eine gewisse Morbidität durch die langsame Umbaurate von allogenen Spänen mit entsprechend langer Entlastungszeit (Tabelle 1), [1, 3].

Frische allogene Knochentransplantate sind im Prinzip wie ihr autogenes Pendant osteogenetisch und osteoinduktiv, bis die Immunabwehr das Transplantat zerstört [1, 28]. Durch Kryokonservierung oder Lyophilisierung wird die Antigenität des allogenen Materials fast völlig aufgehoben. Diese für den Einsatz beim Menschen notwendige Vorbehandlung zerstört die osteogenetische Potenz, vermindert die osteoinduktive Wirkung und setzt die Scher- und Zugbelastbarkeit deutlich herab [1, 3]. Werden, um HIV- oder andere virale und bakterielle Infektionen zu vermeiden, die Transplantate zusätzlich hitzesterilisiert, bestrahlt oder desinfiziert, ist die mechanische Belastbarkeit weiter reduziert [1].

Allogene Transplantate haben denkbare Einsatzmöglichkeiten erst bei Defekten ab 6 cm Länge, da bei kleineren Läsionen genügend autogenes Material vorhanden ist. Für diese großen kortikospongiösen Transplantate liegt die Infektrate nach primär aseptischer Implantation unter allerdings schwierigen Bedingungen (Tumorresektion, Bestrahlung, Chemotherapie) schon zwischen 5 und 19% [3, 30]. Späte Komplikationen wie Pseudarthrose, Frakturen im Implantat, Belastungsversagen im Anschlußbereich und Spätinfekte werden in 30–50% beschrieben [3]. Im Einzelfall ist allerdings die erneute Implantation von Allotransplantaten nach stattgehabter Infektion oder die Kombination Endoprothese – Allograft als erfolgreich beschrieben worden [17].

Insgesamt fällt eine Risiko-Nutzen-Abschätzung zum Einsatz bei der posttraumatischen Osteitis zuungunsten der allogenen Knochentransplantate aus.

Knochenersatzmaterialien

Unter Knochenersatzmaterialien im engeren Sinne werden anorganisch-synthetische Materialien wie Bioglas, Calciumphosphatkeramik, Hydroxylapatit und organisch-biologische Präparationen aus Kollagen, Knochenmatrix sowie Mischungen von Knochenmatrix mit anderen Stoffen verstanden [12, 26]. Ihnen ist gemeinsam, daß sie osteoinduktiv und v.a. osteokonduktiv wirken (Tabelle 1), [16, 26]. Trotz ihrer hohen Verfügbarkeit werden sie klinisch bisher nur in geringem Ausmaß für kleinere spongiöse Defekte im ersatzstarken Lager eingesetzt. Ihre biologische Leistungsfähigkeit und die mechanischen Kenndaten sind noch nicht so, daß sie größere Schaftdefekte, für die das autologe Material nicht ausreicht, überbrücken könnten. Daher wird von der Implantation in ein ersatzschwaches Lager oder in kortikale Defekte abgeraten und vor einer Implantation im Infekt gewarnt [12]. Reznick u. Gilmore [25] haben tierexperimentell gezeigt, daß Hydroxylapatit im Mandibuladefekt eine 3 Monate später gesetzte Osteitis unterhält. Folglich haben Knochenersatzmaterialien auch als Beimischung zu autogenem Material derzeit keinen Platz in der Behandlung der posttraumatischen Osteitis.

Alloplastische Implantate

Wenn der alloplastische Gelenkersatz und die Austauschoperation im Infekt hier ausgeklammert werden (s. Beitrag v. Foerster, S. 146), bleibt für alloplastische Implantate in der Behandlung infizierter Knochendefekte kaum eine Indikation. Die bekannte Persistenz eines Infekts in Anwesenheit von Fremdmaterial [5] verbietet eine experimentell-klinische Erprobung verschiedener Materialien, die unter aseptischen Bedingungen bereits zugelassen sind.

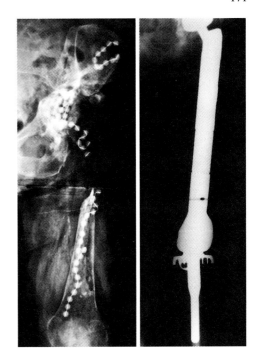

Abb. 5. Implantation eines totalen Femur-ersatzes als Rettungsoperation nach multiplen Operationen wegen infizierter Hüft-gelenktotalendoprothese mit Infektaus-dehnung bis in das distale Femur und „flail femur"

Antibiotikahaltiger Knochenzement z.B. in Form von PMMA-Gentamycin-Ketten [14] oder Knochenzementplomben dient als temporärer Platzhalter, ist jedoch für eine dauerhafte Belastungsstabilität nicht geeignet und deshalb an dieser Stelle nicht abzuhandeln.

So soll die Situation diskutiert werden, wenn nach mehrfachen Prothesenwechseln oder nach der Implantation von Megaprothesen (Tumorprothesen) Infektionen auftreten, nach deren Sanierung ganze Gelenke und große Teile der anschließenden Diaphysen fehlen und eine funktionslose, weil nicht mehr geführte Extremität hinterlassen („flail humerus", „flail hip", „flail knee"; Abb. 5). Für solche Fälle konnte Steinbrink [29] zeigen, daß z.B. durch totalen Femurersatz bei 27 von 33 Patienten der tiefe Infekt saniert werden konnte. Capanna [3] stellte 10 Fälle mit infizierten allogenen Megatransplantaten oder infizierten zementummantelten Marknägeln nach langstreckiger Knochentumorresektion vor, bei denen nach zweizeitigem Vorgehen mit Megaprothesen in 7 Fällen Infektberuhigung eintrat und die Extremität erhalten wurde.

Eine zweite Möglichkeit zur Verwendung alloplastischer Implantate besteht bei ausgedehnten Spondylodiscitiden mit großem Wirbelkörperdefekt, wo durch alloplastische Implantate eine Sofortstabilität mit der Möglichkeit zur raschen Mobilisierung erzielt wird. Wir implantierten in einer Serie von 69 Patienten mit Spondylodiszitis in 11 Fällen einen Titankorb nach Harms als Platzhalter. Ein Infektrezidiv trat in keinem dieser Fälle auf, allerdings war durch das Sintern der benachbarten Wirbelkörper einmal eine sekundäre Dislokation mit verbleibender Fehlstellung und einmal eine sekundäre Kyphosierung zu beobachten (Abb. 6).

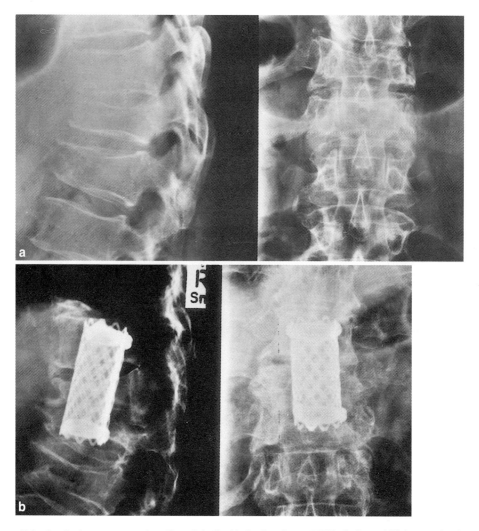

Abb. 6 a, b. Ausräumung einer Spondylodiszitis in der oberen LWS, Sofortstabilisierung durch einen Titankorb nach Harms als Wirbelkörperplatzhalter. **a** Präoperative Röntgenaufnahme. **b** Postoperative Röntgenaufnahme nach 8 Monaten mit Sinterung der darunterliegenden Wirbelkörper und mäßiggradiger Knickbildung

Die Verwendung alloplastischer Implantate im Knocheninfekt stellt die absolute Ausnahme dar und ist u.E. von der Lokalisation her auf die Wirbelsäule und auf große Gelenk- und Knochendefekte des Humerus und des Femurs begrenzt, wenn nur noch die Alternative Amputation oder Extremitätenerhalt durch Megaprothesen zur Verfügung steht.

Zusammenfassung

Der infizierte Knochendefekt stellt eine Sonderform der Knochendefekte dar. Zu seiner Überbrückung verfügen wir über eine Reihe von Materialien, deren biologische Wertigkeit, Einsatzmöglichkeiten, technischer Aufwand und Langzeitstabilität im einzelnen betrachtet wurden. Daraus leiten wir in Abb. 1 allgemeine Therapieempfehlungen ab, die für den jeweiligen Defekt die derzeit beste Möglichkeit darstellen und Alternativen berücksichtigen.

Literatur

 1. Aebi M, Regazzoni P (eds) (1989) Bone transplantation. Springer, Berlin Heidelberg New York Tokyo
 2. Braun C (1993) Autogen vaskularisierte allogene Knochentransplantate. Habilitationsschrift, Homburg
 3. Brown K (ed) (1991) Complications of limb salvage. ISOLS, Montreal
 4. Burri C, Hell K, Rüedi Th, Allgöwer M (1970) Primäre und sekundäre Sanierung osteitischer Herde mit autoplastischer Spongiosa. In: Hierholzer G, Rehn J (Hrsg) Die posttraumatische Osteomyelitis. Schattauer, Stuttgart New York
 5. Burri C (1979) Posttraumatische Osteitis, 2. Aufl. Huber, Bern Stuttgart Wien
 6. Burri C, Neugebauer R (Hrsg) (1990) Infektion von Knochen und Gelenken. Huber, Bern Stuttgart Toronto
 7. Cierny G III, Mader TJ (1987) Anatomic classififation of adult osteomyelitis. Orthop Rev 16:259
 8. Deutsche Gesellschaft für Unfallheilkunde (1987) 50. Jahrestagung. Springer, Berlin Heidelberg New York. Hefte Unfallheilkd 189
 9. Deutsche Gesellschaft für Unfallheilkunde (1992) 54. Jahrestagung. Springer, Berlin Heidelberg New York (Hefte z Unfallchir 220)
10. Esterhai J, Sennett B, Gelb H et al. (1990) Treatment of chronic osteomyelitis complicating nonunion and segmental defects of the tibia with open cancellous bone graft, posteolateral bone graft, and soft-tissue transfer. J Trauma 30:49
11. Hierner R, Stock W, Wood MB, Schweiberer L (1992) Der vaskularisierte Fibulatransfer. Unfallchirurg 95:152
12. Huggler AG, Kuner EH (Hrsg) (1991) Aktueller Stand beim Knochenersatz. Springer, Berlin Heidelberg New York (Hefte z Unfallchir 216)
13. Kessler SB, Schweiberer L (1988) Refrakturen nach operativer Frakturenbehandlung. Springer, Berlin Heidelberg New York (Hefte Unfallheilkd 194)
14. Klemm K, Schnettler R (1992) The use fo gentamicin-PMMA chains in the treatment of infected tibial nonunion. Clin Orthop 293:256
15. Knopp W, Neumann K, Muhr G (1988) Die offene Spongiosaplastik bei infizierten Unterschenkelpseudarthrosen – ein noch gerechtfertigtes Behandlungsprinzip? Unfallchirurg 91:110
16. Leung Pin-Chung (1989) Current trends in bone grafting. Springer, Berlin Heidelberg New York Tokyo
17. Lord F, Gebhardt MC, Tomford W, Mankin H (1988) Infection in bone allografts. Bone Joint Surg [Am] 70:369
18. Mattie H (1932) Über die freie Transplantation von Knochenspongiosa. Langenbecks Arch Klin Chir 138:236
19. McNally MA, Small J, Tofighi H, Mollan R (1993) Two-stage management of chronic osteomyelitis of the long bones. J Bone Joint Surg [Br] 7:375
20. May J, Jupiter J, Weiland A, Byrd H (1989) Clinical classification of post-traumatic tibial osteomyelitis. J Bone Joint Surg [Am] 71:1422

174

21. Müller ME, Allgöwer M, Schneider R, Willenegger H (1992) Manual der Osteosynthese, 3. Aufl. Springer, Berlin Heidelberg New York Tokyo
22. Norden CW (1988) Lessons learned from animal models of osteomyelitis. Rev Infect Dis 10:103
23. Österreichische Gesellschaft für Unfallheilkunde (1982) 16. Jahrestagung. Springer, Berlin Heidelberg New York (Hefte Unfallheilkd 157)
24. Papineau L, Alfageme A, Dalcourt PJ et al. (1979) Ostéomyélite chronique: Excision et greffe de spongieux à l'air libre après mises à plat extensives. Internat Orthop 3:165
25. Reznick JB, Gilmore WC (1989) Host response to infection of a subperiosteal hydroxylapatite implant. Oral Surg Oral Med Pathol 67:665
26. Rueger IM (1992) Knochenersatzmittel. Springer, Berlin Heidelberg New York Tokyo (Hefte z Unfallchir 213)
27. Schweiberer L (1976) Theoretisch-experimentelle Grundlagen der autogenen Spongiosa-transplantation im Infekt. Hefte Unfallheilkd 79:151
28. Schweiberer L, Stützle H, Mandelkow HK (1989) Bone transplantation. Arch Orthop Traum Surg 109:1
29. Steinbrink K (1987) Vorgehen bei ausgedehntem oder völligem Knochensubstanzverlust des Femurs nach Schaftlockerung. Orthopäde 16:277
30. Tomford W, Thongphasuk J, Mankin H, Ferraro M (1990) Frozen musculoskeletal allografts. J Bone Joint Surg [Am] 72:1137
31. Yajima H, Tamai S, Mizumoto S, Inada Y (1993) Vacularized fibular grafts in the treatment of osteomyelitis and infected nonunion. Clin Orthop 293:256

Aktualität der offenen Spongiosaplastik in der Technik nach Burri und Papineau

W. Knopp und A. Ekkernkamp

Berufsgenossenschaftliche Kliniken Bergmannsheil Bochum, Chirurgische Klinik und Poliklinik – Universitätsklinik, Gilsingerstraße 14, D-44789 Bochum

Einleitung

Die Vaskularität des Gewebes erhält im modernen Behandlungskonzept der post-traumatischen Infektion mehr Bedeutung als die bakterielle Besiedlung. Sicherung der Gewebedurchblutung und Vermeidung von Toträumen sind die beiden Pfeiler in der Behandlungsstrategie der chronischen Osteitis. Avitales und minderdurchblutetes Gewebe erleichtert die Infektmanifestation und Infektausbreitung. Infiziertes Gewebe verwandelt sich, auch wenn es zunächst reich vaskularisiert ist, zur minderdurchbluten-tenden Narbe und muß beim Débridement ebenfalls entfernt werden. Verbleibende Hohlräume reinfizieren sich leicht und sind vorrangig mit Spongiosa oder Muskellappen aufzufüllen [4, 5, 10, 12, 20]. Die autologe Spongiosa besitzt die größte osteoge-netische Potenz [13, 21]. Die Transplantation autologer Spongiosatransplantate selbst in ein infiziertes Lager ist nach zahlreichen klinischen Erfahrungen gerechtfertigt, da sie auch unter diesen ungünstigen Bedingungen osteogenetisch wirksam ist [3, 13, 14].

Technik der offenen Spongiosaplastik

Die offene Spongiosaplastik ist eine Methode, autologen Knochen zu transplantieren. Bereits 1960 von Papineau inauguriert, wurde diese Verfahrensweise von Burri und Roy-Camille weiterentwickelt [3, 16–19].

Im Prinzip wird infizierter und avitaler Knochen durch überlebensfähige, autologe Spongiosatransplantate ersetzt. Nach Papineau bildet die bakterizide Eigenschaft des Granulationsgewebes, das nach ausreichendem Débridement die Defekthöhle aus-kleidet, die Grundlage dieser Behandlungsmethode [16]. Die adäquate Drainage und die Antibiotikatherapie sind wesentliche chirurgische Begleitbehandlungen.

Die erfolgreiche Behandlung beruht auf der radikalen Sanierung des Infektherdes. Zum Débridement, das entsprechend den Grundsätzen der Tumorchirurgie („comme un tumeuer") zu erfolgen habe, empfahl bereits Judet die Verwendung einer Blut-sperre, damit avitales Gewebe nicht durch die Gewebeblutung maskiert wird (zit. n. [19]). Bei Knocheninstabilität ist eine Osteosynthese unverzichtbar. Tägliches Ausdu-schen nach dem Débridement reinigt die Wunden mechanisch. Ein überschießender Granulationsrasen kleidet die vitale Defekthöhle aus. In den Bereichen, wo dieser

Hefte zu „Der Unfallchirug", Heft 255
Kinzl et al. (Hrsg.), Diagnostik und
Therapie der posttraumatischen Osteitis
© Springer-Verlag Berlin Heidelberg 1995

176

Ganulationsrasen ausbleibt, ist ein Nachdébridement erforderlich. Bei gut granulie-
render Wundhöhle, in der Regel nach 2–4 Wochen, dient die autologe Spongiosa zur
Auffüllung des Totraums. Lediglich bei blanden Infekten ist eine zeitgleiche Knochentransplantation möglich.

Die Einheilung der Spongiosa ist von der Gefäßeinsprossung abhängig. Lexer erkannte bereits die Bedeutung des Transplantatlagers und differenzierte in ein ersatzstarkes, ersatzschwaches und ersatzunfähiges Lager [12]. Die Revaskularisationsge-

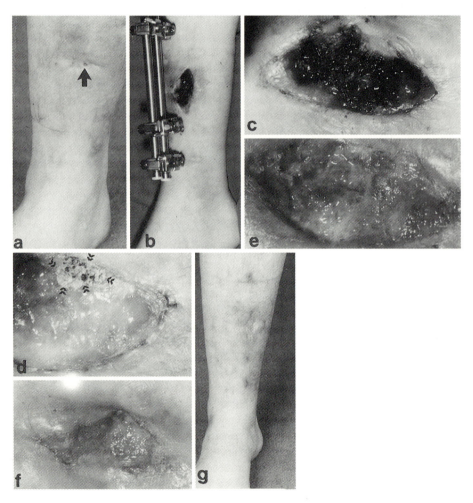

Abb. 1 a–g. Chronische Fistelung nach Marknagelosteosynthese (**a**). Débridement und protek-
tive Stabilisierung mit ventralem Klammerfixateur (**b**). Offene Spongiosaplastik mit bereits
teilweise eingetretener Beschorfung (**c**). Ausbildung eines Granulationsrasens – nicht jedoch
über avitalen Spongiosaanteilen (**d**) (>> <<). Nach Abtragung dieser Spongiosaanteile Ausbildung eines vollständigen Granulationsrasen (**e**) mit zunehmender Epithelisation (**f**). Ausheilung
nach spontaner Epithelisation (**g**)

schwindigkeit begrenzt die in einem Schritt zu transplantierende Spongiosa. Die Geschwindigkeit der Gefäßeinsprossung beträgt nach experimentellen Untersuchungen 0,4 mm pro Tag [9, 22]. Stabil eingepaßte Spongiosablöcke von ca. 0,5 cm^3 können bereits nach Abschluß der 1. postoperativen Woche revaskularisiert sein [6]. Bei größeren Transplantaten ist ein schrittweises Vorgehen mit zwiebelschalenartigem Anlegen der Spongiosa erforderlich [15].

Eine lokale Drainage der Defekthöhle ist immer erforderlich. Sekretstau als auch Austrocknung der transplantierten Spongiosa sind zu vermeiden. Zur Befeuchtung der freiliegenden Oberläche dienten Ringer- oder Antibiotikalösungen. Alternative Wundbehandlungen mit Gentamycin-PMMA-Kugelketten oder Sulmycin-Implant führen zu einem trockenen Schorf, der einen schützenden Verband darstellt.

Oberflächliche Spongiosanteile, die nicht von den Kapillaren des Wirtslagers erreicht werden, können nicht übergranulieren und müssen schrittweise vom Rande her entfernt werden. Diesen gelegentlich zu wiederholenden Vorgang bezeichnete Roy-Camille als „mini-Papineau itérativ" [19].

Bei Beherrschung des Infekts und guter Vaskularisation des Wirtslagers stabilisiert einwachsendes Ganulationsgewebe die Spogiosaplombe. Dieses Granulationsgewebe bedeckt die Spongiosaplombe auch oberflächlich und ist ein sicherer Hinweis für die Revitalisierung des autologen Knochentransplantats. Bei kleinen Defektwunden bis ca. 3 cm im Durchmesser kann eine spontane Epithelisation abgewartet werden. Bei größeren Defekten ist eine Spalthauttransplantation empfehlenswert. Das Einheilen der Spalthaut ist ein sicheres Indiz für die erfolgreiche Infektsanierung (Abb. 1).

Unter funktioneller Beanspruchung strukturiert sich die transplantierte Spongiosa durch nachfolgenden Umbau zu tragfähigem Lamellenknochen.

Ergebnisse nach offener Spongiosaplastik

Papineau und Roy-Camille berichten über eine Erfolgsrate von 93 bzw. 95%, selbst bei Infekt-Defekt-Pseudarthrosen [16–18]. Burri gibt eine Ausheilungsrate von 95% an [2]. In der Folgezeit hatten andere Autoren diese hohen Erfolgsraten nicht nachvollziehen können. Eine vergleichende Untersuchung der veschiedenen Behandlungsmethoden von Esterhai et al. beschreibt die Nachteile der offenen Spongiosaplastik [7]. Eine infektfreie Ausheilung von Infekt-Defekt-Pseudarthrosen gelang nach offener Spongiosaplastik nur in 66% aller Fälle. Die Ausheilungsrate betrug nach weichteilgedeckter Spongiosaplastik 87% (Abb. 2 und 3). Ähnliche Ergebnisse zeigt eine eigene Nachuntersuchung von 46 Patienten mit Infekt-Defekt-Pseudarthrosen, bei denen die Technik der offenen Spongiosaplastik angewandt wurde. Die knöcherne Ausheilungsrate betrug 93%, rezidivierende oder erneut aufgetretene Fistelungen bestanden jedoch bei 35% der Patienten [11], (Abb. 4)!

178

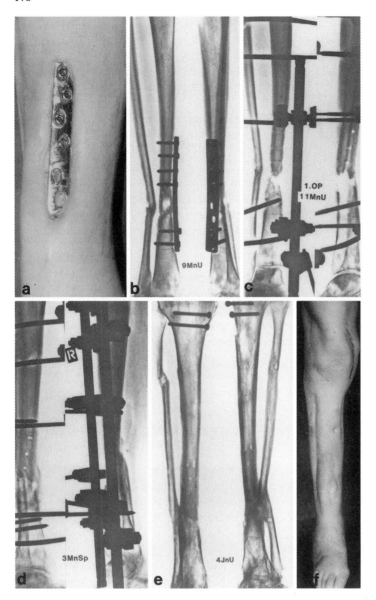

Abb. 2 a–f. 20jährige Patientin nach II° offenem Unterschenkelbruch, Plattenosteosynthese auswärts. 9 Monate später Überweisung mit posttraumatischer Osteitis, Plattenlockerung und freiliegendem Implantat zur weiteren Behandlung (**a, b**). Metallentfernung, Sequestrektomie und Fixateur externe Osteosynthese (**c**). Offene Spongiosaplastik 3 Wochen nach der Fokussanierung. 3 Monate nach Spongiosaplastik (**d**). Ausheilung (**e, f**)

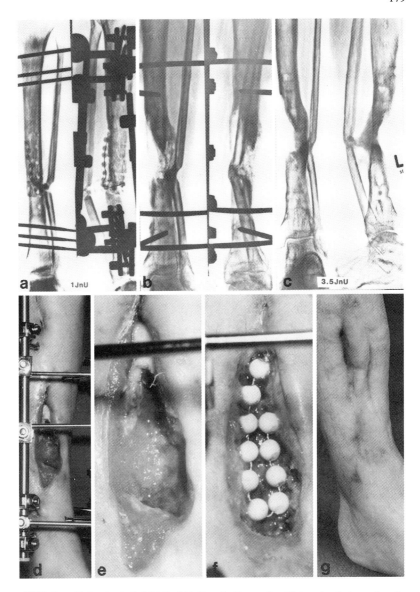

Abb. 3 a–g. 22jähriger Patient mit Infekt-Defekt-Pseudarthrose des Unterschenkels nach primär auswärtiger Plattenosteosynthese und sekundärer Fixateur-externe-Stabilisierung (**a**). Erneute Sequestrektomie und Fixateur-externe-Stabilisierung, Gentamycin-PMMA-Ketteneinlage (**d, e, f**). 5 Monate nach zweiter Spongiosaplastik (**b**). Ausheilung (**c, g**)

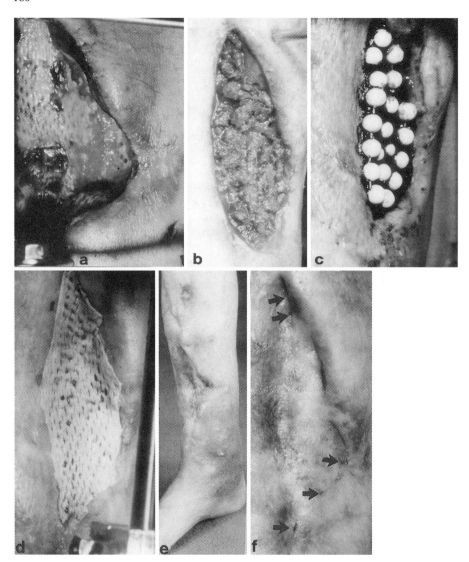

Abb. 4 a–f. Nach Sequestrektomie und beruhigter Infektsituation (**a**) sekundäre offene Spongiosaplastik (**b**), die mit Gentamycin-PMMA-Kugelketten abgedeckt wurde (**c**). Nach spontaner Granulation Spalthautdeckung (**d**). Nach knöcherner Konsolidierung der Pseudarthrose verblieben instabile Weichteilverhältnisse mit rezidivierenden Fistelungen [→] (**e, f**)

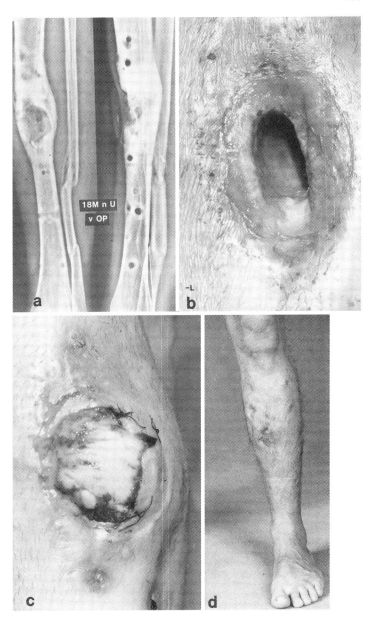

Abb. 5 a–d. 22jähriger Patient mit infizierter Knochenhöhle nach Ausheilung einer Infekt-pseudarthrose nach offener Spongiosaplastik (**a, b**). Auffüllung der infizierten Knochenhöhle mit einer Soleuslappenplastik (**c**). Ausheilung mit stabilen Weichteilverhältnissen 3 Jahre nach der Muskellappenplastik (**d**)

Alternativen zur offenen Spongiosaplastik

Die Ausmuldung mit Spalthauttransplantationen zeigt kosmetisch schlechte Resultate und stellt eine ungünstige Ausgangssituation für möglicherweise notwendige Reeingriffe dar. Meist besteht an der Grenze zur gesunden Haut ständige Aufbruchgefahr. Die Periostlappenplastik ist allenfalls noch beim Kind anwendbar. Gestielte und freie Lappenplastiken erweiterten die therapeutischen Möglichkeiten [1, 8]. Die rekonstruktiven Techniken verbessern die Vaskularität des Wirtslagers und steigern damit die Gefäßeinsprossung in die eingebrachte Spongiosa (Abb. 5 und 6). Die Zieharmonikatechnik stellt eine weitere Alternative dar: Bei knöchernen Defekten gestattet eine Verkürzung des Beins im Defektbereich aufgrund der Weichteilentspan-

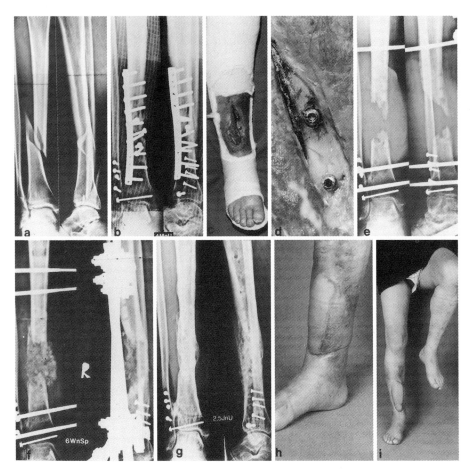

Abb. 6 a–i. 44jähriger Patient, auswärtige Versorgung eines geschlossenen Schienbeinschaftbruches (**a**) mit Plattenosteosynthese. 4 Monate nach Unfall Überweisung zur Sanierung des Infekts (**b, c, d**). Sequestrektomie (**e**) und zeitgleiche Latissimus-dorsi-Lappenplastik. Defektüberbrückung mit Spongiosatransplantation. Ausheilung 2,5 Jahre nach Unfall mit stabiler Weichteildecke (**g, h, i**)

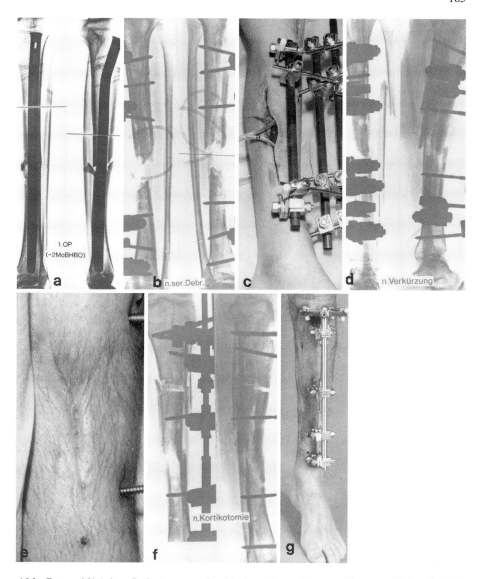

Abb. 7 a–g. 38jähriger Patient, auswärtige Marknagelung eines geschlossenen Unterschenkel-schaftbruches (**a**) mit posttraumatischem Markrauminfekt. Weichteil- und Knochendefekt nach Abschluß des seriellen Débridements (**b, c**). Beinverkürzung (**d**) ermöglicht durch die Weich-teilentspannung mühelos einen sekundären Wundverschluß (**e**). Bei geschlossenen und infekt-freien Weichteilverhältnissen ist die Distraktionskortikotomie zur sekundären Beinverlänge-rung unproblematisch (**f, g**)

nung bei kleineren Defektwunden (bis ca. 4–5 cm Ausdehnung) einen sekundären Wundverschluß. Die ursprüngliche Beinlänge wird nach Weichteilheilung durch eine Transportkortikotomie wiederhergestellt (Abb. 7).

184

Diskussion

Infizierte Knochenhöhlen können selbst bei bereits eingetretener knöcherner Konsolidierung nicht spontan durch Granulation und Narbenschrumpfung ausheilen. Rezidivierende Fistelungen oder instabile Narbenverhältnisse schränken die Vorteile der offenen Spongiosaplastik ein. Moderne weichteilrekonstruktive Verfahren verbessern die Vaskularität des Transplantatlagers und ermöglichen der transplantierten Spongiosa durch die allseitige Gefäßinvasion eine verbesserte Revaskularisation. Die Indikation zur offenen Spongiosaplastik ist in Anbetracht leistungsfähiger rekonstruktiver Techniken immer begrenzter zu stellen. Die offene Spongiosaplastik ist bei knöcherner Instabilität nicht mehr angebracht. Diese Methode ist lediglich bei kleinen, wenig vernarbten Defektwunden und guter Vaskularität des Extremitätenabschnitts gerechtfertigt.

Literatur

1. Barford B, Pers M (1970) Gastrocnemius-plasty for primary closure of compound injuries of the knee. J Bone Joint Surg [Br] 52:125
2. Burri C (1979) Posttraumatische Osteomyelitis. Huber, Bern
3. Burri C, Friedrich R, Hell R, Schenk R (1969) Autologus cancellous bone transplantation for treatment of osteomyelitis. Europ Surg Res 3:166
4. Clawson DK, Dunn AW (1967) Management of common bacterial infections of bones and joints. J Bone Joint Surg [Am] 49:164
5. Clawson DK, Stevenson JK (1965) Treatment of chronic osteomyelitis. Surg Gynecol Obstet 120:59
6. Eitel F, Schweiberer L, Saur K, Dambe LT, Klapp F (1980) Theoretische Grundlagen der Knochentransplantation: Osteogenese und Revascularisation als Leitung des Wirtslagers. In: Hierholzer G, Zilch H (Hrsg) Transplantatlager und Implantatlager bei verschiedenen Operationsverfahren. Springer, Berlin Heidelberg New York
7. Esterhai JL, Sennett B, Gelb H et al. (1990) Treatment of chronic osteomyelitis complicating segmental defects of the tibia with open concellous bone graft, posterolateral bone graft and soft tissue transfer. J Trauma 30:49
8. Ger R (1977) Muscle Transposition for treatment and prevention of chronic posttraumatic osteomyelitis of the tibia. J Bone Joint Surg [Am] 59:784
9. Graf R (1959 Gefäßversorgung autoplastischer Transplantate und ihre Bedeutung. Bruns Beitr Klin Chir 198:390
10. Hazlett JW (1954) The use of cancellous bone grafts in the treatment of subacute and chronic osteomyelitis. J Bone Joint Surg [Br] 36:584
11. Knopp W, Neumann K, Muhr G (1988) Die offene Spongiosaplastik bei infizierten Unterschenkeldefektpseudarthrosen – ein noch gerechtfertigtes Behandlungsprinzip? Unfallchirurg 91:110
12. Lexer E (1924) Die freien Transplantationen. Neue Dtsch Chir 26:15
13. Matti H (1932) Über die freie Transplantationen von Knochenspongiosa. Langenbecks Arch Chir 168:236
14. Mowlem R (1944) Cencellous chip bone-grafts. Lancet II:746
15. Müller KH, Decker S (1980) Zur Vorbereitung des Transplantatlagers und Vorgehen zur Verpflanzung autologer Spongiosa bei der Osteomyelitis In: Hierholzer G, Zilch H (Hrsg) Transplantatlager und Implantatlager bei verschiedenen Operationsverfahren. Springer, Berlin Heidelberg New York
16. Papineau L (1973) L'excision-greffe avec fermture retardée délibrée dans l'osteomyelite chronique. Nouv Press Méd 2:2753

17. Papineau L, Alfageme A, Dalcourt JP, Pilon L (1979) Ostéomyélite chronique: excision et greffe de spongieux à l'air libre après mises à plat extensives. Int Orhtop 3:165
18. Roy-Camille R, Reigner B, Saillant G, Berteaux D (1976) Résultats de l'intervention de Papineau. Rev Chir Orhtop 62:347
19. Roy-Camille R, Reigner B, Saillant G, Berteaux D (1976) Technique et histoire naturelle de l'intervention de Papineau. Excision greffe de spongieux à l'air libre. Rev Chir Orthop 62:337
20. Schulthén af MW (1897) En metod att genom en plastik operation ut fylla benhalor i femur. Centralbl Chir 20:566
21. Schweiberer L (1971) Der heutige Stand der Knochentransplantation. Chirurg 42:252
22. Stringa G (1957) Studies of the vascularisation of bone grafts. J Bone Joint Surg [Br] 45:395

Segmentresektion und Kallusdistraktion als unverzichtbare Elemente moderner Osteitistherapie

L. Kinzl und G. Suger

Universitätsklinik Ulm, Abt. Unfallchirurgie, Steinhövelstraße 9, D-89070 Ulm

Einleitung

Das klassische Vorgehen der Therapie einer chronischen Osteitis beinhaltet:

- Débridement
- Stabilisation
- Antiseptische bzw. antibiotische Therapie
- Weicheilrekonstruktion bzw.
- Knochendefektauffüllung

Die Rezidivquote trotz des Einsatzes aller rekonstruktiver Technik inklusive weichteilplastischer Maßnahmen liegt traditionell um 20% und wird verursacht durch ein meist ungenügend durchgeführtes knöchernes Débridement oder liegt begründet in einer chronischen Perfusionsstörung.

Eine erhöhte Therapiesicherheit bietet die *radikale segmentale Resektion* infekttragender Knochenareale in Kombination mit der anschließenden knöchernen Defektkompensation durch Kallusdistraktion.

Präoperative Diagnostik

Sie ist zu sehen in der Anfertigung von:

- großformatigen Röntgennativaufnahmen (inklusive angrenzender Gelenke)
- Dreiphasenknochenszintigraphie
- Entzündungsszintigraphie
- Fisteldarstellung
- evtl. PET, CT, NMR

Operative Technik der Segmentresektion

Intraoperativ werden zunächst vorhandene Fistelgänge mit Blaulösung angefärbt und unter Durchleuchtung die zu erwartenden Resektionsgrenzen am Knochen markiert. Die Inzision der über dem Knochenherd liegenden entzündlichen Weichteilen erfolgt ebenfalls im Gesunden scharf auf den Knochen zu, der anschließend mit der oszillierenden Säge zum Vollschaftdefekt osteotomiert und en bloc mit den entzündlichen Weichteilen entfernt wird. Die Resektionsenden am Knochen werden anschließend auf das Vorhandensein ausreichender Markraumdurchblutung überprüft. Der erzeugte segmentale Knochendefekt wird kompensiert bzw. in seiner Kontinuität wiederhergestellt durch Nutzung der Kallusdistraktion, wobei sich die jeweilige Verfahrenstechnik, nach den lokalen Gegebenheiten sowie der Größe des Knochendefekts richtet.

Im einzelnen wird durchgeführt:

1. Die primäre Extremitätenverkürzung, gefolgt von einer Extremitätendistraktion nach infektferner Osteotomie zur Wiedererlangung der ursprünglichen Extremitätenlänge (einzeitige, bifokale Kompressions-/Distraktionsosteosynthese), (Abb. 1)
   – Unterschenkel bis 3 cm Vollschaftdefekt
   – Oberschenkel bis 6 cm Vollschaftdefekt
   – stabiler Weichteilmantel mit geringfügiger Narbenbildung im Resektionsbereich
2. Segmentaler Knochentransport bei erhaltener Länge der Extremität (aufeinanderfolgende biofikale Distraktions-/Kompressionsosteosynthes), (Abb. 2)
   – keine Einschränkung der Defektgröße
   – als geschlossenes Verfahren nach Weichteilsanierung
   – als offenes Verfahren bei vaskulären Problempatienten

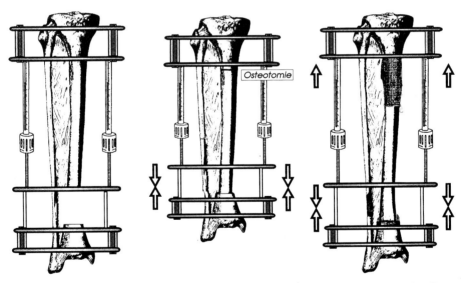

Abb. 1. Nach Ringstabilisation und segmentaler Resektion eines osteitischen Herdes der distalen Tibia erfolgt bei Defektausdehnungen unter 3 cm am Unterschenkel die primäre Verkürzung und Kompression. Nach metaphysärer proximaler Kortikotomie/Osteotomie wird die Extremitätenlänge durch Kallusdistraktion wiederhergestellt

188

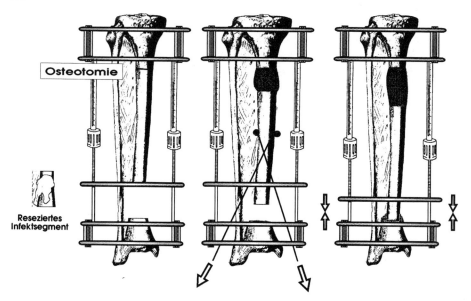

Abb. 2. Nach Segmentresektion eines distalen Tibiaherdes wird der Resektionsdefekt durch Segmenttransport nach metaphysärer Kortikotomie/Osteotomie wieder aufgefüllt. Initial wird das Verschiebesegment durch Zugdrähte transportiert, die zur Heilung der Dockingstelle erforderliche Kompression erfolgt durch Ringe

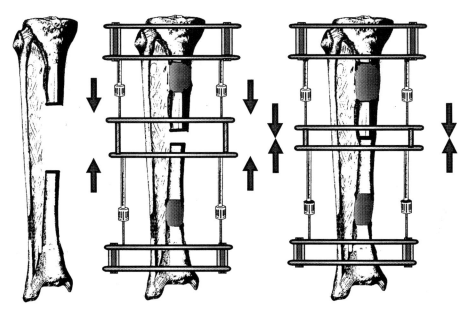

Abb. 3. Wiederherstellung der Knochenkontinuität nach Resektion eines diaphysären Herdes von mehr als 6 cm Länge durch bisegmentalen Segmenttransport nach Kortikotomie/ Osteotomie der proximalen und distalen Tibiametaphyse

3. Kombinierte akute und nachfolgend kontinuierliche Verkürzung mit Verschluß des Restdefekts durch Segmenttransport (Abb. 3)
   - bei ausgedehnten metaphysären Defekten und fehlender Fibulakontinuität

Verfahrenstechnik der bifokalen Kompressions-/Distraktionsosteosynthese

Wir verwenden zur Stabilisation für die Kompressions-/Distraktionsosteosynthese am Ober- und Unterschenkel eine Fünfringmontage, wobei beide Metaphysen mit Doppelringen armiert werden.

Die Fibula wird nach schrägverlaufender Segmentresektion von mindestens 1 cm beidseits metaphysär mit Drähten transfixiert, um eine Dislokation im Bereich der tibiofibularen Syndesmose zu vermeiden.

Kniegelenknah verwenden wir zur Knochenfixation aus Weichteilgründen 5 mm Schanz-Schrauben, die in a.-p.-Richtung v-förmig einzubringen sind.

Unter Durchleuchtung wird das Infektsegment anschließend markiert und en bloc mit den über dem betroffenen Knochenherd liegenden entzündlichen Weichteilen zum Vollschaftdefekt reseziert.

Nach Überprüfung der Resektionsenden auf das Vorhandensein ausreichender Markraumdurchblutung werden die Ringe angenähert und über die Drähte eine elastische Kompression auf die beiden Resektionsflächen ausgeübt.

Entscheidend ist das kontinuierliche Nachstellen der Ringe zur Aufrechterhaltung dieser Kompression über den gesamten Behandlungszeitruam. Die korrekte Stellung wird in beiden Ebenen unter Bildverstärker kontrolliert.

Je nach Lokalisation des Defekts erfolgt zur Verlängerung im proximalen oder distalen metaphysären – diaphysären Übergang einer Kortikotomie bzw. Osteotomie in der von Ilisarow angegebenen Technik. Bei diffus entzündlicher Infiltration der Weichteile hat dieser aseptische Teil der Operation zweizeitig zu erfolgen. Die Kortikotomie- bzw. Osteotomiestelle wird zunächst für ca. 7 Tage unter Kompression gesetzt. Ab dem 7. postoperativen Tag beginnt die Verlängerung der verkürzten Extremität mit einer Strecke von 1 mm/Tag, verteilt auf 4 Zyklen à 0,25 mm.

Die Verlängerung wird durch den Patienten anschließend selbständig durchgeführt. Er wird auch angewiesen die Fixateurpflege selbständig zu bewerkstelligen.

Die Mobilisation an Gehstöcken wird ab dem 2. postoperativen Tag erlaubt, wobei sich die Belastung nach den individuellen Schmerzen des Patienten richtet. Prinzipiell ist Vollbelastung möglich, erfahrungsgemäß belasten die Patienten in der Frühphase der Behandlung nur mit etwa 20–30 kg.

Die Metallentfernung erfolgt nach klinischer und röntgenologischer Kalluskonsolidierung.

Die Entfernung wird schrittweise vorgenommen durch zunehmende Reduktion der Anzahl von Längsverbindungen zwischen den Ringen.

Als klinisches Kriterium gilt die schmerzfreie Vollbelastung bei gelockerten Verbindungsstangen.

Röntgenologisch bedarf es einer Kortikalisierung des Kallusgenerats in beiden Ebenen (Abb. 1).

Aufeinanderfolgende bifokale Distraktions-/Kompressionsosteosynthese

Wir verwenden zur Stabilisation für den Segmenttransport am Unterschenkel eine Fünfringmontage, wobei wir bei intakter Fibula einen kniegelenknahen 5/8 Ring verwenden, auf den zur Knochenfixation 5-mm-Schanz-Schrauben v-förmig in a.-p.-Richtung eingebracht werden.

Der Segmenttransport wird bei langstreckigen Defekten (> 5 cm) mittels gekreuzter Olivenlenkdrähte durchgeführt, da diese über längere Strecken weniger die Weichteile durchschneiden und daher zu geringeren Weichteilirritationen führen. Die letzten 1–2 cm vor dem Segmentdocking sowie die zur Konsolidierung erforderliche hohe Kompression erfolgt durch Ringe. Hierzu ist ein erneuter operativer Eingriff erforderlich, bei dem das Verschiebesegment auf den bis zu diesem Zeitpunkt unbesetzten Transporting fixiert wird. Für das Débridement und die Segmentresektion gelten die bereits zuvor beschriebenen Prinzipien der Radikalität. Falls ein mikrovaskulärer Weichteiltransfer angestrebt wird, sollte zur Stabilisation ein unilateraler Fixateur verwendet werden, da bei liegendem Ringfixateur sich ein Gefäßanschluß technisch äußerst schwierig gestaltet. Hier wird dann für die Knochenbehandlung über den unilateralen Fixateur transportiert oder sekundär auf den Ringfixateur umgestiegen.

Falls keine Weichteildeckung erforderlich oder aus vaskulären Gründen durch Gewebeumverteilung nicht möglich ist, kann ein bestehender Weichteilsubstanzdefekt offen bleiben bzw. durch einen Platzhalter aufgefüllt werden.

Je nach Lokalisation des Defekts erfolgt zur Bildung eines Verschiebesegments in gleicher Narkose oder aber zweizeitig mit dem Meißel eine Kortikotomie bzw. Osteotomie im proximalen oder distalen metaphysären – diaphysären Übergang.

In Fällen mit Infektlokalisation im zentralen Diaphysendrittel (> 5 cm) werden 2 Segmente gebildet, wobei als Mindestgröße ein 4 cm langes Verschiebesegment anzustreben ist.

Ab dem 7. postoperativen Tag beginnt die Segmentverschiebung in der zuvor angegebenen Weise.

Nach Kontakt des Verschiebesegments zum gegenüberliegenden Knochenareal wird meist eine erneute Revision notwendig. Diese beinhaltet das Auswechseln der Lenkdrähte auf einen verspannten Transportring.

In gleicher Sitzung wird, falls die Weichteile zu diesem Zeitpunkt geschlossen sind, das an seiner Spitze ggf. sklerosierte Verschiebesegment angefrischt und besonders bei diaphysärem Segmentanschluß eine zusätzliche autologe Spongiosaplastik durchgeführt. Bei metaphysärem Docking hat sich die alleinige Kompression als ausreichend erwiesen, insbesondere wenn es gelingt das verschobene Knochensegment in die Anschlußstelle eintauchen zu lassen (Abb. 2 und 3).

Kombinierte akute und nachfolgend kontinuierliche Verkürzung mit Verschluß des Restdefekts durch Segmenttransport

Das kombinierte Vorgehen, d.h. akute und nachfolgend kontinuierliche Verkürzung sowie Füllung des Restdefekts durch Segmenttransport empfiehlt sich bei Fibulade-

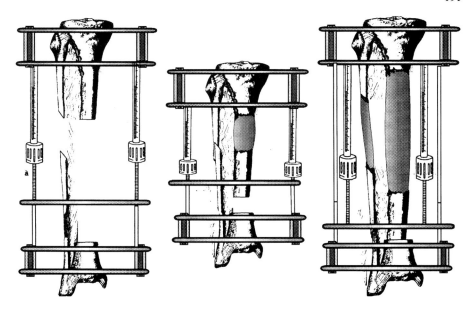

Abb. 4. Extremitätenverkürzung und Segmenttransport als kombiniertes Verfahren bei sehr ausgedehnten Resektionsdefekten ohne die Möglichkeit eines bisegmentalen Transportes

fekten, wenn die Extremität ohne zusätzliche Maßnahmen verkürzt werden kann (Abb. 4).

Postoperative und ambulante Nachbehandlung

Die per- und postoperative Antibiotikatherapie erfolgt nach bakteriologischer Austestung. Verbandswechsel werden täglich durchgeführt, wobei der Platzhalter zur Vermeidung einer Nachblutung erstmals am 2. postoperativen Tag entfernt wird. Hierzu hat es sich als vorteilhaft erwiesen, die zu wechselnden Verbände unter laufendem Wasser aufzuweichen und zu entfernen.

Die Patienten werden spätestens ab dem 3. postoperativen Tag angehalten, die gesamte Extremität zu baden und hierbei den Defekt mit der Handbrause auszuduschen.

Die Mobilisation erfolgt ab dem 3. postoperativen Tag an Gehstöcken, wobei sich die Belastung der Extremität nach den individuellen Schmerzen des Patienten richtet. Der überwiegende Teil der Behandlung wird ambulant durchgeführt, wobei Familienmitglieder oder der behandelnde Hausarzt die tägliche Einlage des Polyvenylschaums (Platzhalter) vornehmen. Physiotherapie an sämtlichen Gelenken der betroffenen Extremität in Verbindung mit Splints zur Verhütung von Kontrakturen ergänzen die stationären und ambulanten Maßnahmen.

Probleme und Komplikationen

Das häufigste Problem der Distraktion mit externen Fixationssystemen bei den langen Behandlungszeiten sind pinbedingte Weichteilirritationen.

Bei konsequenter Fixateurpflege treten diese zwar weniger häufig auf, sind jedoch nicht unvermeidbar. In der Regel können durch konservative Maßnahmen Weichteil-infekte beherrscht und ein Übergang in eine manifeste Bohrdrahtosteitis verhindert werden.

Neben lokalen antiphlogistischen Maßnahmen oder der Weichteilentlastung durch Inzisionen kommt auch der systemischen Antibiose eine wichtige Bedeutung zu. Bei manifesten Bohrdrahtosteitiden müssen jedoch die Drähte bzw. Schrauben entfernt und das Pinloch operativ débridiert werden. Segmentverkippungen durch Weichteil-zug können mit dem Ringfixateur ohne zusätzliche opertive Maßnahmen durch Veränderungen am Ringsystem kontinuierlich korrigiert werden.

Weichteilkomplikationen, wie sie von Verlängerungen bekannt sind, treten beim Segmenttransport deutlich weniger häufig auf und können durch krankengymnasti-sche Behandlung in Verbindung mit montierten Splints weitgehend gelöst werden.

Diskussion

Das radikale Débridement eines infekttragenden Knochenareals gilt als wichtigster Bestandteil einer klassischen Osteitisbehandlung. Radikalität konnte aber bisher nur soweit gehen, wie genügend sichere rekonstruktive Verfahren zur Defektbehandlung zur Verfügung standen. Das hieß bisher für die Wiederherstellung der knöchernen Kontinuität autologes, evtl. auch homologes Knochematerial zu verwenden, wobei die Chancen der Transplantateinheilung wesentlich abhängig waren von der Durch-blutungsrate des umgehenden Weichteillagers.

Mit der Segmentverschiebung nach Ilisarow, steht nunmehr eine sicherere Verfah-renstechnik der Knochendefektrekonstruktion zur Verfügung, die es uns ermöglicht, zuvor ein radikales Débridement ohne Rücksicht auf die entstehenden Defektgröße durchzuführen.

Die primäre Verkürzung nach segmentaler Infektresektion bringt nach Kompres-sion ein hohes Maß an Gesamtstabilität, so daß die Patienten erfahrungsgemäß eine frühe Teil- oder Vollbelastung durchführen können. Des weiteren ist durch die Ent-spannung der Weichteile mit der Knochenverkürzung im Resektionsbereich ein aku-ter Weichteilverschluß möglich, ohne daß Lappenplastiken erforderlich wären.

Dies gelingt jedoch nur bei wenig ausgeprägtem narbigen Umbau der Weichteile, eine Situation, die in der Regel nur in frühen Stadien der Knocheninfektion zu er-warten ist. Das heißt, daß sich dieses Verfahren besonders bei akuten und postakuten Infekten eignet.

Limitierend sind allerdings Defektgrößen am Unterschenkel von > 3, am Ober-schenkel von > 5 cm, da andernfalls mit venösen Abflußstörungen durch Gefäßab-knickung zu rechnen ist.

Bei größeren Defekten oder narbig veränderten Weichteilen wird der Weichteildefekt durch die Verkürzung zwar in der Achse verkleinert, in der Breite jedoch deutlich vergrößert.

Aus diesem Grund ist es gleichfalls ratsam, den Weichteilzugang als Querinzision zu wählen.

Finden sich durch Voroperationen ausgedehnte Weichteilnarben oder Fistelungen, empfiehlt sich nach durchgeführter segmentaler Weichteilknochenresektion zunächst eine weichteilplastische Maßnahme in Form von freien mikrovaskulären Lappen, um den Weichteildefekt zu schließen. Auch wenn das skizzierte Vorgehen beim Vorhandensein ausgedehnter sklerotischer Herde am chronisch infizierten Knochen möglich ist, erweist sich speziell in derartigen Situationen der Segmenttransport als überlegen.

Der Segmenttransport ist ohne Einschränkung hinsichtlich der Weichteilsituation und Defektgröße durchführbar. Er kann als geschlossenes oder als offenes Verfahren durchgeführt werden, da ein Knochentransport gleichzeitig auch einen Weichteiltransport beinhaltet.

Das Verschiebesegment verbleibt während des Transports über seine bedeckenden Weichteile aber auch über das sich bildende Kallusregenerat mit dem Blutkreislauf verbunden.

Falls das Verschiebesegment von vitalen Weichteilen bedeckt ist, entfallen bei dieser Verfahrensweise in den meisten Fällen weichteilsanierende Maßnahmen im Vorfeld der Knochendefektauffüllung.

Die Distraktion führt gleichzeitig zu einer Zunahme der Gewebeproliferation, so daß die beim offenen Verfahren zunächst freiliegenden Resektionsenden rasch von Granulationsgewebe abgedeckt werden.

Gelegentlich führt dieses zu einem Einstülpen der Weichteile an der Dockingstelle, was einer schnellen Konsolidierung im Wege steht.

Bei großen Defekten über 7 cm im diaphysären Bereich empfiehlt es sich, aus Zeitersparnisgründen 2 Verschiebesegmente zu bilden, die jeweils mit 1 mm/Tag aufeinanderzubewegt werden.

Bei ausgedehnten metaphysären Resektionsdefekten streben wir zur Begrenzung der freien Transportzeit des Verschiebesegments eine intraoperative Verkürzung von 2–3 cm an, die im weiteren durch kontinuierliche Verkürzung erweitert werden kann. Gleichzeitig kann der Transport des Verschiebesegments beginnen, so daß der Resektionsdefekt pro Tag bis zu 3 mm verkleinert werden kann. Hierdurch läßt sich die Zeit des freien Transports mit relativer Instabilität verkürzen, was gleichzeitig die Gefahr eine Sklerosierung der Segmentspitze vermindert. Als nachteilig erweist sich, wie auch bei der Kompressions-/Distraktionsbehandlung, ein vorübergehender Tonusverlust der Muskulatur durch relative Überlänge der Muskeln und Sehnen. Dies muß durch entsprechende Splints in Verbindung mit krankengymnastischer Beübung kompensiert werden.

Die Vorteile der Segmentresektion wie Kallusdistraktion sind im Hinblick auf eine adäquate Therapie der chronischen Osteitis offensichtlich und wiegen die erwähnten Komplikationen mehr als auf. Bedingungen für eine erfolgversprechende Behandlung sind jedoch eingehende Erfahrungen in der Ilisarow-Technik, wozu das rechtzeitige Erkennen spezifischer Probleme und Gefahren des Verfahrens gehören.

Weichteildeckung durch Gewebetransfer

R. Stober

Kantonspital St. Gallen, Abt. Hand-/Mikrochirurgie, CH-9007 St. Gallen

Bei akuten traumatischen Weichteilschaden und nach Tumorresektion gibt es zum freien oder gestielten Gewebetransfer keine adäquate Alternative. Ist die Situation beim Knocheninfekt mit der Möglichkeit der Knochen- und Weichteilsegmentverschiebung oder auch der (optimierten) offenen Wundbehandlung anders?

Seit 6 Jahren wird in St. Gallen zur Behandlung des drohenden, des akuten und des chronischen Knochendefekts die immer gleiche Taktik angewandt, und sie ist bei strikter Einhaltung der Grundsätze bisher immer erfolgreich gewesen. 10 Jahre ist es her, daß in Ulm das erste Mal nach einem Infekt bei durchblutungsgestörter Pilon-tibial-Fraktur und metallreicher Rekonstruktion Prof. Burri das Konzept: äußere Fixation, Demontage der Osteosynthese und ausgedehntes Débridement mit Spongiosaplastik und primäre Lappendeckung durchführen ließ (Abb. 1).

In zeitlicher Relation zum Knocheninfekt gibt es 3 Indikationsstufen für den freien Gewebetransfer:

1. *Infektprophylaxe bei drohendem Infekt*: diese Situation begegnet uns v.a. in 2 klinischen Erscheinungsformen, nämlich einmal bei *freiliegendem Osteosynthesematerial* und zunächst reizloser Umgebungssituation, vitalem Knochen und „infektfrei" offener Wunde. Bei stabiler Osteosynthese ist die Weichteilsanierung mit mikrovaskulär angeschlossenem freien Lappen die einzig notwendige Maßnahme (Abb. 2). Liegt das Problemgebiet in Reichweite eines gestielten Muskellappens ist auch diese Methode anwendbar.
   Das 2. Erscheinungsbild eines drohenden Infekts ist die *Hautnekrose*, die als temporäre Bedeckung einer Problemzone für 8–14 Tage als Keimbarriere benutzt werden kann, dann aber mit vitalem Gewebe ersetzt werden muß. Diese Taktik kann zum Gewinnen von Zeit zur Stabilsierung von Vitalfunktion und Planen des größeren Eingriffs benutzt werden (Abb. 3).
2. Bei der *manifesten Osteitis* kommt diese Taktik bei der *akut exazerbierten* und bei der *chronischen* Osteitis in gleicher Weise zur Anwendung: Débridement, äußere Stabilisierung, Spongiosaplastik mit frakturüberbrückendem Span und Weichteilrekonstruktion mit Lappen sind die Bestandteile dieses Konzepts, mit dem in *einem Schritt* die Sanierung der Situation angestrebt wird. Lediglich der Knochenaufbau macht gelegentlich Schwierigkeiten, aber nach Beherrschung des Infekts und Schaffung einer stabilen Weichteilsituation sind diese Probleme leichter lösbar (Abb. 4).

Hefte zu „Der Unfallchirurg", Heft 255
Kinzl et al. (Hrsg.), Diagnostik und
Therapie der posttraumatischen Osteitis
© Springer-Verlag Berlin Heidelberg 1995

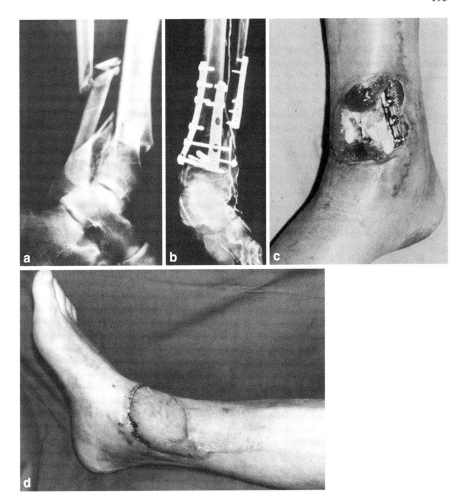

Abb. 1 a–d. Pilon-tibial-Fraktur, (**a**) bei AVK → Weichteil- und Knochennekrosen: Débridement, Fixateur externe (**b**), Spongiosaplastik (**c**) und Radialislappen (**d**)

Die Möglichkeit für einen freien Gewebetransfer ist an mindestens *eine* intakte Unterschenkelgefäßachse gebunden, sowie an eine stenosefreie vorgeschaltete Gefäßstrombahn. Sind diese Voraussetzungen nicht gegeben, wird in gleicher Sitzung die vorgeschaltete Gefäßstrombahn korrigiert und entweder der Lappen an den Bypass oder unmittelbar hinter den Bypass an das revaskularisierte Gefäß angeschlossen. Gelegentlich ist bei mangelhafter Ausflußbahn temporär eine disale AV-Fistel erforderlich, um in dem Bypass einen für das Lappenüberleben ausreichenden Flow aufrecht zu erhalten [bisher 20 Lappenübertragungen in Kombination mit Bypassoperationen, 2 Fehlschläge, 2mal mit (temporärer) AV-Fistel], (Abb. 5).

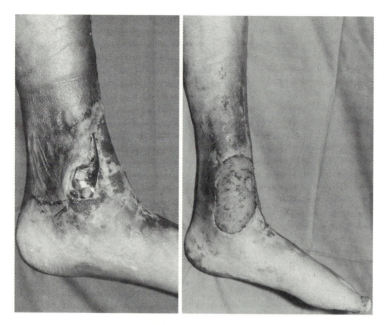

Abb. 2. Freiliegendes Osteosynthesematerial bei reizloser Umgebung: Sanierung durch Weichteildeckung mit Radialislappen

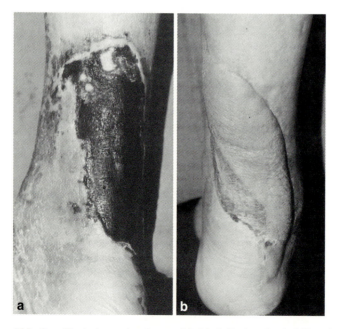

Abb. 3. a Hautnekrose (trocken und infektfrei) über der Achillessehne. **b** Weichteilersatz mit Radialislappen

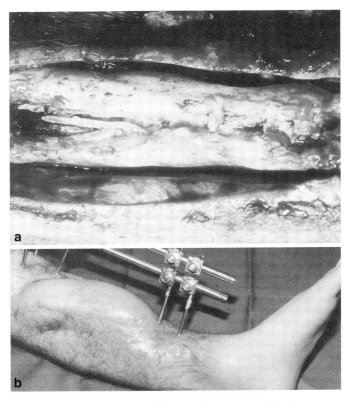

Abb. 4. a Chronische Osteitis mit Knochensequester. **b** Weichteilsanierung mit Latissimuslappen

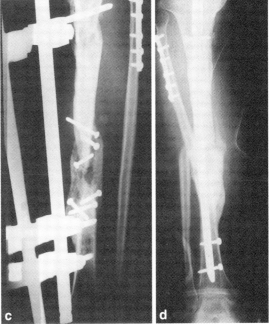

Abb. 4. c Knochenaufbau mit Span- und Spongiosa. **d** Sekundäre Marknagelung bei ausbleibender Konsolidierung

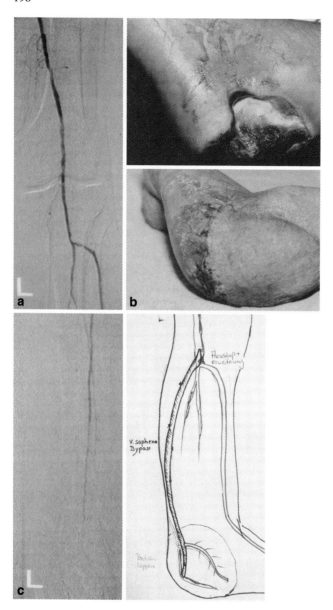

Abb. 5 a–c. Kalkaneusosteitis bei Diabetes und AVK: Débridement (**a**), Oberarmlappen (**b**) und Saphena-Bypass popliteopedal (**c**)

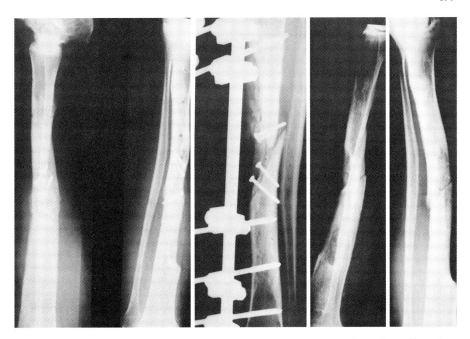

Abb. 6. Chronische Osteitis (30 Jahre) mit neuer Fraktur: Kortikospongiöser Span, Spongiosa und Latissimuslappen. Remodellierung der Tibia nach 4 Monaten

Die Rekonstruktion der Weichteile schafft die Voraussetzung für den Knochenaufbau, indem sie eine gute Lagerqualität bei stabilen Narben liefert und mit der guten Durchblutung die Infektabwehr fördert. So ist auch bei chronischen Knochenveränderungen nach Weichteilrekonstruktion ein Remodellieren der Tibia nach Wiederaufbau zu beobachten (Abb. 6).

Welche Lappen verwenden wir für das angesprochene Indikationsgebiet?

Für große Defekte ist der *Latissimuslappen* zuständig, bei kleineren Defekten, bei denen früher der Unterarm (Radialislappen) zur Anwendung kam, verlagert sich die Indikation mehr und mehr zum *Oberarmlappen*, dessen Entnahme eine weniger problematische Narbe zurückläßt. Der Oberarmlappen ist in einer Größe von 15 x 7 cm zu gewinnen und damit für kleinere bis mittlere Defekte ausreichend.

Die gleichzeitige Übertragung von vaskularisierten Knochen zur Überbrückung der Knochendefekte ist in unserem Krankengut eine eher seltene Indikation:

Unter 450 freie Lappen, wovon 128 bei Knochen- und Weichteildefekten in Zusammenhang mit Osteitiden verpflanzt wurden, waren nur 18mal mikrovaskuläre Knochenübertragungen, wobei die freie Fibula und die Rippe im Zusammenhang mit dem Latissimuslappen am häufigsten benutzt wurden.

Die Analyse des St. Galler Krankengutes in den letzten 5 Jahren zeigt in 128 Fällen der Osteitistherapie bis jetzt hinsichtlich der Infektion eine fast 100%ige Erfolgsbilanz (1 Infektrezidiv); 70mal wurde eine Defektrekonstruktion des Knochens mit Spongiosa und kortikospongiösem Span bzw. vaskularisiertem Knochen durchgeführt; 5mal war eine Nachoperation mit zweiter Spongiosaplastik erforderlich, 4mal ein sekundärer Verriegelungsnagel; 61 von 70 Knochenrekonstruktionen sind primär stabil verheilt und waren nach 3–4 Monaten belastungsstabil. Mit den Sekundäreingriffen sind alle 70 Knochendefekte mit stabiler Knochenheilung abgeschlossen.

Aus unserer Sicht ist das Problem des Knochen- und Weichteildefekts auch unter den ungünstigen Voraussetzungen mit einem mikrovaskulären Lappentransfer schnell, elegant und für den Patienten relativ bequem zu lösen. Wir brauchen keine Phase längerer offener Wundbehandlung. Wir brauchen keinen komplizierten Apparat, der über Wochen und Monate mit entsprechend guter Patientencompliance bedient werden muß, sondern erreichen die Heilung mit einem in der Regel 3wöchigen stationären Aufenthalt. Mit dieser zugegeben technisch aufwendigen Operation ist in unseren Fällen das oft jahrelange chronische Leiden endgültig zu beherrschen gewesen.

Literatur

1. Knopp W, Muhr G (1993) Die postoperative Einteilung des weichteilgeschädigten Unterschenkelbruches: Ein behandlungstaktisches Konzept. Hefte z Unfallchir 230:1365–1367
2. Müller JE (1993) Verletzungen mit schweren Weichteilschäden. Aktuel Traumatol 23:50–61
3. Sander R, Swiontkowski M, Nunley J, Spiegel P (1993) The management of fractures with soft-tissue-disructions. J Bone Joint Surg 5:778–789
4. Stober R (1991) Chirurgische Therapie des Weichteilschadens. Huber, Bern

Der offene Segmenttransport in der Behandlung osteitischer Weichteil- und Knochendefekte

G. Suger, W. Fleischmann, E. Hartwig, U. Becker und L. Kinzl

Universitätsklinik Ulm, Abt. Unfallchirurgie, Steinhövelstraße 9, D-89070 Ulm

Radikales Débridement an Knochen und Weichteilen sind wesentliche Pfeiler in der Therapie der chronisch rezidivierenden Osteitis. Die Rekonstruktion der entstehenden, z.T. ausgedehnten Resektionsdefekte erfordert die Beherrschung aufwendiger Wiederherstellungstechniken. Nach klassischer Vorgehensweise ist die Rekonstruktion der Knochenkontinuität durch Verpflanzung autologen oder homologen Knochens gebunden an die Schaffung eines gut durchbluteten Weichteillagers. Hierzu stehen verschiedene plastische Verfahren zur Verfügung, die bei richtiger Indikation und Technik der Anwendung gute Behandlungsergebnisse liefern. Die erfolgreiche Anwendung dieser Techniken ist jedoch einerseits an verschiedene lokale Voraussetzungen, andererseits an eine entsprechende Erfahrung beim Operteur gebunden. Lokale Lappenplastiken erfordern geeignete Spenderareale, die gerade bei lokalen Narbenbildungen oder ungünstiger Lokalisation, z.B. am distalen Unterschenkel, nicht gegeben sein können. Mikrovaskuläre Lappen sind hinsichtlich der Lokalisation zwar breit einsetzbar, erfordern jedoch sowohl venös als auch arteriell anschlußfähige Gefäße. Neben systemischen Angiopathien, wie arterieller Verschlußkrankheit und endokrinologischen Erkrankungen, wie Diabetes mellitus, sind es v.a. traumatische und postoperative Gefäßläsionen, welche die Zahl anschlußfähiger Gefäße reduzieren.

Die Knochenauffüllung ausgedehnter Defekte ist gebunden an die körpereigenen Spongiosaressourcen, die aber in der Mehrzahl der Patienten mit chronischer Osteitis nicht mehr vollständig zur Verfügung stehen.

Gerade für die Rekonstruktion großer Knochensubstanzdefekte hat die Kallusdistraktion nach Ilisarow eine wesentliche Erweiterung der therapeutischen Möglichkeiten gebracht. Neben Gliedmaßenverlängerungen sind es v.a. die Behandlung von Knochensubstanzdefekten durch Knochentransport, die die Behandlung der chronischen Osteitis wesentlich beeinflußt haben.

Ein Knochentransport nach der Methode von Ilisarow bedeutet gleichzeitig auch Weichteiltransport, da das Verschiebesegment während des Transports über seine Weichteilverbindung, aber auch über das sich bildende Kallusregenerat mit dem Blutkreislauf verbunden bleibt. Weichteilsanierende Maßnahmen im Vorfeld der Knochendefektauffüllung entfallen somit bei dieser Verfahrensweise.

Auf dem Hintergrund dieses sicheren Verfahrens der Knochenwiederherstellung sind insbesondere auch die Voraussetzungen für ein ausreichend radikales Débridement gegeben, welches als eine der wesentlichen Bedingungen für eine dauerhafte Infektsanierung bei der chronischen Osteitis anzusehen ist. Der offene Knochentrans-

Hefte zu „Der Unfallchirurg", Heft 255
Kinzl et al. (Hrsg.), Diagnostik und
Therapie der posttraumatischen Osteitis
© Springer-Verlag Berlin Heidelberg 1995

port führt über den begleitenden Weichteiltransport verbunden mit einer lokalen Gewebeproliferation zu einem Verschluß der Weichteile und Wiederherstellung der betroffenen Extremität.

Patienten

Von Januar 1990 bis Dezember 1992 wurden insgesamt 48 Patienten mit einem Knochendefekt größer als 3 cm durch Kallusdistraktion behandelt. Bei 22 dieser Patienten wurde die Indikation zum offenen Knochen- und Weichteiltransfer gestellt. Zwei Patienten wiesen neben einem traumatisch bedingten Knochendefekt Weichteildefekte zwischen 12 cm und 20 cm auf. Bei den übrigen Patienten resultierte der Defekt aus dem Débridement bei chronischer Osteitis. Die durchschnittliche Defektgröße lag bei 6,5 (4–20) cm. Es waren 21 Männer und 1 Frau betroffen, das Durchschnittsalter der Patienten lag bei 41,2 (11–65) Jahren. Wegen der Defekte bzw. Infekte waren im Durchschnitt bei diesen Patienten bereits 5,8 (2–21) Voroperationen erfolgt. Die Erkrankungsdauer lag im Median bei 9,5 (2–336) Monaten; 20 Patienten wiesen ausgedehnte Defekte der Tibia auf, bei 2 Patienten war der Oberschenkel betroffen. Bei 19 Patienten bestand zum Zeitpunkt der Operation eine Infekt- bzw. Defektpseudarthrose; 3 Patienten wiesen eine stabile, belastungsfähige Extremität auf, allerdings mit langstreckigen Infektherden, die eine ausgedehnte Knochenresektion erforderlich machten. Bei 4 Patienten waren im Rahmen vorangegangener Revisionen wegen chronischer Osteitis bereits lokale oder freie Lappenplastiken zur Weichteilsanierung erfolgt. Bei einem Patienten fand sich bei 28jähriger Osteitisanamnese ein Fistelkarzinom. Einer der Patienten wies im Bereich des Oberschenkels eine primär offene Wunde von 20 x 10 cm auf, wobei gleichzeitig eine Beinverkürzung von 5 cm bestand. Zur Defektauffüllung wurden bei 20 der Patienten intraoperativ ein Verschiebesegment gebildet, bei 2 Patienten mit Defekten größer als 7 cm wurde bifokal transportiert. Alle Patienten wurden mit dem Ilisarow-Ringfixateur in einer Modifikation als Hybridmontage unter Verwendung von Schanz-Schrauben in bestimmten Ringebenen behandelt.

Indikation

Bei Knochendefekten bis 3 cm wird nach klassischen Richtlinien die Defektauffüllung durch Spongiosaplastik angestrebt, wobei zur Verbesserung des Transplantatlagers ein Weichteiltransfer vorgeschaltet werden muß.

Bei einem notwendigen Débridement zum Vollschaftdefekt über 3 cm wird die Rekonstruktion der Knochenkontinuität a priori durch Kallusdistraktion durchgeführt. Angestrebt wird, wenn möglich, ein Verschluß der Weichteile über dem resezierten Knochenareal, da dies eine wesentlich einfachere Situation für die eigenständige häusliche Versorgung für den Patienten darstellt.

Da auch beim Vorliegen lediglich solitärer Fisteln mit z.T. ausgedehnten Narbenarealen nach dem Débridement mit größeren Weichteildefekten gerechnet werden muß, kann die Indikation zur Durchführung eines offenen Segmenttransports ergänzend zur Knochenrekonstruktion auch aus Weichteilgründen gestellt werden.

Die Indikation zur Durchführung eines offenen Segmenttransports wurde bei unseren 22 Patienten aus den folgenden Gründen gestellt.

– Akute Osteitiden bei sehr ausgedehnten Knochen- und Weichteildefekten infolge offener Frakturen. In diesen Fällen kann die Knochenrekonstruktion durch Segmentverschiebung schon während der risikoarmen offenen Wundbehandlung des Infektbereichs erfolgen.
– Chronische Osteitiden bei erfolglosen vorausgegangenen Gewebetransfers und bei vaskulären Problempatienten.

Mikrovaskuläre Anschlußprobleme oder mehrfache erfolglose Lappenplastiken machen den offenen Segmenttransfer zur Ultima ratio der Extremitätenerhaltung.

Operationstechnik

Montage eines Ringfixateurs

Wir verwenden zur Stabilisation für den Segmenttransport z.B. am Unterschenkel eine Fünfringmontage, wobei bei intakter Fibula in Abänderung der Originaltechnik, ein kniegelenknaher 5/8-Ring verwendet wird, auf den zur Knochenfixation 5-mm-Schanz-Schrauben v-förmig in a.-p.-Richtung eingebracht werden.

Der Segmenttransport wird bei langstreckigen Defekten (> 5 cm) zunächst mit Lenkdrähten durchgeführt, da diese über längere Strecken weniger Weichteildurchschneidungen verursachen und damit Irritation und Infekte seltener sind. Die letzten 1–2 cm vor dem Segmentdocking, sowie die zur Konsolidierung erforderliche hohe Kompression, muß durch Ringe erfolgen. Hierzu bedarf es eines erneuten Eingriffs zur Drahtumsetzung.

Débridement und Segmentresektion

Bei ausgedehnter Weichteilinfiltration über dem Knochenherd werden vor der Resektion die Fistelgänge mit Blau gefärbt. Unter Durchleuchtung werden dann die zu erwartenden Resektionsgrenzen am Knochen markiert. Mit ausreichend großem Sicherheitsabstand (mindestens 1 cm) erfolgt die Inzision der über dem Knochenherd liegenden entzündlichen Weichteile im Gesunden scharf auf den Knochen zu und anschließend wird der Knochen mit der oszillierenden Säge zum Vollschaftdefekt reseziert und Weichteile und Knochen des infekttragenden Segments en bloc entfernt.

Nach Überprüfung der Resektionsenden auf das Vorhandensein vitaler Markraumdurchblutung erfolgt die Blutstillung. Der Substanzdefekt bleibt offen und wird lediglich mit einem Platzhalter gefüllt. Wir verwenden eine Polyvenylalkoholschaum mit adstringierenden Eigenschaften.

Metaphysäre Kortikotomie bzw. Osteotomie
zur Bildung eines Verschiebesegments

Je nach Lokalisation des Defekts erfolgt zur Bildung eines Verschiebesegments mit dem Meißel eine Kortikotomie bzw. Osteotomie im proximalen oder distalen metaphysären – diaphysären Übergang. Dieser Schritt kann bei entsprechender diffuser Infiltration der Weichteile auch zweizeitig erfolgen. In Fällen mit Infektlokalisation im zentralen Diaphysendrittel > 5 cm werden 2 Segmente gebildet, wobei als Mindestgröße ein 4 cm langes Verschiebesegment anzustreben ist.

Segmentverschiebung und Nachbehandlung

Ab dem 7. postoperativen Tag beginnt die Segmentverschiebung mit einer Strecke von 1 mm/Tag, verteilt auf 4 Zyklen à 0,25 mm, die der Patient wie auch die Fixateurpflege in der Regel selbständig durchführt. Die Mobilisation an Gehstöcken wird ab dem 2. postoperativen Tag erlaubt, wobei sich die Belastung des Fixateurs lediglich an den individuellen Schmerzen des Patienten orientiert. Prinzipiell ist Vollbelastung möglich, erfahrungsgemäß belasten die Patienten in der Frühphase der Behandlung mit etwa 20–30 kg.

Autologe Spongiosaplastik zum Segmentdocking
(nach Schluß des Weichteilmantels)

Nach Kontakt des Verschiebesegments zum gegenüberliegenden Knochensegment wird in manchen Fällen die erneute Revision erforderlich. Diese beinhaltet den Wechsel von einem Transport über Lenkdrähte zu einem Ringtransport. In gleicher Sitzung wird, falls die Weichteile zu diesem Zeitpunkt geschlossen sind, das an seiner Spitze gelegentlich sklerosierte Verschiebesegment angefrischt und besonders bei diaphysärem Segmentanschluß eine zusätzliche autologe Spongiosaplastik durchgeführt. Dieser Schritt ist nicht obligatorisch, da sich bei methaphysärem Docking die alleinige Kompression als ausreichend erwies, insbesondere wenn es gelingt, das verschobene Knochensegment in die Anschlußstelle eintauchen zu lassen.

Metallentfernung

Die Metallentfernung erfolgt nach klinischer und röntgenologischer Kalluskonsolidierung. Die Entfernung erfolgt schrittweise durch zunehmende Reduktion der Anzahl von Längsverbindungen zwischen den Ringen.

Als klinische Kriterien gelten die schmerzfreie Vollbelastung bei gelockerten Verbindungsstangen. Röntgenologisch bedarf es einer Kortikalisierung des Kallusregenerats in 2 Ebenen.

Postoperative und ambulante Nachbehandlung

Die per- und postoperative Antibiotikatharepie erfolgt nach bakteriologischer Austestung. Verbandswechsel werden täglich durchgeführt, wobei der Platzhalter zur Vermeidung einer Nachblutung erstmals am 2. postoperativen Tag entfernt wird. Hierzu hat es sich als vorteilhaft erwiesen, die zu wechselnden Verbände unter laufendem Wasser aufzuweichen und zu entfernen. Die Patienten werden spätestens ab dem 3. postoperativen Tag angehalten die gesamte Extremität zu baden und hierbei den Defekt mit der Handbrause auszuduschen. Die Mobilisation erfolgt am 3. postoperativen Tag an Gehstöcken, wobei sich die Belastung der Extremität nach den individuellen Schmerzen des Patienten richtet. Der überwiegende Teil der Behandlung wird ambulant durchgeführt, wobei Familienmitglieder oder der behandelnde Hausarzt die tägliche Einlage des Polyvenylschaums vornehmen.

Physiotherapie sämtlicher Gelenke der betroffenen Extremität in Verbindung mit Splints zur Verhütung von Kontrakturen ergänzen die stationären und ambulanten Maßnahmen.

Die Abb. 1–7 zeigen einen offenen bifokalen Segmenttransport nach segmentaler Resektion von 11 cm inifizierter Tibiadiaphyse.

Ergebnisse

Von 22 Patienten konnten 20 nach Ablauf von mindestens 18 Monaten nach Metallentfernung nachuntersucht werden; 1 Patient mußte wegen eines ausgedehnten Fistelkarzinoms nach einer Osteitisanamnese von 28 Jahren amputiert werden. Dieser Patient verstarb später an seiner schweren koronaren Herzerkrankung; 1 weiter Patient stammte aus dem ehemaligen Jugoslawien und begab sich vor Abschluß der Behandlung in sein Heimatland zurück.

Ergebnisse der Knochenwiederherstellung

Bei 19 Patienten gelang es, den Knochendefekt allein durch Knochentransport wieder aufzufüllen, lediglich bei 1 Patient mußte wegen verzögerter Ossifikation eine autologe Spongiosaplastik am Kallusregenerat durchgeführt werden. An Zusatzmaßnahmen wurden in 5 Fällen bei diaphysären Segmentanschluß geplant eine Spongiosaplastik durchgeführt. Interne Plattenfixationen kamen zur Stabilisierung der Dockingstelle in 2 Fällen nach Infektresektion des Pilon tibial und des Talus im Rahmen von Arthrodesen zur Anwendung. Die mittlere Gesamtbehandlungszeit pro Zentimeter durchgeführter Kallusdistraktion betrug 42 Tage. In 3 Fällen kam es zu einer überschießenden Bildung von Granulationsgewebe sowie einem Einstülpen überschüssiger Weichteile im Anschlußbereich des Verschiebesegments (Dockingstelle), so daß eine Weichteilresektion erfolgen mußte. In gleicher Sitzung wurden in diesen Fällen nach Knochenanfrischung an die Dockingstelle autologe Spongiosa angelagert.

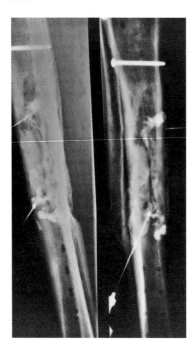

Abb. 1. Langstreckiger osteitischer Defekt im Tibiaschaft mit multiplen Fistelöffnungen in einem ausgedehnten Narbenareal

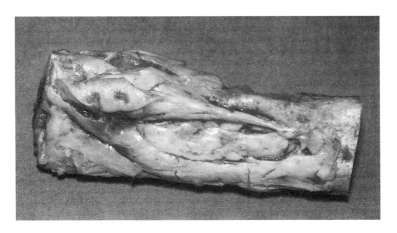

Abb. 2. Reseziertes Vollschaftsegment (11 cm) der Tibiadiaphyse mit anhängendem Fistelsystem

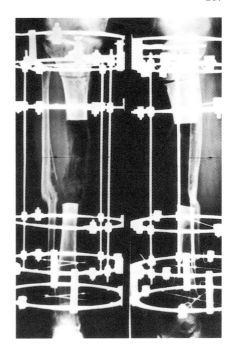

Abb. 3. Knöcherne Defektsituation nach Segmentresektion. Osteotomie der proximalen und distalen Tibiametaphyse zur Bildung von 2 Verschiebesegementen

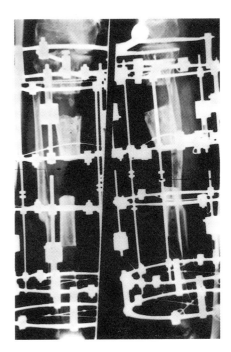

Abb. 4. Bifokaler offener Segmenttransport mit je 1 mm/Tag

208

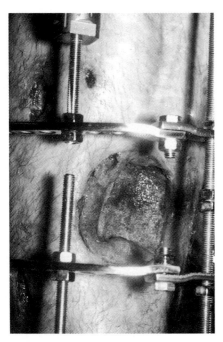

Abb. 5. Weichteilsituation während des Transports (zeitgleich zu Abb. 4). Die Segmentspitzen sind an der Vorwölbung des Granulationsgewebes erkennbar, der Knochen liegt jedoch zu keinem Zeitpunkt frei

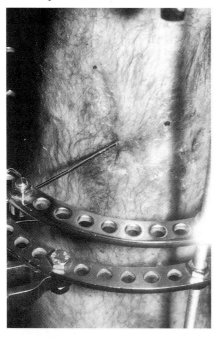

Abb. 6. Mit Segmentdocking schließen sich die Weichteilverhältnisse spontan und ohne zusätzliche operative Maßnahmen

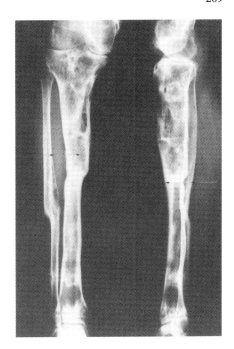

Abb. 7. Ausheilungsergebnis 6 Monate nach Metallentfernung

Ergebnisse der Weichteilbehandlung

In 14 Fällen war mit dem Segmentabschluß („Docking") auch der Weichteilverschluß erfolgt. Bei 5 Patienten wurden bei gut granulierendem Wundgrund kleinere Restdefekte durch Spalthauttransplantationen gedeckt. Ein Patient erhielt zusätzlich wegen ausgedehnter, teilweise instabiler Narbenplatte nach langstreckiger Defektrekonstruktion von 20 cm einen Latissimus-doris-Lappen nach Metallentfernung.

Probleme und Komplikationen

Die überwiegende Anzahl von Problemen und Komplikationen der Ilisarow-Methode werden verursacht durch die lokalen Irritationen der Weichteile an den transfixierenden Drähten. Insbesondere in Gelenknähe, wo mehr Weichteilverschiebungen bei Bewegung stattfinden, kommt es vermehrt zu lokalen Pininfekten. Es werden deshalb von uns in diesen Lokalisationen unilaterale Schanz-Schrauben verwendet, die dieses Problem weniger ausgeprägt zeigen, da zumindest die Einbringstelle entsprechend weichteilschonend ausgewählt werden kann.

Pininfekte lassen sich nicht gänzlich vermeiden, sind jedoch durch intensive Pflege seitens des Patienten in Verbindung mit lokalen Antiseptika in der Häufigkeit zu reduzieren und im Schweregrad abzumildern. Erste Erfahrungen mit Drähten aus Titanlegierungen zeigen ebenfalls eine merkliche Reduktion der Pinprobleme. An durchschneidenden Drähten müssen gelegentlich zur Schmerzreduktion und Vermeidung lokaler Infektionen Entlastungsinzisionen in Lokalanästhesie durchgeführt werden. Ergänzend erfolgt bei kritischem Weichteilbefund eine systemische Antibiose.

Sofern Weichteilirritationen und beginnende Pininfektionen rechtzeitig angegangen werden, sind diese nahezu alle konservativ zu beherrschen. Bei verzögerter Vorstellung der Patienten mit derartigen Pininfektionen kann der Infekt auf den Knochen übergreifen und eine Drahtentfernung oder Umsetzung notwendig machen.

Als weitere Probleme treten Achsabweichungen des Veschiebesegments auf, welche durch kontinuierliche Korrekturen am Ringsystem aufgefangen werden können. Materialbrüche stellen eine eher seltene Komplikation dar. Weichteilkontrakturen mit funktionellen Einschränkungen der angrenzenden Gelenke, wie man sie bei Verlängerungen häufiger findet, stellen beim Segmenttransport ein weniger gravierendes Problem dar. Da aber bei ca. 90% der von uns behandelten Patienten Infektpseudarthrosen die Indikation zur Segmentresektion darstellten, lagen bereits zu Beginn der Distraktionsbehandlung, wegen der z.T. jahrelangen Vorbehandlung, relevante funktionelle Einschränkungen vor. Intensive krankengymnastische Therapie evtl. unterstützt durch Splints sind als begleitende Maßnahmen deshalb während der gesamten Behandlungszeit unerläßlich.

Diskussion

Für die Behandlung von posttraumatischen und osteitischen Knochen- und Weichteildefekten nach klassischen Behandlungsstrategien ist die Beherrschung einer Vielzahl aufwendiger Rekonstruktionsverfahren inklusive der mikrochirurgischen Techniken erforderlich. Die Schaffung eines gut durchblutenden Weichteillagers gilt als Bedingung für eine erfolgversprechende Wiederherstellung der Knochenkontinuität durch autologe oder homologe Knochentransplantate.

Aufgrund lokaler Gegebenheiten können jedoch die Einsatzmöglichkeiten der Gewebetransfers zur Weichteilsanierung unmöglich werden.

Beim technisch weniger aufwendigen lokalen Lappen ist neben der Defektgröße v.a. die Lokalisation sowie das Vorhandensein von Narbenbereichen, d.h. eingeschränkte Gewebequalität der limitierende Faktor. Patienten mit chronischer Osteitis zeigen jedoch gehäuft solche Veränderungen, sei es als Folge der Primärverletzung oder als Folge vorausgegangener Eingriffe und atypischer Fixateurlagen. Fehlende anschlußfähige Gefäßsegmente als Folge arteriosklerotischer Veränderungen (z.B. arterieller Verschlußkrankheit, venöse Insuffizienz) oder posttaumatisch limitieren den Einsatz der freien Lappen.

Mit der Segmentverschiebung nach Ilisarow steht nun ein Therapieverfahren zur Verfügung, welches in biologisch ungünstigen Situationen extremitätenerhaltendes Operieren möglich macht. Dies erklärt den hohen Stellenwert des Verfahrens in der Therapie der chronischen Osteitis.

Unsere Erfahrungen mit dem offnen Transport zeigen, daß es auch ohne vorherige Weichteilsanierung möglich ist, große Knochendefekte aufzufüllen, da der Weichteilverschluß mit der Überbrückung des Knochendefekts durch Gewebetransport erfolgt. Das Verschiebesegment bleibt bei der Distraktion in seinem Weichteilverbund und transportiert die ernährenden Gefäße mit in den Defekt hinein. Die Knochendistraktion führt zu einer Zunahme der Gewebeproliferation, so daß die zunächst freiliegenden Resektionsenden rasch von Granulationsgewebe abgedeckt werden. Die Vorteile des Verfahrens sind u.E. unter den genannten Bedingungen offensichtlich und wiegen die erwähnten Komplikationen mehr als auf. Bedingung für eine erfolgversprechende Behandlung durch das vorgestellte Verfahren sind jedoch weitergehende Erfahrungen in der Ilisarow-Technik und Kenntnis möglicher Stolpersteine der Methode.

Literatur

1. Aronson J (1992) Cavitary osteomyelitis treated by fragmentary cortical bone transportation. Clin Orthop 280:153–159
2. Esterhai JL, Sennett B, Gelb H et al. (1990) Treatment of chronic osteomyelitis complicating nonunion and segmental defects of the tibia with open cancellous bone graft, posterolateral bone graft, and soft-tissue transfer. J Trauma 30/1:49–54
3. Fleischmann W, Suger G, Kinzl L (1992) Treatment of bone and soft tissue defects in infected nonunion. Acta Orthop Belg 58 [Suppl I]:227–235
4. Green SA, Jackson JM, Wall DM, Marinow H, Ishkanian J (1992) Management of segmental defects by the Ilisarow intercalary bone transport method. Clin Orthop 280:136–142
5. Ilisarow GA (1991) Behandlungsmöglichkeiten der infizierten Pseudarthrosen mit Defekt und Eiterhöhlenbildung unter Kontinuitätserhaltung des Knochens. In: Wolter D, Zimmer W (Hrsg) Die Plattenosteosynthesen und ihre Konkurrenzverfahren. Springer, Berlin Heidelberg New York Tokyo, S 297–331
6. Irons GB, Wood MB (1986) Soft-tissue coverage for the treatment of osteomyelitis of the lower part of the leg. Mayo Clin Proc 61/5:382–387
7. Krettek C, Haas N, Reilmann H, Voss A (1987) Langstreckige Infekt-Defektpseudarthrosen der Tibia: Behandlungsfortschritt durch Weichteilrekonstruktion und langstreckiger Spongiosaplastik. Hefte Unfallheilkd 189:451–454
8. Schmidt HGK, Wittek F, Faschingbauer M, Fink B (1992) Die Behandlung der chronischen Osteitis am Oberschenkel. Unfallchirurgie 96:562–565
9. Schmidt HGK, Wittek F, Fink F, Buck-Gramcko U (1992) Die Behandlung der chronischen Osteitis am Unterschenkel. Unfallchirurgie 95:566–573
10. Suger G, Fleischmann W, Hartwig H, Kinzl L (1995) Der offene Segmenttransport – eine therapeutische Alternative bei posttraumatischen und osteitischen Weichteil- und Knochendefekten. Unfallchirurgie (im Druck)

Indikation und Technik der Amputation bei schweren Infektionen der Extremitäten

H. G. K. Schmidt, J.-H. Schultz, C. Jürgens und F. Wittek

BG-Unfallkrankenhaus Hamburg, Abt. Unfallchirurgie, Bergedorfer Straße 10, D-21033 Hamburg

Einleitung

Gliedmaßenamputationen wegen Knochen- und/oder Weichteilinfektionen sind in der Unfallchirurgie zwar kein Tabuthema, werden aber äußerst ungern ausgeführt, weil sie einerseits nicht korrigiert werden können, andererseits die gängige Vorstellung widerlegen, es wäre alles machbar [5]. Eine derartige Problematik entsteht dann nicht mehr, wenn man die Amputation nicht als Niederlage wertet, sondern für spezielle Situationen als Therapie der Wahl ansieht, für andere als diskutable Alternative. Bei welchen Situationen eine Amputation Vorteile gegenüber anderen Verfahren aufweist, wollen wir im folgenden herauszustreichen versuchen [1–9].

Voraussetzungen

Die Amputation einer Gliedmaße ist eine entscheidende, lebensverändernde, nicht wieder rückgängig zu machende Maßnahme, weshalb sie – dies gilt insbesondere für Osteomyelitiden – nur dann ausgeführt werden sollte, wenn Patient und Therapeut zu der Überzeugung gelangt sind, daß sie das günstigste Verfahren darstellt. Um dies abschätzen zu können, muß dem Therapeuten die gesamte Palette der rekonstruierenden Chirurgie zumindest geläufig sein – besser wäre, er hätte in dieser eigenen umfassende praktische Erfahrungen, einschließlich der physikalischen Weiterbehandlung und orthetischen Versorgung. Chirurgisch beinhaltet dies heute nicht nur spezielles Wissen bei der Behandlung ausgedehnter Osteitiden mit Instabilität, Knochen- und Weichteildefekten, sondern auch Erfahrungen bei der Behandlung chronischer Gelenkinfektionen mit Segmenttransporten, gestielten oder freien Transplantationen mit mikrovaskulärer Anastomosierung, um nur einige zu nennen (Abb. 1). Insbesondere müssen die Grenzen der einzelnen Verfahren, deren Vor- und Nachteile und deren Voraussetzungen bekannt sein. Sollte derartiges Spezialwissen fehlen, wäre die Vorstellung des Patienten in einem entsprechenden Zentrum empfehlenswert.

Dem Patienten müssen zur Entscheidungsfindung die Erfolgsaussichten der verschiedenen therapeutischen Verfahren ebenso klar dargestellt werden, wie Art und Zahl der erforderlichen Operationen, Dauer der Behandlung und speziell deren voraussichtliches Ergebnis. Für die Entscheidung – die möglichst ohne Zeitdruck erfol-

Hefte zu „Der Unfallchirurg", Heft 255
Kinzl et al. (Hrsg.), Diagnostik und
Therapie der posttraumatischen Osteitis
© Springer-Verlag Berlin Heidelberg 1995

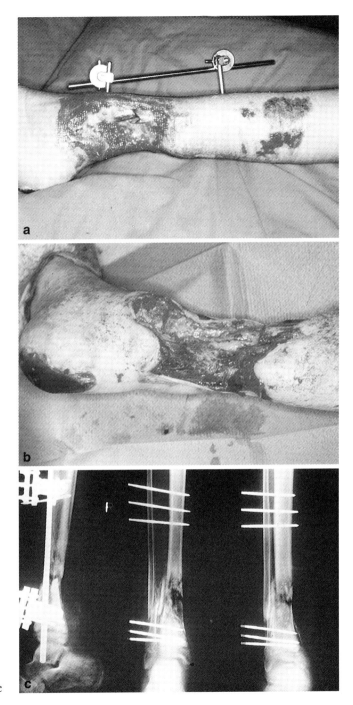

Abb. 1 a–c

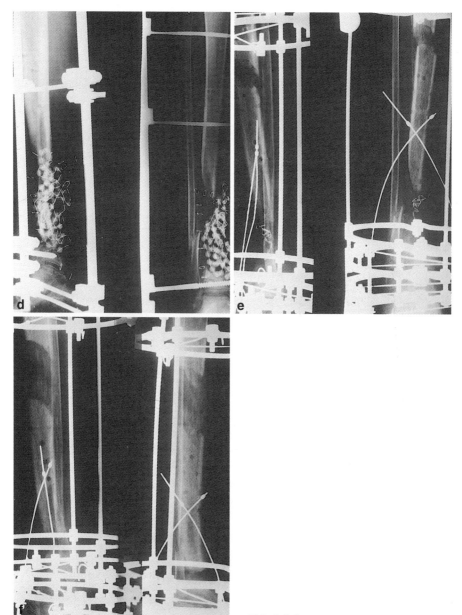

Abb. 1 d–f

Abb. 1 a–j. Therapie einer infizierten Defektfraktur des distelen Unterschenkels bei einem 15jährigen nach Granatsplitterverletzung aus dem jugoslawischen Bürgerkrieg. **a, b** Klinische und röntgenologische Ausgangssituation. **c, d** Klinischer und röntgenologischer Befund nach Sequestrektomie, Reosteosynthese mit Rahmenfixateur vor Durchführen einer freien Radialis-Lappentransplantation. **e, f** Nach Entfernen des Rahmenfixateurs Umstieg auf Ringfixateur, proximale Tibiakortikotomie und schrittweiser Segmenttransport nach distal. **g–i** Erreichen von Stabilität und Fistelfreiheit ohne weitere operative Maßnahmen 14 Monate nach Aufnahme, Teilbelastung im Unterschenkelgehapparat von 30 kg. **j** Computertomographischer Schnitt aus der Distraktionsstrecke

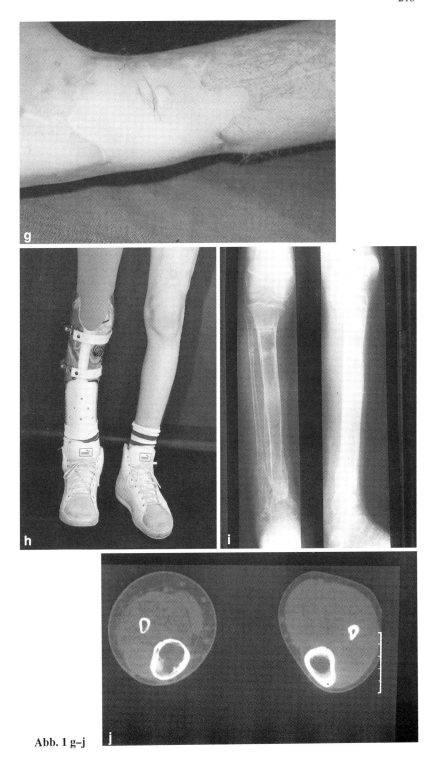

Abb. 1 g–j

gen sollte – ist es oft hilfreich, Gespräche von Patient zu Patient zu arrangieren, bei denen die diskutierten Verfahren bereits zur Anwendung kamen.

Wird die Amputation als günstigeres Verfahren gewählt, muß selbstverständlich deren Technik im Infekt beherrscht werden, und die Weiterversorgung sollte möglichst vom gleichen Team vorgenommen werden.

Indikationen

Auch wenn es absolute Indikationen für die Amputation bei Knocheninfektionen nicht gibt, weil dieser Entschluß grundsätzlich eine individuelle Entscheidung darstellt, gibt es doch Befundkonstellationen, die mit hoher Wahrscheinlichkeit die Amputation als sinnvollste Therapie erscheinen lassen. Hier sind einerseits die fou-

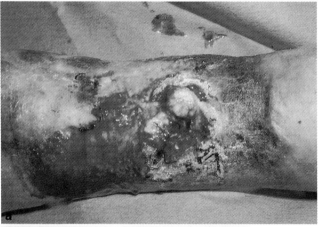

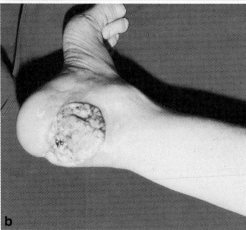

Abb. 2 a, b. Maligne Entartungen von chronischen Infektionen mit Haut- bzw. Weichteildefekt. **a** Chronisch rezidivierende Unterschenkelosteomyelitis seit 26 Jahren, verhornendes Plattenepithelkarzionom. **b** Chronisch rezidivierender Hautdefekt über der Ferse nach Verbrennung vor 22 Jahren

droyante osteomyelitische Sepsis mit Gefährdung des Lebens, die maligne Entartung und eine Problemkombination hervorzuheben, die die Wiederherstellung einer belastbaren Extremität nahezu unmöglich macht.

Die therapieresistente osteomyelitische Sepsis ist heute selten geworden; man beobachtet sie noch gelegentlich bei Gasbrand- oder ähnlichen Infektionen, bei denen nicht rasch und konsequent genug therapiert worden ist, so daß eine lebensbedrohliche Situation resultiert, die nur durch eine Amputation zu beherrschen ist, oder aber bei Infektionen nach umfangreicher Gewebetraumatisierung verbunden mit irreparablen Gefäßverletzungen, sekundären Thrombosen und/oder ausgedehnten Muskelzerreißungen oder -quetschungen, bei denen ein weiterer Gliedmaßenerhalt das Leben des Patienten gefährden würde.

Bei über Jahrzehnten chronisch fistelnden Knocheninfektionen oder Knocheninfektionen mit chronischen Hautdefekten können nach 2–60 Jahren, gehäuft nach 30–40 Jahren, maligne Entartungen auftreten, wobei es sich meist um Plattenepithelkarzinome handelt (Abb. 2). Im eigenen Krankengut betrug der kürzeste Zeitraum einer malignen Entartung einer Knocheninfektion mit chronischem Hautweichteildefekt 2 1/2 Jahre. Die maligne Entartung bleibt häufig lange Zeit unbemerkt, so daß es nicht selten zum Zeitpunkt der Diagnosestellung bereits zum lokalen invasiven Wachstum in alle Gewebestrukturen gekommen ist und so ein lokales radikales Vorgehen mit Erhalt der Extremität häufig unmöglich ist.

Das Ziel der Knocheninfektionsbehandlung ist im Bereich der unteren Extremität die Wiederherstellung einer belastbaren Extremität. Besteht zum Zeitpunkt des Behandlungsbeginns eine Problemkombination, die befürchten läßt, daß dieses Ziel auch unter Ausschöpfen langwieriger und aufwendiger rekonstruierender Maßnahmen nicht erreichbar sein wird, ist die Amputation eine zu diskutierende Alternative. Beim Abwägen des Für und Wider sind insbesondere folgende Gesichtspunkte zu beachten: Patientenalter, Dauer der Infektion, Größe des Knochen- und des Weichteildefekts, gleichzeitiges Bestehen einer Gelenkinfektion, Vorliegen von Mehrfachinfektionen, Vorliegen einer arteriellen Verschlußkrankheit, eines traumatischen Gefäßverlusts oder postthrombotischer Probleme, Bestehen irreversibler Nervenschädigungen, Vorliegen von ausgedehnten anatomisch nur sehr schwierig rekonstruierbarer Defekte, z.B. am Fuß oder im Bereich der Hand, Bestehen eines Diabetes mellitus und Vorliegen von Infektabwehrkrankheiten. Der Entschluß zur Amputation wird immer dann sinnvoll sein, wenn mehrere der genannten Punkte für die spezielle Situation zutreffend sind oder 2 oder 3 dieser Gesichtspunkte besonders auffällig imponieren (Abb. 3 und 4).

Als relative Indikation sind all die Infektsituationen zu nennen, bei denen die Wiederherstellung einer belastbaren Extremität unwahrscheinlich erscheint. Die oben genannten, besonders zu beachtenden Probleme gelten auch hierbei. Meist sind deren Ausdehnungen oder Auswirkungen nicht derartig gravierend, daß eine Rekonstruktion unmöglich wäre, aber die Summe der Probleme läßt den Erfolg des Wiederaufbaus sehr zweifelhaft erscheinen (Abb. 5 und 6).

Schließlich gibt es Knocheninfektionen, die zwar bei gleichartiger Schwere und Ausdehnung bei einem anderen Patienten erfolgreich behandelt werden könnten, aber bei diesem speziellen Patienten wegen Vorliegen besonderer Begleitumstände kaum erfolgreich therapierbar erscheinen. Dabei sind insbesondere zu nennen, daß die Mit-

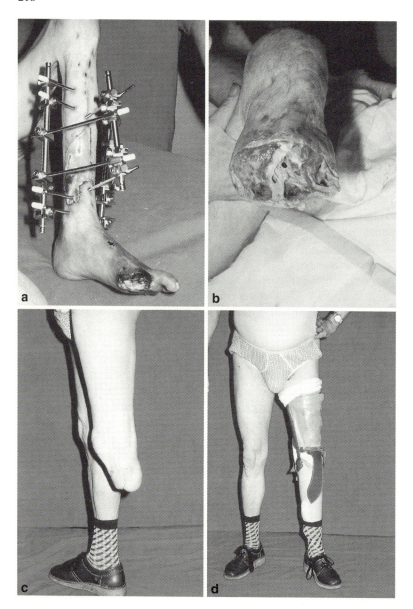

Abb. 3 a–d. 54jähriger Patient nach drittgradig offener Unterschenkelfraktur durch Quetsch-
verletzung mit chronischer Tibiaosteitis mit ausgedehntem Haut- bzw. Weichteildefekt und
AVK, Oberschenkeltyp, Stadium 3 a. **a** Nach versuchter Osteitistherapie Entwicklung einer
Vorfußgangrän. **b** Einzeitige myoplastische Stumpfbildung mit nachfolgender Stumpfinfektion
und Hautnekrosenbildung. **c, d** Nach zweizeitiger Unterschenkelnachamputation zufriedenstel-
lende Stumpfbildung und prothetische Versorgung

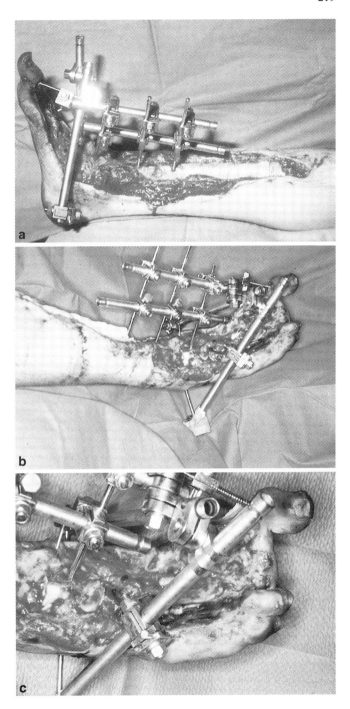

Abb. 4 a–c

220

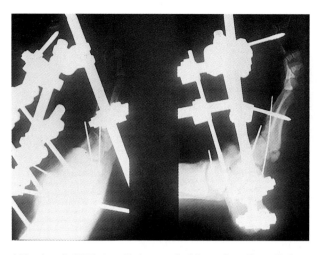

d

Abb. 4 a–d. 17jähriger Patient nach drittgradig offener Fußwurzelluxationsfraktur mit Beteiligung des OSG und der Tibia durch Häkselmaschine mit Verlust großer Teiler des Mittel- und Rückfußes, Infektion des oberen und unteren Sprunggelenks und langstreckigem Haut- bzw. Weichteilverlust. **a–d** Klinischer und röntgenologischer Befund bei Behandlungsübernahme

arbeit des Patienten, die sog. Compliance fehlt, daß es sich um einen chronischen Alkoholiker handelt, daß möglicherweise auch psychiatrisch nicht therapierbare Selbstverstümmelungstendenzen im Sinne des Morbus Münchhausen vorliegen, oder aber daß das Umfeld des Patienten derartig ungünstige Voraussetzungen bietet, daß eine langwierige aufwendige Rekonstruktion wenig sinnvoll erscheint. Hierunter fallen auch die Fälle, bei denen der Patient nach langjähriger, immer wieder erfolglos ausgeführter Osteitistherapie mit immer ungünstiger werdenden Knochen- und Weichteilverhältnissen keinen Sinn mehr in weiteren Erhaltungsversuchen sieht (Abb. 7).

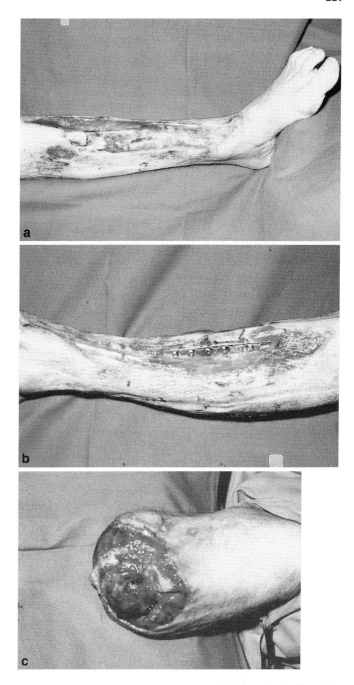

Abb. 5 a–f. 55jähriger Patient nach zweitgradig offener Unterschenkelfraktur durch Quetsch-verletzung mit chronischer Tibiaosteitis mit ausgedehntem Haut- bzw. Weichteildefekt und AVK, Oberschenkeltyp, Stadium 2 a. **a, b** Klinischer Ausgangsbefund. **c, d** Zweizeitige myo-plastische Stumpfbildung. **e, f** Unterschenkelkurzstumpf und prothetische Unterschenkelver-sorgung mit Oberschenkelmanschette

222

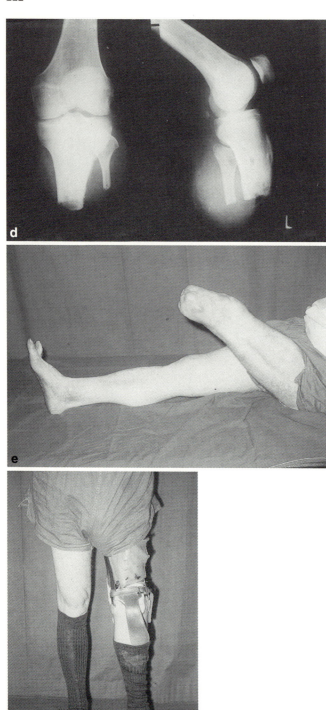

Abb. 5 d–f

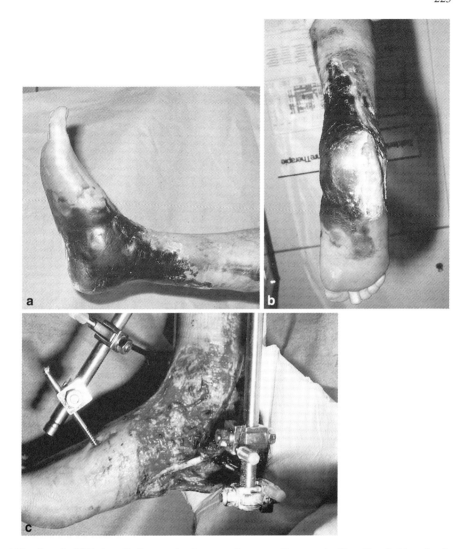

Abb. 6 a–d. 48jähriger Patient nach oberer und unterer Sprunggelenkluxationsfraktur durch Steinpressmaschine mit ausgedehnten Hautnekrosen am Fuß- bzw. Unterschenkel und nachfolgendem oberen und unteren Sprunggelenkempyem. **a, b** Ausgedehnte Nekrosen am Fuß und Unterschenkel. **c, d** Nach Nekrotomie, chronische Rückfußinfektion mit OSG- und USG-Empyem, deshalb zweizeitige myoplastische Unterschenkelamputation

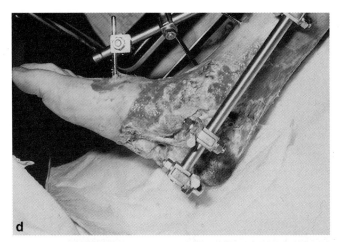

Abb. 6 d

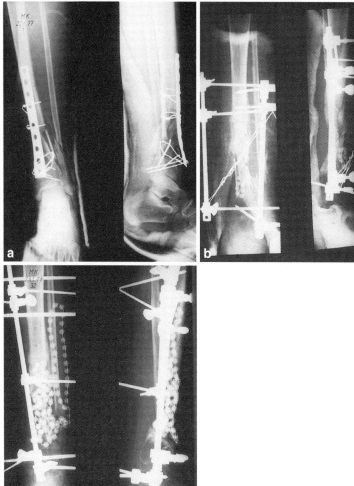

Abb. 7 a–c

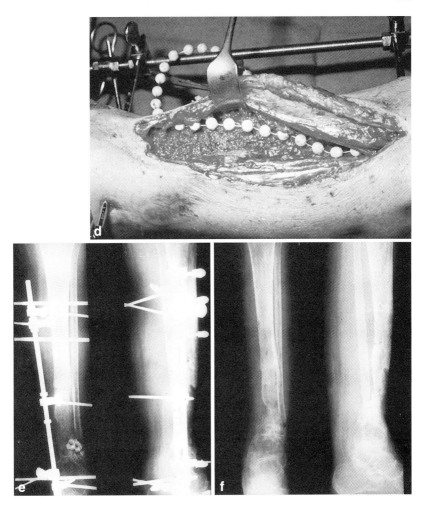

Abb. 7 a–f. 27jährige Patientin nach geschlossener distaler Unterschenkeltrümmerfraktur, völlig instabiler primärer Plattenosteosynthese, ausgedehnter Osteitis, unzureichender Osteitistherapie. **a** Primäre instabile Frakturversorgung. **b** Unzureichende Sequestrektomie, Stabilisierung im zeltförmigen Spindelfixateur. **c** Nach ausgedehnter Sequestrektomie und Fixateurwechsel. **d** 2. autologe Spongiosatransplantation. **e** Fixateurlockerung, persistierender Infekt. **f** Fixateurentfernung, Gipsbehandlung, Reinfektion des Spongiosatransplantats, zunehmende Instabilität. Patientin lehnte nach 1 1/2jähriger Behandlung weitere Erhaltung mit Reosteosynthese und erneuter Sequestrektomie ab, deshalb zweizeitige myoplastische Unterschenkelamputation

Technik der Amputation im Infekt

Bei uns hat es sich bewährt, Gliedmaßenamputationen wegen Knocheninfektionen möglichst zweizeitig auszuführen, wobei die 1. Operation dem eigentlichen Absetzen der infizierten Gewebeanteile, die 2. Operation ca. 7–10 Tage später dem myoplastischen Stumpfverschluß dient (angelehnt an die Verfahren von Mondry und Dederich).

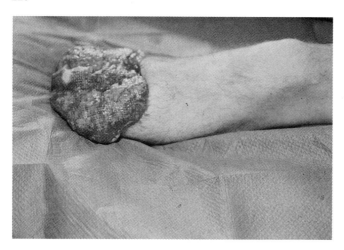

Abb. 8. 7 Tage alter offener Unterschenkelstumpf

Bei der ersten Operation sind definitive Länge und endgültige Stumpfbildung
selbstverständlich zu berücksichtigen. Allerdings müssen die infizierten Anteile mit
einem gewissen Sicherheitsabstand von wenigen Zentimetern abgesetzt werden, wobei die großen Gefäße möglichst definitiv versorgt werden, der Knochen allerdings
1–2 cm länger als die geplante endgültige Stumpflänge belassen bleibt und die Nerven nur gekürzt und markiert werden, weil in der Infektsituation eine Präparation
nach weit proximal wenig sinnvoll ist (Abb. 8 und 9).

Als ideale Stumpfverhältnisse dürfen in Erinnerung gerufen werden: Tibialänge
von 15–18 cm vom inneren Kniegelenkspalt aus gemessen; die Fibula sollte 1–2 cm
kürzer als die Tibia sein; die Weichteilmanschette sollte am Unterschenkel dorsal ge-

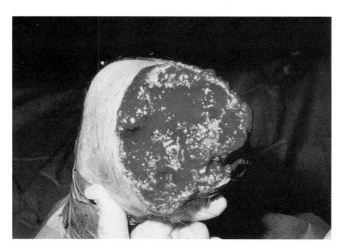

Abb. 9. Offener Unterschenkelkurzstumpf, eine Problemsituation – die bei Amputationen wegen Infektionen nicht selten ist, sekundärer plastischer Stumpfverschluß durch Wundrandmobilisation und Spalthauttransplantation

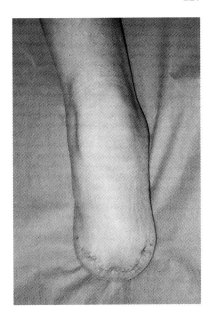

Abb. 10. Typischer Unterschenkelstumpf, rechteckige Stumpfform, myoplastische Knochendeckung, Versorgung mit Unterschenkelprothese ohne Oberschenkelmanschette

stielt sein und die Narbe nach ventral gelegt werden, um nicht nachher Probleme in der Prothesenbettung zu erzeugen. Beim Oberschenkel ist die halbe Schaftlänge ideal, die Weichteile sollten hier ventral gestielt werden, die Narbe nach dorsal verlagert werden, um Prothesenprobelemen vorzubeugen (Abb. 10 und 11). Selbstverständlich muß man bei der Amputation von infizierten Gliedmaßen häufig Kompromisse eingehen oder erreicht nur selten diese idealen Voraussetzungen, weil langjähriger Krankheitsverlauf, zahlreiche Operationen und ausgedehnte Defekte oder Gewebe-

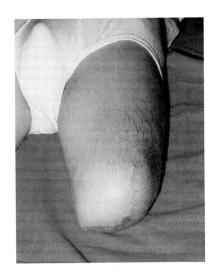

Abb. 11. Typischer Oberschenkelstumpf, Narbenführung defektentsprechend, myoplastische Knochendeckung, Versorgung mit Oberschenkelprothese

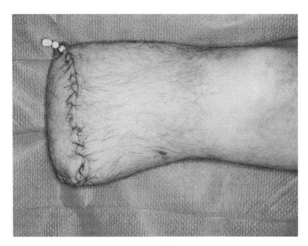

Abb. 12. Unterschenkelstumpfbildung nach offener Phase, prophylaktische Septopaleinlage

verluste Zugeständnisse erzwingen. Im Vordergrund sollte stets funktionelles Denken stehen und möglichst viel des vitalen Gewebes erhalten bleiben.

Die 2. Operation ist trotz der offenen Stumpfverhältnisse deshalb als weniger problematisch einzustufen, weil die Keime, die die Knocheninfektion unterhielten, meist nicht mehr vorherrschen und trotz der offenen Situation die Kontamination mit wenig virulenten Keimen die Regel ist. Am Anfang der Operation werden die Weichteile sehr sorgfältig débridiert, dann möglichst Handschuhe und Instrumentarium gewechselt, der Knochen auf die definitive Länge gekürzt, wobei die vordere Tibiakante abgeschrägt werden sollte und Bohrlöcher in den Knochen gelegt, um darin die Muskulatur zwecks stabiler Abdeckung kreuzförmig zu vernähen. Die Nerven werden jetzt

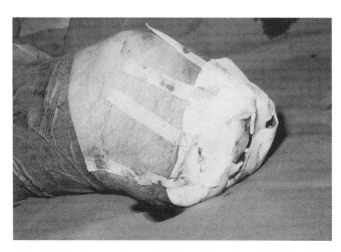

Abb. 13. Versorgung des verbliebenen Haut- bzw. Weichteildefekts bei Unterschenkelkurzstumpf mit Epigard, prohpylaktische Septopaleinlage, sekundärer Defektverschluß durch Wundrandmobilisation und Spalthaut

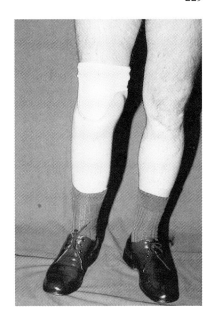

Abb. 14. Unterschenkelprothese ohne Oberschenkelmanschette – KBM-Bein

definitiv weit nach proximal gekürzt, wobei der Nerv nach proximal mit einer kräftigen Klemme mehrfach gequetscht werden sollte. Mit Ausnahme des N. ischiadicus,
welcher wegen des Zentralgefäßes eine Ligatur erhalten muß, sollten Nerven nicht li-
giert werden. Nach Einlegen tiefer und subkutaner Redon-Drainagen sollte im Bereich des Unterschenkels die dorsale Unterschenkelfaszie exzidiert und die Haut so-

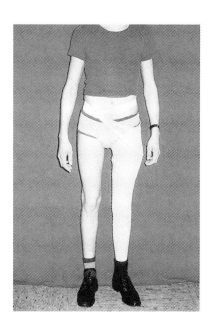

Abb. 15. Oberschenkelprothese mit Beckengurt

wie Unterhaut locker verschlossen werden. Dabei ist darauf zu achten, daß keine Hohlräume resultieren. Bei uns hat es sich bewährt, subkutan Septopalminiketten als Infektprophylaxe einzulegen (Abb. 12 und 13). Es ist besonders hervorzuheben, daß ein sehr häufiger Fehler der offenen Amputation darin besteht, zu wenige Weichteile zu belassen und damit Probleme beim Stumpfverschluß zu provozieren. Die den Knochen überragenden Weichteile, insbesondere Haut bzw. Unterhaut, sollten ca. 1 1/2mal so lang sein, wie der Durchmesser der Extremität mißt.

Bei der prothetischen Versorgung (Abb. 14 und 15) stehen 3 unterschiedliche Verfahren zur Verfügung: die Sofort-, die Früh- und die Spätversorgung. Wir bevorzugen mit gutem Erfolg die Frühversorgung.

Die prothetische Versorgung stellt nach unserer Erfahrung immer dann ein Problem dar, wenn sie nicht im Rahmen der stationären Heilbehandlung unter Aufsicht des Operateurs stattfindet. Wenn dies technisch nicht erreichbar ist, sollten doch entsprechende Nachuntersuchungen in der operierenden Klinik vorgenommen werden, um dem Patienten die Sicherheit zu vermitteln, daß nach dem Absetzen eines Gliedmaßenabschnitts das therapeutische Ziel weiterhin darin besteht, eine belastbare Extremität zu erzielen, auch wenn sie mit anderen Mitteln erreicht wird.

Die Amputationsrate aus unserem Krankengut von 1976–1986 betrug bei 817 behandelten Knochen- und Gelenkinfektionen ohne spezielle Therapie der Knocheninfektion, also als Primärmaßnahme, 1,3%; nach erfolglos versuchter Therapie der Infektion 2,3%.

Literatur

1. Baumgartner R (1978) Allgemeine Probleme der Indikation und der operativen Technik der Amputation und Prothesenversorgung. Orthopäde 7:94–98
2. Dederich R (1983) Indikation zur Amputation sowie die Stumpfversorgung beim Knocheninfekt der unteren Extremität. Orthopäde 12:235–255
3. Hofmann G, Steinig HJ (1987) Amputationen der unteren Extremität bei schweren Infektionen. Hefte Unfallheilkd 189:824–830
4. Koch F, Rügemer G (1974) Amputation. In: Plaue R (Hrsg) Die Behandlung der sekundär-chronischen Osteomyelitis. Enke, Stuttgart, S 166–178 (Bücherei des Orthopäden)
5. Lauterbach HH, Flintsch K (1987) Darf man bei der infizierten Tibiapseudarthrose heute noch amputieren? Hefte Unfallheilkd 189:574–577
6. Lücke R, Marquardt E, Braun A (1988) Indikation und Techniken der Amputation bei schweren Infektionen der Extremitäten. In: Cotta H, Braun A (Hrsg) Knochen- und Gelenkinfektionen. Springer, Berlin Heidelberg New York Tokyo, S 370–394
7. Marquardt E (1987) Indikationen und spezielle Amputationstechnik am Oberschenkel. Hefte Unfallheilkd 189:809–819
8. Neff G (1982) Amputationen infolge von Infekten. Z Orthop 120:615
9. Russe S, Ludolph E (1987) Die Indikation zur Amputation der unteren Extremität aus unfallchirurgischer Sicht. Hefte Unfallheilkd 189:851–853

Diskussion

Das Ziel der Behandlung der posttraumatischen Osteitis ist neben der Sanierung des Infektherdes die funktionelle Wiederherstellung der betroffenen Extremität. Nach Durchführung eines radikalen Débridement, der Stabilisation durch externe Fixation sowie einer lokalen und systemisch antibakteriellen Therapie, erfordert die Rekonstruktion der durch das Débridement entstehenden Knochen- und Weichteildefekte die Beherrschung einer Vielzahl von operativen Techniken inklusive der lokalen und mikrovaskulären Gewebetransfers.

Prinzipiell sind 2 Möglichkeiten der Knochendefektbehandlung derzeit aktuell, zum einen die klassische Methode der Transplantation von körpereigenem Knochengewebe, zum zweiten die Distraktionsosteogenese nach der von Ilisarow propagierten Technik.

Je nach lokalem Weichteilbefund erfordert die Spongiosatransplantation, respektive die Verpflanzung kortikospongiöser Späne nach Infektdébridment die Schaffung eines gut durchbluteten Transplantatlagers als Voraussetzung für eine erfolgversprechende Einheilung des transplantierten Knochens. Für die Wahl der jeweiligen Vorgehensweise sind Defektgröße, Stabilität der Extremität nach Débridement sowie Defektkonfiguration (Halb- bzw. Vollschaftdefekt) zu berücksichtigen. Die Rekonstruktion selbst ist in gleicher Sitzung mit dem Débridement nur bei kleinen Defekten und geringer Aktivität der Infektion einzeitig möglich, in der Regel wird jedoch nach Débridement mit einer Latenz zwischen 6 und 8 Wochen vorgegangen. Verschiedene Transplantate kommen zur Defektauffüllung in Frage. Die höchste biologische Wertigkeit besitzt das autogene vaskularisierte Transplantat, welches unter Belastung über einen Remodellingprozeß die Anpassung an die neue mechanische Beanspruchung erfährt. Nachteil dieser Methode ist jedoch die eingeschränkte Verfügbarkeit sowie der hohe technische Aufwand. Bedingung ist ein anschlußfähiges Gefäßsystem sowohl auf dem venösen als auch auf dem arteriellen Schenkel. Bei einer primären Verlustrate von bis zu 10% sind für dieses Transplantat Streßfrakturraten zwischen 10 und 30% angegeben.

Für den spongiösen Defekt sowie den Halbschaftdefekt und den kurzstreckigen Vollschaftdefekt wird das autogene nicht-vaskularisierte Knochentransplantat verwendet, Entnahmestellen sind im wesentlichen der Beckenkamm, jedoch auch der Trochanter major sowie die Metaphysen der langen Röhrenknochen. Bei relativ geringem technischen Aufwand sind mit dieser Methode gute Ergebnisse zu erzielen. Nachteile sind die limitierte Verfügbarkeit des autogenen Knochenmaterials sowie die

Morbidität hinsichtlich der Entnahmestelle sowie die Refrakturrate. Nach wie vor ist der autologe Knochentransfer die Methode der Wahl in den meisten Fällen mit chronischem Infekt. Bei richtiger Indikation und Technik der Durchführung sind evtl. in Verbindung mit weichteilplastischen Maßnahmen die Mehrzahl der chronischen Infektsituationen dadurch beherrschbar.

Die Alternative der Transplantation von allogenem Knochentransplantatmaterial wird bei unbegrenzter Verfügbarkeit und fehlender Spendermorbidität jedoch eingeschränkt durch die im Vergleich zum autologen Transplantat langsamere Umbaurate sowie ein mögliches Infektrisiko durch HIV und andere virale oder bakterielle Infektionen.

Knochenersatzmaterialien aus anorganisch-synthetischen Stoffen wie Bioglas, Calciumphosphatkeramik sowie Hydroxylapatit und organisch-biologische Präparationen aus Kollagen und Knochenmatrix sind als Implantat in der Infektsituation problematisch. Entsprechende Vorbehalte in Infektsituationen gelten bei der Verwendung von alloplastischem Material (Prothetik) als Knochen- bzw. Gelenkersatz.

Offene Spongiosaplastik in der Technik nach Burri und Papineau haben durch die Möglichkeit eines geschlossenen Vorgehens mittels lokalen oder freien Gewebetransfers nur noch begrenzte Indikationen. Die Methode ist lediglich noch bei kleinen, wenig vernarbten Defektwunden und guter Vaskularität des Extremitätenabschnitts gerechtfertigt. Während die Urheber der Technik Erfolgsraten von bis zu 93% angeben, konnte in späteren Untersuchungen für Infekt- bzw. Defektpseudarthrosen in direktem Vergleich für die geschlossene Technik der Spongiosatransplantation eine Erfolgsrate von 87% ermittelt werden, während die offene Technik lediglich in 66% der Fälle zu einer stabilen Ausheilung führt. Das Auftreten von Rezidivinfektionen ist bei der offenen Technik mit bis zu 35% anzusetzen.

Mit Einführung der Kallusdistraktion durch Ilisarow in die Behandlung von Knochendefekten hat sich eine wesentliche Erweiterung der therapeutischen Möglichkeiten für die Knochenrekonstruktion und damit auch für die Radikalität des Débridements bei der chronischen Osteitis ergeben. Insbesondere bei ausgedehnten Defekten im Schaftbereich hat sich die Kallusdistraktion als Methode der Wahl etabliert.

Im einzelnen stehen nach segmentaler Infektresektion folgende Verfahren zur Rekonstruktion zur Verfügung:

- Die primäre Extremitätenverkürzung gefolgt von einer Extremitätendistraktion nach infektferner Osteotomie zur Wiedererlangung der ursprünglichen Extremität. Limitiert wird dieses Verfahren durch die Möglichkeiten der Verkürzung eines Extremitätensegments. Am Unterschenkel sind hierbei ein Maximum von 3 cm Verkürzung möglich, am Oberschenkel bis zu 6 cm ad hoc. Bedingung für ein solches Vorgehen ist ein stabiler Weichteilmantel mit nur geringfügiger Narbenbildung im Resektionsbereich.
- Segmentaler Knochentransport bei erhaltener Länge der Extremität. Hierbei sind keine Einschränkungen hinsichtlich der Defektgröße vorgegeben, das Verfahren ist als primär geschlossenes Verfahren möglich oder nach Weichteilsanierung mittels Gewebetransfer. Bei vaskulären Problempatienten kann auch offen vorgegangen werden.

– Kombinierte akute und nachfolgend kontinuierliche Verkürzung mit Verschluß des Restdefeks durch Segmenttransport. Dieses Verfahren empfiehlt sich bei sehr ausgedehnten Defekten über 7 cm, wenn keine 2 Verschiebesegmente gebildet werden können.

Lokale und mikrovaskulär gestielte Weichteillappen sind aus der modernen Therapie der chronischen Osteitis nicht mehr wegzudenken. Erst die Schaffung eines ausreichend stabilen Weichteillagers für die Aufnahme des transplantierten Knochens, läßt auch größeren Defektrekonstruktionen zu. Die Möglichkeit des freien Gewebetransfers ist gebunden an mindestens eine intakte Unterschenkelarterie. Falls diese Bedingungen nicht erfüllt sind, muß u.U. die Strombahn rekonstruiert werden.

Als Lappen kommt bei großem Defekt im wesentlichen der Latissimus-dorsi-Lappen zur Anwendung. Bei kleineren Defekten der Radialislappen oder mehr und mehr der Oberarmlappen. In der Hand eines erfahrenen Mikrochirurgen stellt der Lappentransfer eine wesentliche Säule des Extremitätenerhalts dar.

In den wenigsten Fällen des Auftretens eines Rezidivs der chronischen Osteitis ist jedoch der Fehlschlag einem Versagen der Lappenplastik zuzuschreiben. Vielmehr ist die Ursache hierfür ein ungenügendes Débridement am Knochen. Die Defektrekonstuktion durch Spongiosa in Verbindung mit Weichteilplastiken stößt jedoch hinsichtlich des Knochens aus den eingangs erwähnten Gründen an Grenzen. Radikale segmentale Knochenresektionen sind jedoch erst auf dem Hintergrund eines ausreichend sicheren Verfahrens der Knochenrekonstruktion, wie sie durch die Kallusdistraktion gegeben ist, möglich.

Gerade wenn nicht jederzeit die Durchführung eines Lappentransfers möglich oder diese bei kritischer Gefäßsituation riskant erscheint, bietet sich der offene Segmenttransport als Alternative an. Erste Erfahrungen mit diesem Verfahren an der Universität Ulm zeigen, daß bei dieser Vorgehensweise die gleichzeitige Wiederherstellung von Knochen- und Weichteildefekten möglich wird. Das Verschiebesegment bleibt während des Transports über seine Weichteilbedeckung und über das sich bildende Kallusregenerat mit dem Blutkreislauf verbunden. Somit führt der offene Knochentransport über einen gleichzeitigen Weichteiltransport verbunden mit einer lokalen Gewebeproliferation zu einem Verschluß der Weichteile und Wiederherstellung der betroffenen Extremität. Besteht die Segmentbedeckung aus narbig verändertem Gewebe, so ist durch die Distraktion dieser Narben keine Verbesserung der Weichteilsituation, sondern mit weiterhin instabilen Weichteilverhältnissen nach Transportende zu rechnen.

Falls nach Weichteil- und Knochendébridement gesunde Weichteile über dem Transportsegment gelegen sind, ist durch den Transport mit einem stabilen Weichteilverschluß zu rechnen.

Es entfallen so weichteilsanierende Maßnahmen zur Vorbereitung der Knochendefektrekonstruktion.

Bei Ausschöpfung der bisher genannten therapeutischen Möglichkeite ist die früher oftmals einzige erfolgreiche Therapie der chronischen Osteitis durch Amputation selten geworden. Trotzdem stellt sie, bis zum Beweis des Gegenteils, die einzig sichere Therapieform dar. Trotz der heutigen Möglichkeiten des Extremitätenerhalts muß jedoch die Amputation nicht als Niederlage, sondern als ein den speziellen Umständen angepaßtes Therapieverfahren gewertet werden. Die Frage, die sich der jeweilige Behandler stellen muß, ist, ob Extremitätenerhalt um jeden Preis in den einzelnen Fällen sinnvoll ist. So kann selbst bei lokal nicht aussichtsloser Situation für manche Patienten die Amputation die Therapie der Wahl darstellen. In die Überlegungen müssen neben dem Patientenalter, Begleiterkrankungen, wie Gefäß- oder Nervenaffektionen, Systemerkrankungen wie Diabetes mellitus sowie psychosoziale Aspekte einbezogen werden. Dem Patienten sollte der voraussichtliche operative und zeitliche Aufwand in Relation zur Gesamtsituation und den wahrscheinlichen Erfolgsaussichten der Therapie klar gemacht werden.

Teil VI

Psychosoziale Probleme

Bewältigung psychosozialer Probleme bei chronischem Knocheninfekt

R. W. Dahlbender

Universitätsklinik Ulm, Abt. Psychotherapie, Am Hochsträss 8, D-89081 Ulm

Einleitung

Aus der Sicht der psychosomatisch-psychotherapeutischen Medizin ist der chronische Knocheninfekt prinzipiell als infektiöses und als chronisches Geschehen theoretisch wie klinisch relevant, ungeachtet der Tatsache, daß er in der entsprechenden Fachliteratur bislang nahezu keine Beachtung fand. Zum einen mehren sich in Psychoneuroimmunologie und -endokrinologie Hinweise, die für enge Wechselwirkungszusammenhänge zwischen zentralnervösem, humoralem und immunologischem System und psychischen Prozessen sprechen (Ader et al. 1991; Henningsen 1993, Kropiunigg 1991). Zum anderen stellen die psychosozialen Folgen einer chronischen Knocheninfektion und die Krankheitsbewältigung eine immense Herausforderung für Patienten, Angehörige, Behandler und alle anderen Beteiligten dar. Überdies, die klinische Erfahrung, daß seelische Prozesse den Verlauf einer chronischen Erkrankung, eines chirurgischen Eingriffs oder etwa einer Knochenmarktransplantation (KMT) wesentlich mitbeeinflussen, läßt sich mittlerweile auch empirisch belegen (Beutel 1988; Höfling 1988; Muthny 1990; Schüßler 1993; Tschuschke et al. 1993).

Dieser Beitrag möchte in den zweiten Aspekt einführen und auf die überragende Bedeutung aufmerksam machen, die Chirurgen über das psychologisch-interaktionelle Instrumentarium der Arzt-Patient-Beziehung in der Bewältigung der psychosozialen Folgen des chronischen Knocheninfekts spielen können. Semistrukturierte Interviews, die mit Osteitispatienten im Rahmen einer noch laufenden Studie zum Krankheitserleben und zur Krankheitsverarbeitung durchgeführt wurden, bilden den praktischen Erfahrungshintergrund.

Psychosoziale Aspekte chronischer Knocheninfektion

Chronische Krankheitsprozesse werden subjektiv oft als lebensverändernde Ereignisse erlebt, die Betroffene persönlich, familiär und sozial vor andere Problemkonstellationen stellen als akute Krankheiten. Eine chronische Knocheninfektion ist im subjektiven Erleben der Betroffenen insofern belastend, als sie mit einer zeitlich meist schwer überschaubaren, nicht selten jahrelangen Patienten- und Krankenhauskarriere mit all ihren bekannten Implikationen verbunden ist, welche die gewohnte Lebenssphäre gravierend verändern, den sozial-kommunikativen Spielraum einengen und

Hefte zu „Der Unfallchirurg", Heft 255
Kinzl et al. (Hrsg.), Diagnostik und
Therapie der posttraumatischen Osteitis
© Springer-Verlag Berlin Heidelberg 1995

obendrein seelische und interaktionelle Probleme mit Ärzten, Schwestern, Mitpatienten, und Angehörigen mit sich bringen (Begemann 1976; Heim u. Willi 1986; Rhode 1974; Siegrist 1988). Die somatische Behandlung ist intensiv und nicht gerade komplikations- und nebenwirkungsarm. Der Krankheits- bzw. Gesundungsprozeß verläuft je nach Stadium bzw. lokaler Situation allzuoft leider nicht linear, sondern viel eher zyklisch. Trotz großer Anstrengungen ist er u.U. doch progredient und nicht vom gewünschten Heilungserfolg gekrönt. An den stationären Behandlungsabschnitt kann sich eine Anschlußheilbehandlungs- (AHB-) Maßnahme anschließen, in jedem Fall ist aber eine mehr oder weniger engmaschige, regelmäßige ambulante ärztliche Behandlung unumgänglich.

Zu diesen eher unspezifischen Faktoren kommen die im engeren Sinne krankheitsstadien- bzw. behandlungsspezifischen Belastungsfaktoren hinzu, die die verschiedenen Behandlungsansätze mit sich bringen. Bekanntermaßen sind häufige, oft umfängliche Operationen nötig, um nekrotisches Gewebe zu entferenen, Fragmente mittels Metallimplantaten oder Fixateur zu stabilisieren, Spongiosa zu transplantieren, Gewebedefekte zu decken etc. und u.U. dann doch zu amputieren oder Teilamputationen vorzunehmen. Hinzu kommen immer wieder kleinere lokale Revisionen, intensive Antibiose, Verbandwechsel, zigfache Labor- und Röntgenkontrollen, wohlmöglich Medikamentennebenwirkungen und dergleichen.

Subjektiv am stärksten belastend ist v.a. der ungewisse Verlauf, die u.U. kaum wahrnehmbaren Behandlungsfortschritte oder wohlmöglich Befundverschlechterungen mit dem Verlust von autonomen Verhaltensmöglichkeiten, die von einer breiten Palette von Befürchtungen, hoffnungsvollen Erwartungen v.a. an Ärzte, Pflegepersonal und Angehörige, emotionale Reaktionen sowie interaktionellen Verhaltensmustern begleitet werden. Weniger belastend erlebt wird der je nach Behandlungsverfahren bzw. lokaler Situation wechselnde, eher weniger beeinträchtigte körperliche Allgemeinzustand. Die heftigen, oft monatelangen Schmerzen bei der Ilisarow-Technik werden hingegen äußerst belastend erlebt.

Mit der Zeit rücken dann andere Belastungsmomente ins Zentrum des subjektiven Erlebens, die mit den mehr oder minder eingreifenden Veränderungen bzw. Einschränkungen, die tatsächliche oder auch nur drohende somatische Struktur- und Funktionsstörungen in vielen Lebensbereichen nach sich ziehen: Mobilitätseinschränkung, Sorgen um die Verletzungs- bzw. Rezidivgefahr, Befürchtungen hinsichtlich bleibender Defekte, Amputation und Behinderung, ferner die krankheitsbedingten Veränderungen der gewohnten Lebenszusammenhänge und sozialen Rollen in Partnerschaft, Sexualität, Familie, Beruf, zwischenmenschlichen Beziehungen und Freizeit. Der favorisierte Lebensentwurf ist oft unbrauchbar geworden, ein neuer muß noch gefunden werden. Im Falle eines Unfalls muß auch an die unmittelbaren seelischen Rückwirkungen (z.B. die Mobilisierung von Schuldgefühlen etc.) und die möglichen finanziellen, berufs-, zivil- oder auch strafrechtlichen Konsequenzen gedacht werden. Zusammenfassend kann man sagen, der Knocheninfekt beeinträchtigt die biopsychosoziale Integrität des Erkrankten und tangiert die seiner Angehörigen.

Bewältigung des chronischen Knocheninfekts

Diese Skizze potentieller Belastungen deutet die Vielschichtigkeit der Probelemlage und Zusammenhänge an. Für die konkrete Behandlungsplanung muß allerdings geklärt werden, unter welchen Bedingungen und in welchem Ausmaß Belastungsmomente im Einzelfall manifest werden. Dazu ist es notwendig, das individuell fein moderierte Wechselspiel von Krankheitsgeschehen und Krankheitsbewältigung, in das eine Vielzahl von biologischen, psychologischen und sozialen Variablen eingreift, zu untersuchen. Die Vielzahl der Variablen kann hier nur angedeutet werden: Persönlichkeitsmerkmale, Alter, Geschlecht, persönliche Handlungs- und Reaktionsdispositionen, soziale Rollenstereotype, an das Krankheitsgeschehen geknüpfte Emotionen (z.B. hypochondrische Ängste), Phantasien bzw. subjektive Überzeugungen oder Attributionen (Krankheit als symbolische Bestrafung, Auflehnung, Erleichterung, Verlust, Bedrohung etc.), Lebens-, Beziehungs- und Krankheitsvorerfahrungen, persönliche und soziale Bewältigungsressouren, situativer Handlungs- und Beziehnungskontext etc.

Coping oder Krankheitsbewältigung ist nicht als die bloße Verbesserung der Lebensqualität mißzuverstehen. Krankheitsbewältigung meint vielmehr das umfassende mehr oder weniger Bemühen, bereits bestehende oder erwartete Krankheitsbelastungen kognitiv, emotional und/oder durch zielgerechtes Handeln je nachdem aufzufangen, auszugleichen, zu meistern oder zu verarbeiten (Heim 1986). Dieses Bemühen ist als multifaktorieller interaktiver Prozeß zwischen Patient und seiner sozialen Umgebung v.a. seinen Angehörigen und seinen Behandlern zu verstehen:

1. Wie angemessen nimmt ein Patient seine Krankheit wahr?
2. Wie bewertet er die Wahrnehmung bzw. welche subjektive Bedeutung schreibt er ihr bewußt oder unbewußt zu?
3. Wie handelt er in der Konsequenz?
4. Welche emotionalen Reaktionen, welche verinnerlichten Beziehungsmuster werden mobilisiert?
5. Welche persönlichen und sozialen Ressourcen stehen dem Patient zur Verfügung bzw. welche vermag er zu aktivieren?
6. Wie nimmt er die Reaktionen seiner sozialen Umgebung, insbesondere ärztliche Informationen und ärztliches Handeln in bezug auf seine Krankheit wahr und wie bewertet er diese?

Während ältere Ansätze in der Copingforschung den chronisch Kranken als das hilflose, fast zwangsläufig fehlangepaßt reagierende Opfer überwältigender Belastungen sahen, wurde er in modernen Ansätzen (z.B. Lazarus u. Folkman 1984), die auf den Krankheitsverarbeitungsprozeß abstellen, zu einem sich aktiv mit seiner Krankheit auseinandersetzenden Individuum, das eigene und soziale Ressourcen nutzt, um sich möglichst optimal auf die veränderte Situation einzustellen und sich kontinuierlich um eine subjektive stimmige Lebensrealität bemüht. Die moderne Copingforschung hat ein breites Repertoire verschiedener Bewältigungsmechanismen und -stile beschrieben (Heim 1986). Gegewärtig ist es aber noch zu früh, abschließend zwischen günstigen und ungünstigen Verarbeitungsformen zu differenzieren. Im allgemeinen werden hohes positives Selbstwertgefühl, Selbstvertrauen, soziale Kompetenz und v.a. aktive Problemorientierung und kämpferische Krankheitseinstellung als günstig eingestuft, hingegen Passivität, stoisches Akzeptieren, Unterwerfung, Resignation und Hoffnungslosigkeit als ungünstig. Es entspricht der klinischen Erfahrung, daß Patienten, die über ein relativ breites und flexibles Bewältigungsrepertoire verfügen, sich besser mit ihrer Erkrankung arrangieren, als solche mit wenigen und rigiden Bewältigungsformen, da sie sich vermutlich besser auf die unterschiedlichen u.U. sogar widersprüchlichen Bewältigungserfordernisse der verschiedenen Krankheits- und Behandlungsphasen einstellen können, die beispielsweise einmal Passivität erzwingen, einmal Aktivität fordern.

Eine zentrale Bedeutung in der Krankheitsbewältigung kommt dem sozialen Umfeld, dem Netzwerk und der Qualität der zwischenmenschlichen Beziehungen des Patienten zu, in welchem Umfang etwa vertrauensvolle oder lediglich oberflächliche Beziehungen hat. Diese wurde im „Social-support-Ansatz" besonders ausgearbeitet (Cobb 1976). Der Patient erfährt emotionale Unterstützung z.B. als Trost oder Verständnis, informative Unterstützung z.B. als Aufklärung oder Ratschläge, instrumentelle Unterstützung z.B. als praktische Hilfen oder ärztliche Behandlung und evaluative Unterstützung z.B. als persönliche Anerkennung, Wertschätzung und Zugehörigkeit zu einer Bezugsgruppe.

Bedeutung der Arzt-Patient-Beziehung für Therapie und Krankheitsbewältigung

Da Patienten mit chronischem Knocheninfket im allgemeinen als psychosozial mehr oder weniger hoch belastet gelten können, kommt ergänzend zu den somatischen Maßnahmen, der möglichst frühzeitigen Förderung ihrer Möglichkeiten zur Krankheitsbewältigung in der Therapie, eine zentrale Funktion zu. Wie bei anderen chronischen Erkrankungen entscheiden sich Erfolg oder Mißerfolg therapeutischer Bemühungen letztlich auch beim chronischen Knocheninfekt mit an der Qualität der Arzt-Patient-Beziehung, d.h. dem Kernstück interaktiver Krankheitsbewältigung. In diesem Zusammenhang muß man sich vergegenwärtigen, daß prinzipiell jede Therapie, ganz besonders aber lange Behandlungen, ein komplexer interaktiver Prozeß zwischen Patient bzw. Patientsystem und Arzt bzw. Behandlersystem ist. Jeder Arzt ist in diesen Therapie- und Bewältigungsprozeß als aktiver Mitgestalter involviert und entgegen tradioneller Rollenstereotypen keineswegs nur als objektive Beobachter (Thomä u. Kächele 1986; Ermann 1992). Ärzte sind auf vielfältige Weise, insbesonder auch emotional verwickelt.

Den Stellenwert des interaktiven Wechselspiels von Patient und Arzt illustriert exemplarisch das Beispiel eines mit 51 Jahren polytraumatisierten Patienten, dessen Unterschenkelinfekt nach einer wechselhaften 7jährigen Krankengeschichte mit mehr als 20 Operationen, Frühberentung etc. mittels Segmentresektion und Kallusdistraktion schließlich erfolgreich saniert werden konnte. Als ich ihn telefonisch um seine Einwilligung zu einem Interview bat, sagte er mit dankbarem Unterton – noch ohne genau zu wissen, was ich von ihm will: „Das hätte ich ohne meine Frau und Dr. A (RWD.) – nicht geschafft!" Sogleich erkundigte er sich auch nach ihm und bat mich, Grüße auszurichten. Die Art seiner Darstellung, seiner Schilderung im Interview legte nahe, daß die gute Beziehung zu Dr. A. vieles erleichtert, manches sogar erst ermöglicht hat. Den Stellenwert, den eine gute Arzt-Patienten-Beziehung für den Patienten hatte, macht auch eine kleine Visitenepisode deutlich, in der ihn der Stationsarzt, Dr. O. (RWD) wieder einmal ohne erkennbaren Grund auflaufen ließ: „Der war vielleicht ein guter Arzt, aber als Betreuer am Krankenbett ...“ Der Patient scheint einen feinen Unterschied zwischen Arzt und Betreuuer zu machen, der nachdenklich stimmen kann.

Die Bedeutung der Arzt-Patient-Beziehung ist bei einer chronischen Erkrankung aus folgendem Grund besonders hoch zu veranschlagen. Denn je chronischer eine Erkrankung und damit je länger ein Behandlungsstadium oder eine einzelne Therapiemaßnahme ist, desto weniger kommt das ärztliche Handlungsmodell, das sich an Diagnostik, spezifischer Intervention, schneller Heilung und Trennung vom Patienten orientiert zum Tragen, um so mehr aber ein Handlungsmodell, das sich um eine umfassende Therapie und Betreuung des Patienten bemüht, die frühzeitig und gezielt die Bedingungen zur bestmöglichen Bewältigung seiner Krankheit bzw. zur Adaptation in seinem Lebenskontext fördert (Raspe 183; Schmeling-Kludas 1988). Zweifellos sind Chrirugen nach wie vor als „Heiler“ gefragt. Sie werden aber, wenn sie sich auf den chronisch Knochenkranken einlassen, mehr und mehr zum „Langzeitbetreuer“ oder „-begleiter“ des Patienten. Das bedeutet, daß sie zusätzlich zu Ihren chirurgisch-instrumentellen Fähigkeiten in zunehmendem Maße auch in ihrer Fähigkeit gefordert sind, eine hilfreiche Arbeitsbeziehung (Luborsky 1984) zum Patienten über einen sehr langen Zeitraum und über zahlreiche Komplikationen während des Krankheitsprozesses hinweg aufrechzuerhalten. Die Überbetonung der biomedizinischen Aspekte in der Medizinerausbildung und die Weiterbildungsrotation erleichtern es dem Klinikarzt nicht, sich in der Betreuerfunktion einzuüben.

Der Chirurg muß versuchen, den Patient möglichst von Anbeginn an als aktiven „Gesundheitspartner“ zu gewinnen, denn die z.T. komplizierte und eingreifende Behandlungstechnologie erfordert die aktive und zuverlässige Mitarbeit des Kranken auf mehr oder weniger lange Zeit und stellt sein Bewältigungspotential auf eine harte Probe. Eine passive Krankenrolle genügt hier nicht mehr. Um dieses Ziel zu erreichen, kann der Chirurg seine ärztliche Autorität via Information, Kontrolle, Expertenkompetenz, Belohnung etc. in die Waagschale werfen. Im Vergleich dazu gelingt dies aber am effektivsten, wenn der Arzt den Patienten emotional unterstüzt und ihm ein positives Modell im Umgang mit der Krankheit anbieten kann, mit dem dieser sich identifizieren und mit der Zeit zu eigen machen kann. Der genannte Patient brachte das auf die Formel: „Wir waren ein Team!“ Wir müssen uns allerdings bewußt sein, daß sich Konflikte zwischen Patient (ggf. Angehörigen) und Chirurg ergeben können, wenn das vom Arzt favorisierte oder von der Institution vorbestimmte Handlungsmodell, Schwerpunkte setzt, denen der Patient – aus welchen Gründen auch immer – nicht folgen kann. Hier gilt es, die Bewältigungsmöglichkeiten des Patienten im Gespräch in Erfahrung zu bringen und zu berücksichtigen.

Eine gute Arbeitsbeziehung wird am ehesten erreicht, je besser es dem Chirurgen in der Interaktion mit dem Patienten gelingt, zu vermitteln, daß er ihn persönlich wertschätzt, an ihm interessiert ist, mitfühlenden oder freudigen Anteil an seinem Ergehen nimmt, ihm helfen will, offen zu ihm ist und ihn aktiv in seine Überlegungen um die Krankheit und Therapie einbezieht etc. Der genannte Patient gab im Interview mehrere Hinweise, daß er sich in der Beziehung zu seinen Ärzten, speziell zu Dr. A., nicht nur fachlich sicher, sondern auch emotional jederzeit aufgehoben und gehalten fühlte. Er war sich sicher, daß sein Arzt ihn nicht „von oben herab anschnauzt", nicht „saudumm heraus schwätzt", sondern ihn ernst nimmt, seinen „Schmerz versteht" und ihm so gut er kann „hilft". Das spornte ihn an, die Schmerzen etwas länger oder mit weniger Schmerzmittel auszuhalten. Diese gute Beziehungsgrundlage, ermöglichte es Patient und Ärzten, auch spannungsvolle Momente, Unsicherheiten, Rat- und Hilflosigkeit, Unabänderlichkeiten miteinander auszuhalten und auch klare Worte zu wechseln, wo es nötig schien. Eine der wichtigsten Erfahrungen für den Patienten war, der souverän-offene Umgang mit den ärztlichen und persönlichen Begrenztheiten. Dies tat weder der fachlichen Kompetenz von Dr. A. noch dem Gefühl, sich in sicheren Händen zu wissen, einen Abbruch.

Kurz erwähnt sei, daß die Behandlung des chronischen Knochenkranken selbstverständlich auch für Chirurgen belastend ist. Daß sich der Krankheitsverlauf des vorerwähnten Patienten so positiv entwickelte, trug sicherlich auch die Genugtuung des „besonderen Falles" bei, der die Behandler für so viele Belastungen entschädigte. Es ist nur allzu menschlich, daß es auch als Arzt nicht immer möglich ist, die tagtäglichen Belastungen derartiger Behandlungen auszuhalten oder eine gute Beziehung zum Patienten aufzubauen bzw. ohne Schwankungen durchzuhalten. Zudem ist die Behandlung als zwischenmenschliche Situation geradezu prädestiniert für die Neuauflage von lebensgeschichtlich verinnerlichten Beziehungsmustern beider Interaktionspartner. Ein typisches Beispiel dafür: Manche Patienten neigen in der Hoffnung auf Gesundheit zu einer Idealisierung des Chirurgen verbunden mit der unkritischen Unterwerfung unter sein Behandlungsregime. Läßt sich der Chirurg aus eigenen Motiven dazu verführen, die unrealistischen Hoffnungen des Patienten zu nähren, die dieser gerne hören möchte, wird es aller Erfahrung nach nicht lange auf sich warten lassen, bis die zwangsläufig nicht ausbleibende Enttäuschung des Patienten beispielsweise in subtile oder offene Vorwürfe, in Entwertungen des Arztes, in mehr oder weniger direkte Sabotage des Behandlungsregimes umschlagen. Dies kann dann in eine Kollision von Patient und Chirurg einmünden, die die ohnehin schwierige Behandlung obendrein noch kompliziert. Es ist schon viel gewonnen, wenn wir uns als Ärzte ein derartig subtiles Zusammenspiel mit Patienten erst einmal eingestehen, beispielsweise, wenn unser Mitgefühl in mehr oder minder offenen Ärger, in defensive Rechtfertigungen oder in forcierte Behandlungsmaßnahmen umschlägt. So erhalten wir uns die Chance, die in der Langzeitbetreuung so emminent wichtige „hilfreiche Beziehung" zum Patienten zu erhalten. Wir laufen weniger Gefahr, uns in unserem unverdauten Affekt dazu verleiten zu lassen, den unzuverlässigen Patienten zu kränken oder den klagenden Patienten am liebsten loswerden zu wollen und damit die negativen Erwartungen von Patienten an uns ungewollt zu bestätigen, die u.U. eine konstruktive Zusammenarbeit verunmöglichen. Hier kann das Gespräch mit Kollegen, ggf. einem Liaison-Psychotherapeuten (s. unten) oder in geeigneter Form auch mit dem Patienten selbst klärend wirken und helfen, eingefahrene Situationen zu entkrampfen.

Integration psychosozialer Variblen in den Therapiealgorythmus

Begreift man den chronischen Knocheninfekt als komplexen biopsychosozialen Wechselwirkungsprozeß (Engel 1977; Uexküll u. Wesiack 1988), dann können Entstehung, Verlauf und Bewältigung der Krankheitsfolgen bzw. Therapie nicht mehr einseitig mittels biomedizinischen oder psychosozialen Variablen erklärt werden. Wenn es gelänge, psychosoziale Variablen in die Therapieplanung sinnvoll einzubeziehen, die tradionellerweise am somatischen Krankheitsprozeß orientiert ist, wird es wahrscheinlicher, daß die psychosozialen Krankheitsfolgen für Patienten – v.a. Risikopatienten – und Angehörige sowie die Belastungen für Ärzte und Pflegepersonal besser abgefedert werden können. Möglicherweise kommt man auch sowohl unnötig langen und aufwendigen und letztlich doch erfolglosen Behandlungsversuchen, wie auch unnötigen Amputationen auf die Spur.

Konkret sollte die gezielte, frühzeitige Förderung der individuellen Bewältigungsstrategien des Patienten integraler Bestandteil des Therapiealgorythmus sein. Hier hat das ärztliche Gespräch eine wichtige diagnostische und therapeutische Funktion. Der Chirurg kann die psychosoziale Problemlage seines Patienten und sein Bewältigungspotential im Gespräch diagnostizieren. Therapeutisch kann er zugleich die Aufmerksamkeit des Patienten auf seine Bewältigungsstrategien fokussieren. Überdies pflegt er die in der Langzeitbetreuung so entscheidende Arzt-Patient-Beziehung und beugt damit Complianceproblemen vor. Diese entpuppen sich nicht selten als enttäuschte Beziehungswünsche, die u.U. besonders drängend sind, weil anderweitig keine brauchbaren sozialen Beziehungen vorhanden sind. Dennoch kann der Chirurg nicht immer verhindern, daß sich Patienten auf ungünstige Weise gemäß innerer Beziehungsmuster in ihrer Erkrankung einrichten und einen sehr zweifelhaften Krankheitsgewinn daraus ziehen. Den psychologischen Einfluß aber, den jeder Chirurg über die Arzt-Patient-Beziehung hat, den sollte er auch nutzen, damit der Patient seine Bewältigungs- und Adaptationsressourcen möglichst voll ausschöpfen kann. Das ärztliche Gespräch kann als Einzelgespräch mit dem Patienten oder zusammen mit Angehörigen und/oder Mitpatienten geführt werden. Der Spielraum zum Experimentieren ist hier relativ groß.

Entspannungsverfahren, wie z.B. autogenes Training, progressive Muskelrelaxation, Yoga etc., die sich bei vielfältigen psychogenen und somatischen Körperstörungen bewährt haben oder geeignete Verhaltenstrainingsprogramme können ergänzend eingesetzt werden. Die vermutlich eher selteneren psychotherapeutisch-psychiatrischen Maßnahmen sollten an die fachspezifischen Indikationskriterien gebunden bleiben.

Modell eines multiprofessionellen Behandlungsteams

Die Therapie eines Patienten mit chronischem Knocheninfekt muß als ein Prozeß begriffen werden, der je nach Behandlungsphase und -situation in unterschiedlicher Gewichtung Momente akutmedizinischer Intensiv- und High-tech-Medizin, psychosozialer Kriseninterventionen und langfristig angelegte biopsychosoziale Rehabilitationsansätze integriert. Dies erfordert eine Annäherung von Fächern, die ganz unterschiedlichen Denk- und Handlungsprovinzen angehören, der Chirurgie und der Psychosomatik bzw. Psychotherapie. Daher sollte zukünftig zumindest in größeren Behandlungszentren ein festes, funktionsteilig zusammenarbeitendes Team bestehend aus Ärzten, Pflegekräften, Sozialarbeitern (Nülens 1985) und psychotherapeutischem Konsiliarius bzw. Liaisontherapeut mit Erfahrung in Gruppen und Familientherapie implementiert werden. In solch einem Team könnte dann auch gezielter untersucht werden, wie sich eine pluridisziplinäre Kooperation im Hinblick auf die Bewältigung der psychosozialen Krankheitsfolgen für Patienten, Angehörige und Behandler fruchtbar gemacht werden kann. Dann ließe sich in der Literatur sicherlich auch die ernüchternde Lücke schließen, die gegenwärtig noch bezüglich der psychosozialen Aspekte der Osteitis zu verzeichnen ist.

Literatur

Ader R, Felten DL, Cohen N (1991) Psychoneuroimmunology. Academic Press, San Diego

Begemann H (1976) Patient und Krankenhaus. Urban & Schwarzenberg, München

Beutel M (1988) Bewältigungsprozesse bei chronischen Erkrankungen. Edition Medizin, Weinheim

Cobb S (1976) Social support as a moderator of life stress. Psychosomatic Med 38:300–314

Engel GH (1977) The need for a new medical model: A callange for biomedicine. Science 196:129–136

Ermann M (1992) Der Beitrag der Psychoanalyse zum Verständnis der Arzt-Patient-Beziehung. In: Klußmann R (Hrsg) Psychosomatische Beratung. Vadenhoeck & Ruprecht, Göttingen, S 33–42

Heim E (1986) Krankheitsauslösung und Bewältigung. In: Heim E, Willi J (Hrsg) Psychosoziale Medizin. Gesundheit und Krankheit in bio-psycho-sozialer Sicht, Bd. 2. Klinik und Praxis. Springer, Berlin Heidelberg New York Tokyo, S 343–390

Heim E, Willi J (1986) Psychosoziale Medizin. Gesundheit und Krankheit in bio-psycho-sozialer Sicht, Bd. 2. Klinik und Praxis. Springer, Berlin Heidelberg New York Tokyo

Henningsen P (1993) Psychoneuroimmunologische Forschung in der Psychosomatik. PPMP 43:348–355

Höfling S (1988) Psychologische Vorbereitung auf chirurgische Operationen. Springer, Berlin Heidelberg New York Tokyo

Kropiunigg U (1991) Psyche und Immunsystem. Psychoneuroimmunologische Untersuchungen. Springer, Belin Wien

Lazarrus RS, Folkman S (1984) Stress, appraisal and coping. Springer, New York

Luborsky L (1984) Principles of psychoanalytic psychotherapy: A manual for supportive-expressive treatment. Basic Books, New York

Muthny FA (1990) Krankheitsverarbeitung. Hintergrundtheorien, klinische Erfassung und empirische Ergebnisse. Springer, Berlin Heidelberg New York Tokyo

Nülens GH (1986) Soziale Probleme chronisch Kranker in der Chirurgie am Beispiel der chronischen Osteomyelitis. In: Viefues H, Nülens HG, Kersken-Nülens U (Hrsg) Soziale Dienste im Krankenhaus. Kohlhammer, Stuttgart, S 124–129

Raspe HH (1983) Aufklärung und Information im Krankenhaus. Vandenhoeck & Ruprecht, Göttingen

Rhode JJ (1974) Soziologie des Krankenhauses. Zur Einführung in die Soziologie der Medizin, 2. Aufl. Enke, Stuttgart

Schmeling-Kludas C (1988) Die Arzt-Patient-Beziehung im Stationsalltag. Edition Medizin, Weinheim

Schüßler G (1993) Bewältigung chronischer Krankheiten. Konzepte und Ergebnisse. Vandenhoeck & Ruprecht, Göttingen

Siegrist J (1988) Medizinische Soziologie, 4. Aufl. Urban & Schwarzenberg, München

Thomä H, Kächele H (1986) Lehrbuch der psychoanalytischen Therapie, Bd. 1: Grundlagen. Springer, Berlin Heidelberg New York Tokyo

Tschuschke V, Pfeiderer K, Denzinger R, Hertensetein B, Kächele H, Arnold R (1995) Coping bei Knochenmarktransplantation – ein Beitrag zum „geeigneten" vs. „ungeeigneten" Coping. Psychother Psychosom Med Psychol (im Druck)

Uexküll Th v, Wesiack W (1988) Theorie der Humanmedizin. Grundlagen ärztlichen Denkens und Handelns. Urban & Schwarzenberg, München

Teil VII

Ansatz einer Klassifizierung

Versuch einer Bewertung („Scoring") posttraumatischer bzw. postoperativer Infektionen an Knochen und Weichteilen

M. Hansis, C. H. Siebert und S. Arens

Universitätsklinik Bonn, Abt. Unfallchirurgie, Sigmund-Freud-Straße 25, D-53105 Bonn

Einleitung

Es besteht das Bedürfnis, für posttraumatische und postoperative Infektionen an Knochen bzw. Weichteilen über konsensfähige, leicht anwendbare und allgemein verständliche Meßsysteme zu verfügen, welche die Kommunikation über den Infekt in seinen verschiedenen Stadien erleichtern. Hierbei kann es nicht „den Infekt-Score" schlechthin geben – genausowenig, wie die TNM-Klassifikation gleichermaßen und alleine Auskunft gibt über die Karzinogenese, den einzuschlagenden therapeutischen Pfad und die Prognose eines Tumors. Die TNM-Klassifikation erlaubt vielmehr eine vereinheitlichte Verständigung über diagnostische und therapeutische Wege, Erfolgsbeurteilung u.ä. – jedoch nur so weit, als sich diese Fragen auf das Tumorstaging beziehen lassen.

Bei der prophylaktischen und therapeutischen Führung von Knochen- und Weichteilinfektionen lassen sich 4 Bereiche ausmachen, welche nach einer Vereinheitlichung der Prozeduren und gleichermaßen nach einem Staging verlangen: Pathogenese (Infektvermeidung) Diagnostik, Therapie und Verlaufsbeurteilung bzw. Erfolgskontrolle. Im Folgenden werden hierfür 4 verschiedene Meßsysteme vorgestellt. Keines derselben ist bereits etabliert; z.T. handelt es sich um intern überprüfte oder in der Überprüfung stehende Verfahren, z.T. stellen sie eine formalisierte Deskription dessen dar, was ohnehin gebräuchlich ist. Es ist vorstellbar, daß z.B. die Vorgabe nach der Wahl des Behandlungsverfahrens verzichtbar wird, wenn es gelingt, stadiengerechte Therapieempfehlungen an dem Score nach der Bewertung des bestehenden Infekts festzumachen.

Die Autoren sind sich bewußt, daß sie sich mit diesen z.T. wenig validierten Vorschlägen „weit vorwagen". Andererseits war es das Anliegen des Herausgebers, zum Ende der „gesicherten infektiologischen Rundschau" eine Perspektive hinsichtlich eines Klassifikationssystems zu eröffnen.

Hefte zu „Der Unfallchirurg", Heft 255
Kinzl et al. (Hrsg.), Diagnostik und
Therapie der posttraumatischen Osteitis
© Springer-Verlag Berlin Heidelberg 1995

Skalierung des posttraumatischen bzw. postoperativen Infekts in 4 verschiedenen Hinsichten

Infektentstehung (retrospektive Einzelfallanalyse)

Jeder zustande gekommene posttraumatische bzw. postoperativer Infekt führt im Rahmen der internen Qualitätskontrolle zur Einzelfallanalyse. Diese orientiert sich an infektfördernden Faktoren bezüglich systemischer Wirtsschädigung, lokaler Wirtsschädigung und Keimbesiedlung.

Systemisch infektfördernde Faktoren (Alter, Vorerkrankungen, Reduktion der Immunitätslage u.ä.) können hierbei außer Betracht bleiben, da sie vom Behandler nicht beeinflußbar sind. Dasselbe gilt für den traumatisch bedingten lokalen Wirtsschaden (welcher mittels der Hannover Fracture Scale [4] zu mesen ist). Auch er hat wohl auf die Infektogenese nachhaltigen Einfluß, bleibt jedoch vom Therapeuten unbeeinflußbar und unterliegt deshalb nicht der internen retrospektiven Qualitätskontrolle.

Zwei Parameter sind intern zu optimieren – und damit meß- und kontrollbedürftig:

- Die bakterielle Inokulation ist einerseits insofern von Belang, als qualitativ nach etwaigen Hygienelücken zu fahnden ist; eine quantitative Bewertung wäre insofern wünschenswert, wenn eine bestimmte Inokulationsdichte als pathogenetisch wirksam nachgewiesen wäre oder wenn aus der eingebrachten Keimart auf mehr oder weniger ausgeprägte Hygienedefizite zurückgeschlossen werden könnte; beides ist methodisch bedingt im Augenblick noch nicht möglich.
- Zur Quantifizierung des operativ bzw. iatrogen bedingten lokalen Schadens haben wir einen Bonner OP-Score (BOPS) vorgeschlagen und ihn an 200 Verläufen in

Tabelle 1. Bonner OP-Score (BOPS) als Maß für technisch bedingte infektfördernde Umstände

Schwierigkeitsgrad	Leicht	1
	Mittel	2
	Schwer	3
Intraoperative systemische Probleme	Keine	1
	Nicht vitale	2
	Vitale	3
Technischer Operationsverlauf	Unproblematisch	1
	Problematisch	3
Operationsdauer (min)	< 60 min	1
	> 60 min	2

Folgende Gruppierung bietet sich an:

BOPS I	4–5 Punkte
BOPS II	5–8 Punkte
BOPS III	9–11 Punkte

Einsatz gebracht (Tabelle 1). Neben dem (vorgegebenen) Schwierigkeitsgrad benennt er erstmals die (vom Operateur abhängigen) intraoperativen systemischen und technischen Probleme sowie als deren globales Maß die Operationsdauer. Wir konnten zeigen, daß zwischen hohem Score und eingetretenen (aseptischen und septischen) Komplikationen eine statistisch sicherbare Korrelation besteht.

Diagnostik (aktuelle Unterscheidung zwischen kontaminierter und infizierter Wunde)

Es existiert kein einheitliches Schema zur Diagnostik des postoperativen bzw. posttraumatischen Infekts an Knochen oder Weichteilen, insbesondere keine streng definierten Ausschluß- bzw. Einschlußkriterien [5]. Immer wieder ist zu betonen, daß weder der bakteriologisch positive Nachweis ein sicheres Einschlußkriterium, noch der bakteriologisch negative Nachweis ein sicheres Ausschlußkriterium für die Annahme einer manifesten Infektion darstellt. Andererseits besteht das dringende Bedürfnis, den Übergang von der Kontamination zur Infektion klar zu trennen, schon um einer sicheren Infektionsstatistik wegen.

Vorzuschlagen ist (in Anlehnung an die CDC-Kriterien) folgender diagnostischer Schlüssel: „Eine manifeste Infektion wird angenommen, wenn mindestens zwei der vier klassischen klinischen Infektionszeichen (Rötung, Schwellung, Schmerzen, Sekretion) neu eintreten und wenn diese zu eigenständigen Behandlungsmaßnahmen zwingen".

Additive diagnostische Kriterien (Temperaturerhöhung, Senkungsbeschleunigung, CRP-Erhöhung, positiver bakteriologischer Nachweis, ggf. positives Leukozytenszintigramm) können den Verdacht erhärten.

Enzymatische Nachweismethoden (z.B. PNM-Elastase) sind wegen ihrer Überlagerung durch Unfalltrauma bzw. operatives Trauma für die ausschließliche Infektdiagnostik bislang geeignet.

Wahl des Behandlungsverfahrens

In den vorangegangenen Beiträgen sind zahlreiche Behandlungsverfahren für den manifesten posttraumatischen bzw. postoperativen Infekt am Knochen bzw. an den Weichteilen dargestellt worden. Es ist zu postulieren, daß in der Differentialtherapie vor jedem Behandlungsschritt neu überlegt wird, welches das für den betreffenden Infekt im Augenblick führende pathogenetische Agens sei und daß dementsprechend die Gewichte in der zeitlichen Abfolge der Therapieschritte gesetzt werden. Eine Formulierung der Verfahrenswahl im Sinne einer Kodifizierung (eines Scoring) würde die Übersichtlichkeit eher verschlechtern. Vielmehr bietet sich an, die zur Verfügung stehenden Behandlungsschritte tabellarisch so zu gliedern, daß die Akuität des Infekts einerseits und das momentan führende pathogenetische Agens andererseits auf die anstehenden therapeutischen Maßnahmen hinweisen. Tabelle 2 führt in diesem Sinne eine Reihe geläufiger Verfahren auf.

Tabelle 2. Techniken der Infekttherapie an Knochen, Weichteilen und Gelenken (Synopsis)

	Sekretverhalt	Vorherrschendes Problem			
		Nekrose	Instabilität	Defekt	Bakterielle Überflutung
Aktualität	Abszeßrevision	Weichteilnekrektomie, Sequestrektomie	Fixateur externe		Systemische Kurzzeitantibiose, lokale Antiseptika
		Radikale Nekrektomie	Fixateur externe		
			Inneres Implantat mit Dauerdrainage oder lokalem Antispeptikum	Autologe Spongiosaplastik, vaskulärer Fibula-Beckenkamm, Kallusdistraktion, Meshgraft, lokaler/freier Muskellappen	Lokale Antibiotika, Antispetika
Gelenk	Arthroskopische oder offene Revision SSD →CPM	Synovektomie	Gelenküberbrückender Fixateur externe	Arthrodese (ggf.)	Systemische Antibiose

Bewertung des bestehenden Infekts

Im klinischen Sprachgebrauch ist man gewohnt, von einer „Beruhigung" bzw. von einer „Akzentuierung" oder einem „Aufflackern" eines bereits bestehenden Infekts zu sprechen. Diese Vorgänge in ein Meßsystem (in Zahlenwerte) zu fassen, würde die Einzelfallanalyse übersichtlicher und nachvollziehbarer machen bzw. die Kommunikation über die Schwere eines Infekts erleichtern. Die in Tabelle 3 angegebene Klassifizierung wurde als Arbeitsgrundlage vom Arbeitskreis Infektiologie der DAOI erarbeitet; sie befindet sich noch in Erprobung. Für jeden Zeitpunkt des Infektgeschehens kann ein Gesamtpunktwert ermittelt werden.

Ausdrücklich darauf hinzuweisen ist, daß dieses Scoring weder geeignet ist, die Infektursache zu eruieren, noch dazu, die anstehenden therapeutischen Maßnahmen zu bestimmen. Im Gegensatzu zu bereits angebotenen Scores [1–3] erlaubt es das hier vorgestellte System, „modular" die einzelnen Parameter getrennt zu bewerten.

Tabelle 3. Score zur Bewertung des bestehenden Infekts (erarbeitet vom AK „Infektiologie" der DAOI)

Bakteriologie	0	Keine Mikroorganismen nachweisbar
	1	Hämatom/Serom + Keimnachweis
	2	Eiter, Monokultur
	3	Eiter, Mischflora, Anaerobier, multiresistente Keime, Pilze
Instabilität	0	Stabil ohne Implantat
	1	Stabil mit Implantat
	2	Instabil ohne Implantat
	3	Instabil mit Implantat
Nekrosen	0	Keine
	1	Nur histologisch/im Schnittbild nachweisbar
	2	Makroskopisch erkennbare Nekrose/Sequester
	3	Totenlade, zerfallene Weichteile
Sekretion	0	Keine
	1	Kontrollierte Fistel, max. 1 VW/Tag
	2	Multiple/unkontrollierte Fisteln, > 1 VW/Tag
	3	Eitriger Verhalt, Empyem, Markhöhlenphlegmone
Akuität/ Weichteil- situation	0	Reizlos
	1	Schwellung, Rötung oder reizloser Defekt
	2	Defekt mit Umgebungsreaktion, Lymphangitis, -adenitis
	3	Systemische Infektzeichen
Durch- blutung	0	Ungestört
	1	Venöse oder lymphatische Abflußbehinderung
	2	Arterielle Vitalitätsgefährdung
	3	Avitale Umgebung oder 1 und 2 kombiniert

Literatur

1. Cierny G, Mader TJ, Pennick JJ (1985) A clinical staging system for adult osteomyelitis. contemp Orthop 10:17–37
2. May JW et al. (1989) Clinical classification of post-traumatic tibial osteomyelitis. J Bone Joint Surg [Am] 71:1422–1428
3. Nade S (1994) Acute ostearticular infection in childhood. Curr Orhtop 8:213–219
4. Tscherne H (1987) Fractures with soft tissue injuries. Sicot 87 (Abst Nr 1) Demeter, Gräfel-fing
5. Wilfing APR, Treasure T, Sturridge MF, Grüneberg RN (1986) A scoring method (ASEPSIS) for postoperative wound infections for use in clinical trials of antibiotic pro-phylaxis. Lancet 8:311–312

Sachverzeichnis

Druck: Mercedesdruck, Berlin
Verarbeitung: Buchbinderei Lüderitz & Bauer, Berlin